Axel Brauns

Buntschatten und Fledermäuse

Mein Leben in einer anderen Welt

GOLDMANN

MIX
Papier aus verantwortungsvollen Quellen
FSC® C014496

Verlagsgruppe Random House FSC-DEU-0100
Das FSC®-zertifizierte Papier *München Super* für dieses Buch
liefert Arctic Paper Mochenwangen GmbH.

18. Auflage
Vollständige Taschenbuchausgabe Februar 2004
Wilhelm Goldmann Verlag, München,
in der Verlagsgruppe Random House GmbH

Umschlaggestaltung: Design Team München
unter Verwendung des Motivs der Originalausgabe
(Idee: Axel Brauns, Gestaltung: Jan Köhn)
Umschlagabbildung: Getty Images/Tim Davis
Satz: deutsch-türkischer fotosatz, Berlin
Druck und Bindung: GGP Media GmbH, Pößneck
KF · Herstellung: Str.
Printed in Germany
ISBN: 978-3-442-15244-5

www.goldmann-verlag.de

Für das Hofhaus,
meine Mutter
und meinen Bruder

I

Der Dienstag meiner Geburt war ein besonderer Tag, nicht nur für mich, nicht nur für meine Eltern und meinen Bruder, nicht nur für Eimsbüttel oder Hamburg – es war ein besonderer Tag für alle Menschen. Der Grund dafür ist einleuchtend und unbekannt: Es war der 183. Tag des Jahres 1963. In seiner Bedeutung ist der 183. Tag eines Jahres allenfalls mit Neujahr oder Silvester zu vergleichen. Dass diese Tatsache so wenigen Menschen bekannt ist, verwundert mich. Der 183. Tag ist die Mitte des Jahres.

Warum haben Anfang und Ende des Jahres eigene Namen? Warum hat die Mitte des Jahres keinen Namen? Es gibt leichte Fragen und es gibt schwere Fragen. Manche lassen sich schnell beantworten, manche verlangen ein wenig mehr Zeit.

Für meine Familie hat der 2. Juli noch eine weitere Bedeutung: 39 Tage zuvor hat mein Bruder Geburtstag, 39 Tage danach meine Mutter. Ich bin über diesen seltenen Zufall zutiefst erfreut.

II

Manche Autisten verleben still, in sich gekehrt, ihre Tage, andere toben herum, weil ihnen die Welt durch den Kopf rennt. Manche Autisten lernen es nie, sich richtig zu bedanken, anderen kommen diese Floskeln so trefflich über die Lippen, dass der Eindruck entsteht, sie verstünden, was ihnen da herausrutscht. Manche Autisten lachen gerne und plappern viel, andere sind eher sachlich und einsilbig. Manche Autisten verzweifeln an trübsinnigen Gedanken, andere haben ihre Zelte auf der heiteren Seite des Lebens aufgeschlagen.

Das Leben im Autismus ist eine miserable Vorbereitung für das Leben in einer Welt ohne Autismus. Die Höflichkeit hat viele Näpfchen aufgestellt, in die man treten kann. Autisten sind Meister darin, keines auszulassen.

III

Wie lernt man es, Menschen wahrzunehmen, wenn man sie nicht wahrnimmt? Wie flattert man als Fledermaus durch die Welt, wenn man keine Fledermaus ist? Wenn ich in Gesprächen mit vermeintlich vollständigen Menschen diesen Grundriss meines Lebens erwähne, ernte ich immer ein überraschtes Gesicht und im gleichen Atemzug sagen alle, dass ich gar nicht wie ein Autist aussähe. Ich antworte dann, da hätten sie Recht. Ich gehöre zu den leichten Fällen und habe großes Glück gehabt.

Seit ich 21 bin, lebe ich in einer eigenen Wohnung und verdiene meinen Lebensunterhalt selbst. Da ich mich, im Gegensatz zu vielen Autisten, nicht mit Begleitbehinderungen herumplagen muss, kann ich im Alltag meine Unauffälligkeit genießen. Diese Unauffälligkeit habe ich mir hart erarbeiten müssen. Noch vor ein paar Jahren hat mir an Ausdruck all das gefehlt, was vermeintlich vollständige Menschen auszeichnet. Heute ist das zum Glück anders: Meine Stimme klingt lebendig, mein Gesicht zeigt deutlich Gefühle, die Hände verweigern sich nicht mehr den Gebärden und mit meinen Blicken suche ich gerne nach den Fledermausaugen.

Geblieben ist meine Art Humor, die mich oft schmunzeln lässt, wo Nichtautisten kein Korn Komik erblicken. Kaum ein Leser dürfte, falls er über das Wort Näpfchen gestolpert ist, ermessen haben, wie glücklich ich mich schätze, ein so niedliches Wort gleich zu Beginn in meinem Buch begrüßen zu können.

IV

Die ersten zwei Jahre meines Lebens war ich in dem Hamburger Stadtteil Eimsbüttel zu Hause. Meine Eltern wohnten dort in der Eduardstraße. Schon Mitte der fünfziger Jahre hatte mein Vater sein Biologiestudium zugunsten seines Brotberufes aufgegeben. Als sich der höchst seltene Brotberuf zu einem einträglichen Geldberuf mauserte, richtete meine Mutter ein Nest her und meine Eltern erfüllten sich ihren Kinderwunsch. Mein Bruder wurde 1962 geboren. Meine Mutter kündigte ihre Stelle als Sekretärin und ein Jahr später kam ich zur Welt.

Mitte der sechziger Jahre zog Wohlstand bei meinen Eltern ein. Sie wussten nicht, wie lange er bei ihnen zu Gast bliebe. Sie hofften natürlich, dass er nicht gleich wieder abreisen würde. Von morgens bis abends setzten sie all ihren Fleiß und all ihre Findigkeit ein, damit er sich auf Dauer bei ihnen wohl fühlte.

Ein neuer Auftrag kam herein. Im Spätsommer 1965 wagten meine Eltern den Sprung von Eimsbüttel in die Elbvororte nach Groß Flottbek, von einer Mietwohnung in ein eigenes Haus.

Zehn Viererreihen von Hofhäusern bildeten auf der östlichen Seite des Vorbeckweges hübsch ordentlich eine Siedlung. Die elfte Reihe fehlte, was zwei Dutzend Kinder freudig begrüßten. Ein Spielplatz hatte es sich in der Mitte der Siedlung gemütlich gemacht.

Als ich zwei Jahre alt war und schon im Hofhaus wohnte, verloren die Menschen um mich herum ihr Aussehen. Ihre Augen lösten sich in Luft auf. Nebel verschleierte ihre Gesichter. Die Stimmen verdunsteten. Mit der Zeit verwandelten sich die Menschen um mich herum in flatterhafte Schatten, die auf mich wirkten, als wären sie aus dem All in meine Welt herabgeschneit.

Mir fiel es nicht leicht, sie wahrzunehmen, sie waren nahezu unsichtbar in einer Welt, die sichtbar blieb. Später verschmolzen diese flatterhaften Wesen zu bunten Schatten. Ich lernte sie zu unterscheiden. Da gab es die gutartigen Wesen, das waren die Buntschatten, und da gab es die bedrohlichen Wesen, das waren die Fledermäuse. Ein Buntschatten konnte sich urplötzlich in eine Fledermaus verwandeln und umgekehrt, ohne dass ich verstand warum.

Die pfützenhaften Gesichter dieser Wesen dampften wie nach einem Regen und ihren Mündern entwich Lärm, aus dem ich weder Klang noch Bedeutung heraushören konnte. In mir kehrte Stille ein. Ich verlor den Drang, meine Welt mit anderen zu teilen. Meine Lippen ermüdeten. Wenn ich etwas sagte, schleppten sich kranke Wörter über meine Zunge. Meine Sätze kamen immer spärlicher, verkürzten sich. Die Silben verdorrten, wurden zu Staub. Bald stammelte ich nur noch.

Meine Sprache ver:armte. Dieser Verlust wurde sichtbar: Ich deutete nurmehr mit Händen und Armen an, was ich Wochen zuvor noch lippenmüde in Worte gepresst hatte. Die Ver:armung meiner Sprache griff weiter um sich.

Ich war mir selbst genug.

Erst ein Jahr später hörte ich zum ersten Mal wieder aus dem Lärm, den Buntschatten Sprache nennen, Klang und Bedeutung heraus.

1

Die Haha pflanzte einen Baum auf dem Balkon des Hofhauses. Auf dem alten Balkon hatte ich mich nie verlaufen. Der neue Balkon war jedoch riesig. Über das Geländer des alten Balkons vermochte ich einen Blick zu werfen. Ich musste nur auf einen Stuhl steigen. Über das Geländer des neuen Balkons würde ich niemals kucken können, selbst wenn ich vom Stuhl aus hochspränge. Es verwirrte mich, dass die Haha den neuen Balkon nicht Balkon nannte. Sie nannte ihn Garten und das Geländer nannte sie Mauer.

Ich wollte nicht mit Eimer und Schaufel in der schwarzen Erde spielen. Die schwarze Erde war mir zu klebrig. Ich wollte zum Viereck. Jenseits des wolkenweißen Geländers überwölbte ein wolkenweißer Himmel den Spielplatz. Dort gab es ein Viereck, das die Haha Sandkiste nannte. Der Sand dort war so gelb wie die Haare des Heimers und so körnig wie Zucker.

Ich klopfte mit der Schaufel auf den Rand des Eimers, um auf meinen Wunsch aufmerksam zu machen. Die hoch gewachsene Haha war gerade dabei, den Boden über der Wurzel festzustampfen. Sie beachtete mich. Sie sagte etwas. Ihre Worte waren kein Lärm und kein Geräusch, sie hatten Klang und Bedeutung. Ich verstand, was sie meinte. Ich sei zu klein, um allein auf den Spielplatz zu gehen, ich solle dort bleiben, wo ich war: auf dem Balkon.

Klackklack. Ich pendelte mit dem roten Eimer und die weißblaue Schaufel klapperte gegen den Rand. Klackklack. Die Haha öffnete die Haustür. Der Heimer schlüpfte neben ihr ins Freie. Pendelnd, folgte ich den beiden Buntschatten. Die Sandkiste wartete auf mich.

Die Steinplatten der Hofhausreihe begrüßten mich so geordnet, wie ich es schöner nicht kannte. Auf keine der Fugen durfte ich treten und ich gab Acht. Klackklack. Lang war die Hofhausreihe und wolkenweiß. Jeder Schritt in eines der sonnenbestäubten Steinvierecke gab mir Sicherheit. Klackklack. Leicht lag mir der Henkel in der Hand. Unten an der Reihe schwenkten die Haha und der Heimer nach links. Klackklack. Weit war es nicht mehr zur Sandkiste.

O weh! Ich blieb im Eingang zum Spielplatz stehen. Wieder hatte ich kein Glück. Der Heimer rannte voran. Kein Klackklack. Die ganze Sandkiste war voller Fledermauskinder. Die Haha zog mich mit. Enttäuscht setzte ich mich auf den Holzrand der Sandkiste.

Kein Klackklack.

Nach einer Weile kniete ich mich doch in den Sand und rutschte in eine Ecke der Sandkiste. Da war es nicht so huschig. Ich wandte den Fledermauskindern den Rücken zu und schaufelte Sand in meinen Eimer. Mit der Hand wischelte ich über den Sandhügel im Eimer, bis der Sand glatt war.

Rupsrups.

Meine Hand stieß an den Rand und schwang zurück über den Sand und stieß an den Rand und schwang zurück. Die Haha machte Lippenlärm und zeigte einzeln auf die Fledermauskinder, die in der Sandkiste mit dem Heimer herumhuschten, und machte Geräusch:

»Peter … Wolfgang … Barbara … Gerd … Christoph …«

Ich hörte nicht mehr zu. Die Fledermauskinder hatten Namen und die Namen waren so langweilig wie schwarze Erde. Die Haha wollte, dass ich mit den Fledermauskindern spielte. Ich wollte nicht mit den Fledermauskindern spielen. Ich wollte viel lieber mit dem Sand in meinem Eimer spielen. Rupsrups.

Im Flur begrüßte mich die sandgelbe Heizung. Hinter der Heizung führte eine Treppe in den Keller. Ich klopfte auf die Heizung.

Klackklack. Vom Rand der Treppe spähte ich nach unten. Eine Sandkiste nur für mich im Keller wäre schön.

Vorsichtig stieg ich, mit der linken Hand am Geländer, die Stufen hinab. Ein dünengelber Kokosteppich bedeckte den Estrich. Ich kniete mich hin. Die harten, geflochtenen Fasern fesselten meine Aufmerksamkeit. Die leichte Klebrigkeit der wächsernen Schnüre gefiel mir. Ich fing an, das Flechtwerk des Teppichs nachzuzeichnen. Mir entgingen nicht die geringsten Verwerfungen, die ich sofort glatt strich, und nicht die winzigen Borsten, die überall hervorstachen. Ich fing an zu wischeln und wischelte, bis sich ein Muster bildete, das Belohnung in sich selbst fand.

Ausgewischelt.

Der stummelbeinige Kleiderschrank war verschoben worden! Die Veränderung war unübersehbar für mein geübtes Teppichauge. Dort, wo die Schrankbeine vormals gestanden hatten, waren nun muldentiefe Abdrücke zu sehen und zu ertasten. Woher kamen diese Vertiefungen? Warum waren sie nicht mitgewandert? Die Mulden gehörten zu den Schrankbeinen, das begriff ich. Ich zerrte am Teppich. Er bewegte sich nicht. Ich stemmte mich gegen den Schrank. Er bewegte sich nicht. Ich zerrte erneut am Teppich. Der Schrank bewegte sich immer noch nicht.

Der Anblick der Vertiefungen, die auf etwas hinwiesen, was sich anderswo befand, ließ mir keine Ruhe. Dinge hatten ihren Platz. Dinge durften ihren Platz nicht verändern. Das war meine Regel. Der Dachs und die Haha mochten diese Regel nicht. Sie kannten aber mein helles Entsetzen, wenn sie mir nichts, dir nichts Möbel umstellten. Ich rannte dann schreiend aus dem Zimmer und zog mich an einen sicheren Ort zurück. Buntschatten, die man als Eltern bezeichnet, stellen gerne Möbel um, und die Haha und der Dachs machten bei dieser Vorliebe keine Ausnahme.

Die Mulden gehörten unter die Stummelbeine. Ich zerrte noch einmal am Teppich. Vergeblich. Was war das? Ich tastete mit meiner Hand unter dem Teppich herum. Ich spürte Sand auf meiner wischeltauben Haut. Eine Sandkiste nur für mich im Keller? Ich rollte den Kokosteppich ein Stück beiseite. Auf dem Estrich himmelte mich eine graue Sandschicht an. So fein wie Puderzucker war der Sand und gewitterwolkengrau.

Eine Sandkiste nur für mich. Ich wischelte los. Die Augenblicke verschmolzen. Die Zeit ertaubte.

Wischelfreuden später ...

Lippenlärm?

Die Haha schrie, machte Geräusch, schrie. Nichts verstand ich. Die Haha riss mich hoch und schüttelte mich. Sie wurde ruhiger, deutete mit dem Zeigefinger auf meine Sandkiste und machte Geräusch:

»Nein ... nein ... nein ... keine Sandkiste ... nein ... nein ... nein ...«

Die Haha, der Dachs und der Heimer wollten aus dem Haus gehen. Ich sollte mitkommen. Ich wollte nicht. Ich wollte viel lieber mit dem Puderzuckersand im Keller spielen.

Ich wurde im Kinderzimmer angekleidet. Feucht noch waren meine Hände vom Wasser und rochen nach Rosenbeet. Die wollene Strumpfhose gefiel mir nicht. Ich wollte eine Hose wie der Heimer haben. Die Strumpfhose war ein schlechtes Kleidungsstück. Ich sträubte mich beim Anziehen. Die Haha gab nicht auf. Die Strumpfhose wurde mir übergestreift. Schuhe, Mantel und Mütze folgten.

Im Auto zupfte ich immer wieder am Stoff der Strumpfhose. Es war ein schlechtes Gefühl, hosenlos aus dem Haus zu gehen. Die ganze Zeit über wimmerte ich. Es war ein schlechter Tag, die Strumpfhose war schlecht und es war gemein, mir keine richtige Hose zu geben. Ich wollte zurück zu meiner Sandkiste im Keller.

Der Dachs und die Haha spazierten zu einem Block mit Neubauwohnungen. In den Räumen dort roch es nach Steinmehl, Holzlack und Tapetenfarbe. Aber die Gerüche waren nicht wichtig. Meine Gedanken drehten sich um die Strumpfhose. Unablässig zupfte ich am Stoff. Auf dem Rückweg zum Auto fiel mein Blick auf die Gehwegplatten. Das Viereckmuster kannte ich aus der Hofhausreihe. Das Nebeneinander von grauen Gehwegsteinen und schwarzer, feuchter Erde packte meine Aufmerksamkeit. Vor dem Neubau befand sich ein riesiger Balkon ohne Geländer, wo noch keine Bäume und Sträucher wuchsen. Ich musste dieses Nebeneinander von trockenem Grau und feuchtem Schwarz untersuchen. Gab es da vielleicht eine Sandkiste?

Ich setzte meine Schritte an den Rand des Weges, bis ich genau auf der Kante der Steinplatten stolzierte. Ich übte mich im Gleichgewicht und – knickte auf einmal um. Ich stürzte. Mein linkes Knie sackte in den Matsch ein, meine Hände knallten auf ein Brett. Der Aufprall tat nicht weh. Ungelenk richtete ich mich auf. Bestürzt schaute ich an mir herab: Matsch klebte am Knie. Ich wusste sofort, warum ich hingefallen war. Die Strumpfhose war schuld.

Ungerührt gingen der Dachs und die Haha weiter. Der Heimer folgte ihnen. Im Auto jammerte ich. Wieder und wieder blickte ich auf das Knie. Der Matsch war ein Teil von mir geworden. Ich fühlte mich elend. Mein linkes Knie war purer Matsch: kalt und schmierig. Warmen, feinen, gelben Sand mochte ich. Kalten, klebrigen Matsch mochte ich nicht. Ich konnte mich nicht beruhigen. Die Haha drehte sich um und ihre Lippen flatterten in der Luft. Ab und zu hörte ich aus dem Lippenlärm Geräusch heraus.

Zum Glück dauerte die Heimfahrt nicht lange. Die vertrauten Gehwegplatten der Hofhausreihe linderten meinen Kummer. Daheim im Flur wimmerte ich nur noch schwach. Die Heizung spendete mir Trost. Einer der Buntschatten setzte mich auf den Flurstuhl. Es war ein schlechter Tag. Mit einer richtigen Hose wäre mir das nicht passiert. Die Haha griff an meinen Bund und zog schwungvoll die Strumpfhose von meinen Beinen. Der Matsch verschwand von meinem Knie, ohne dass ich etwas spürte. Wie war das möglich? Noch mehr staunte ich über die Strumpfhose. Die

Haha hielt mir die umgekrempelte Strumpfhose vor das Gesicht. Ich hörte Geräusche, die Klang und Bedeutung gewannen:

»Schau her.«

Der Matsch war von der Strumpfhose verschwunden. Wo war der Matsch? Ich schaute auf meine Beine, sie waren makellos weiß. Ich schaute auf die Strumpfhose, die über der Flurheizung hing. Der Matsch war nicht mehr da. Vor mir glänzte der rote Schopf der Haha. Sie redete wieder zu schnell für mich. Aus ihrem Lippenlärm hörte ich nur noch Flügelgeräusch heraus.

Erschöpft sank ich in mein Bett. Ich mochte nicht einmal mehr über meine Bettdecke wischeln, so müde war ich. Eine richtige Sandkiste nur für mich, das wäre beseeschön.

Die Haha schneite ins Kinderzimmer herein. Sie holte die Holzeisenbahn hervor und gab sie mir. Der Heimer war fort. Ich sollte allein spielen. Die Haha machte Geräusch:

»Nachher … Omi … Barmbek …«

Besee, Besee, Besee summte ich. Aus dem Haufen der Holzteile nahm ich ein Gleis nach dem anderen und legte es vor mir auf den Boden, fein säuberlich aufgereiht nach Größe und Form.

Besee – Besee – Besee.

Auf die gleiche Weise ordnete ich die Wägelchen. Nur bei den zwei Tunnel stockte ich. Waren das die Hälften eines Rohres? Ich versuchte, sie zusammenzustecken, was misslang.

Barmbek – Barmbek – Barmbek.

Aus Enttäuschung fing ich an zu schnauben, vergrub dann aber meine Aufmerksamkeit in den krustigen Oberflächen der Tunneldächer. Meine Finger ertasteten alle Unregelmäßigkeiten der Kuppeln. Meine Nase beschnupperte die Höcker und Ausbuchtungen.

Besee – Besee – Besee.

Die Haha flatterte fort, um den Heimer abzuholen. Es war Zeit für das Klackklackklack. Nur wenn ich allein war, gab ich mich diesem Spiel hin. Meine Finger griffen nach einer hölzernen Schiene und ich klopfte mit dem Kugelgelenk auf einen der Tunnel: klackklackklack. Ich verfing mich in meinen eigenen Bewegungen. Die Augenblicke verschmolzen. Die Zeit ertaubte.

Auf einmal flatterte der Heimer herein, setzte sich zu mir und begann zu spielen. Flugs steckte er die Gleise zu einem Kreis zusammen, stülpte die Tunnel über die Geraden, griff sich eine Holzlok, verkuppelte sie mit zwei Waggons, setzte den Zug auf die Schienen und ließ seine Bahn schnaubend losfahren. Befremdet folgte ich den Bewegungen des Heimers und schaute auf seine schnaufenden Lippen. Kam mein Bruder etwa vom Mond?

Nach dem Mittagessen wurde ich wieder angekleidet.

Besee – Besee – Besee.

Die Steinplatten der Hofhausreihe begrüßten mich so geordnet, wie ich es schöner nicht kannte. Auf keine der Fugen durfte ich treten und ich gab Acht.

Unten an der Reihe schwenkten die Haha und der Heimer nicht nach links, wo die Sandkiste auf mich wartete. Der Dachs holte das pflaumenblaue Auto. Ich schnupperte an meinen Händen. Sie rochen nach Rosenbeet.

Mit jeder Ampel, die auf Grün sprang, näherte ich mich dem Beseeviertel. Der Dachs lenkte umsichtig den Wagen um Kurven und über Kreuzungen. Ich beachtete nicht einmal die Staubspuren auf dem Seitenfenster. Mir fehlte jetzt die Ruhe, um zu lichteln oder zu dingeln. Dann und wann wischelte ich über meine Wolljacke, aber nicht mit Hingabe, nur zur Beruhigung. An den Backsteinhäusern erkannte ich das Beseeviertel. Die Haha machte Geräusch:

»... Otto-Speckter-Straße ...«

Die Barmbeker Mietshäuser erfreuten mich mit Sichtbarkeit. Das Mauerwerk aus Backsteinen bot meinen Blicken Halt und hob sich wohltuend von der wolkenweißen Gestaltlosigkeit der Hofhaussiedlung ab. Diese Häuser konnte ich gut sehen, die Häuser im Vorbeckweg dagegen nicht.

Ich rannte zur Haustür. Dem Heimer war der Lichtschalter

gleich, mir hingegen bedeutete er alles. Ich drückte mich in das finstere Treppenhaus. Auf das altertümliche Klicken des Schalters hin breitete sich matte Helligkeit aus. Im Glühlampenlicht stapfte ich über knarrende Stufen in den dritten Stock hinauf. Die Wohnungstür war wie immer bereits geöffnet und im milden Lampenschein wartete die zusammengesunkene Gestalt der Dachsmutter, die ich Omi nannte.

Besee – Besee – Besee.

Eine ganze Sammlung Einmachgläser füllte die Borde in Flur und Küche. Das Licht der Deckenlampen warf Glanz und Schatten auf die gehorteten Schätze. Ich liebte es, mit den Fingern über die kühlen Oberflächen der Gläser zu streichen und den Kringeln und dem Gries Aufmerksamkeit zu schenken. Im Wohnzimmer krabbelte ich auf meinen Stammplatz. Mit den Fingernägeln schabte ich über die vielen Schrammen, die wie Buchstaben in dem Holz des Stuhles ruhten. Zum Glück hatte die Dachsmutter die Striemen auf dem Lack noch nicht entdeckt. Auf das zufällige Muster der kleinen Beschädigungen legte ich ein Muster der Ab:nutzung.

Nach einer Weile wurde das Geplausche, an dem die Buntschatten so viel Gefallen fanden, von der Dachsmutter unterbrochen. Sie stand auf und öffnete die Anrichte. In diesem Augenblick verschwand um mich herum alles andere. Eine verlockend bunt gemusterte Dose kam zum Vorschein.

Der Deckel seufzte unter dem Griff der Hände. Meine Aufmerksamkeit war so stark gebündelt, dass jedes Wort mich in meiner Welt erreichte.

»Möchtest du ein Baiser?«, fragte die Dachsmutter.

Vor Aufregung zerbröselte meine Antwort zu einem Nicken. In der Sprache der Buntschatten bedeutete das Ja. Mit begierig puckerndem Herzen saß ich am Tisch, lupfte die obere Hälfte des Besees und hielt sie andächtig über den Teller.

»Krümele nicht«, sagte die Haha.

Ich hörte ihre Stimme nirgends so klar wie in der Otto-Speckter-Straße. Das luftig leichte Schaumgebäck schwebte vor meinen Lippen und wartete darauf, verspeist zu werden. Meine Zähne knabberten an einer der Gebäckwindungen, bissen ein quietschendes Stückchen der Kostbarkeit ab und übergaben die leckere Beute an meine Zunge, deren Aufgabe nun darin bestand, dieses Stückchen bedächtig am Gaumen zu zerdrücken und dann die harten, kantigen Krümel im Speichel schmelzen zu lassen. Genießerisch ließ ich die Gebäckmasse über Zähne und Zunge gleiten, sog die süße Schmelze von einer Backentasche in die andere und spürte mit meiner Zungenspitze in dem Beseebrei nach den garstigen Bröckchen, die raspelnd meinen Gaumen reizten. Erst musste der letzte Krümel Brei geworden sein, bevor ich genüsslich schluckend meinen Mund von der süßen Plage befreien durfte. Erst musste alles ausgekostet sein, bevor ich dem nächsten Happen meine Aufmerksamkeit schenken mochte.

Keine Sandkiste nur für mich. Der Kokosteppich und der Puderzuckersand waren umgezogen. Ich hockte auf den winzigen Vierecken, die alle den gleichen Namen hatten. Die Haha und der Dachs nannten sie Fliesen. Jetzt war Winter und im Winter war es zu kalt, um draußen mit dem Zuckersand zu spielen.

Unruhe brach von oben in meine stille Welt herein. Die Haha stand an der Flurheizung und machte Geräusch:

»... fahren ... Beseler Platz ...«

Ein Wort erlangte Klang und Bedeutung: Beseeplatz. Ich stand auf und stieg die Kellertreppe empor.

Besee – Besee – Besee.

Bereitwillig ließ ich mich ankleiden. Ich roch an meinen Händen und plapperte Worte:

»Barmbek – Barmbek – Barmbek.«

Die Haha machte Geräusch:

»Nein ... nicht Omi ... Othmarschen ...«

Die Steinplatten der Hofhausreihe begrüßten mich so geordnet, wie ich es aus dem Keller kannte. Auf keine der Fugen durfte ich treten und ich gab Acht.

»Fliesen – Fliesen – Fliesen.«

Die Haha machte Geräusch:

»Nein ... Gehwegplatten ...«

Unten an der Reihe schwenkte die Haha nicht nach links zum Spielplatz. Sie holte das pflaumenblaue Auto. Ich schnupperte an meinen Händen. Sie rochen nach Wollhandschuh.

Besee – Besee – Besee.

Nur ein paar Ampeln und Kreuzungen dauerte die Autofahrt nach Othmarschen zum Beseeplatz, der so klang, als läge er in Barmbek. Knuspriges Wolkenweiß und zarter Schmelz erfüllten meinen Mund.

Erfreut von der kurzen Fahrt, hüpfte ich um die Parkuhr, in die ich Münzen werfen durfte, und ratschte dann den knaufigen Griff nach unten. Die wenigen Schritte vom Parkplatz bis zu dem Haus, wo die Beseefrau wohnte, trippelte ich neben der Haha her. So nah und so neu war das Beseehaus, so freundlich die Fassade. Es war ein wintersonniger Tag, der frühlingssonnig wurde bei dem Gedanken an lieblich kratzende Bröckchen.

An einer der Türen im Treppenhaus klingelte die Haha. Das klackernde Klingeln war nicht zu laut und nicht zu leise. Ich mochte den klackernden Klang der Klingel, der sich deutlich von dem klickernden Klang in Barmbek unterschied. Alles hörte sich verheißungsvoll an. Gleich bekäme ich meine Belohnung.

Eine ältere Fledermausfrau öffnete und machte Geräusche der Begrüßung. Ich verhielt mich wie immer gegenüber Fledermäusen und sagte nichts. Ich tappte neben der Haha her und wurde auf einen Stuhl gelotst, der mitten im Raum stand. Die fremde Fledermaus nahm mir gegenüber Platz und sprach mit der Haha. Geräusche huschten an mir vorüber. Ein paar Silben flatterten herbei, gewannen Klang:

»… Sonderschule …«

Fast eine Ewigkeit wartete ich auf das wolkenweiße Besee. So geduldig ich mich gab, so tief drückte mich dann die Enttäuschung, als ich leer ausging.

Das Beseehaus ohne Besees zeigte sich beim zweiten Besuch erneut von seiner freundlichen Seite. Der Klang der Klingel gefiel mir noch besser als beim ersten Mal. Die Haha hatte mir erklärt, die Beseefrau ohne Besees sei eine Sprachheilerin. Die Hahaworte hatten Klang, aber keine Bedeutung.

Als mich die Beseefrau ohne Besees begrüßte, schwieg ich erneut – zur Sicherheit. Befangen nahm ich auf demselben Stuhl Platz wie das erste Mal. Die Beseefrau ohne Besees fing an zu reden. Ihre Worte flatterten auf mich zu, schlugen dann be:stimmter, kräftiger. Mit jedem ihrer Sätze wurde deutlicher, dass sie etwas von mir wollte. Meine Hoffnung auf ein wolkenweißes Stück Gebäck zerstob, ohne Krümel zu hinterlassen.

Die Beseefrau ohne Besees holte ein paar Kärtchen mit bunten Bildern hervor. Neugierig schaute ich auf die Täfelchen: Ein Hund, eine Katze, eine Blume und ein Haus zeigten ihre Farben. Die Beseefrau ohne Besees deutete auf die Karten. Ich verstand, was sie von mir wollte. Ich sollte die passenden Geräusche zu den Bilderchen finden und die Geräusche über die Lippen bringen. Ich ver:sagte bei dieser Aufgabe. Kein Geräusch kam aus meinem Mund. Die Veranstaltung war mir nicht geheuer. Ich zog mich zurück und schwieg – zur Sicherheit.

Die nächste Zeit verbrachte die Beseefrau ohne Besees damit, nicht wie eine Fledermaus zu reden. Sie wurde ruhiger und freundlicher. Ich musste mich nicht mehr mit ganzen Wörtern abmühen, einfache Laute sollte ich hervorbringen. Ich ver:sagte erneut. Die Beseefrau ohne Besees gab nicht auf. Sie war bald so nett wie ein Buntschatten.

Eigentlich war das einer jener Augenblicke, wo ich gänzlich ins Schweigen verfiel. Es geschah jedoch etwas, womit ich nicht gerechnet hatte. Sanft und bestimmt griff die Beseefrau ohne Besees an mein Kinn und versuchte, mir in die Augen zu blicken. Sie berührte mein Gesicht! Aufregung versteinerte mich. Worte rauschten aus dem Mund der Beseefrau. Sie wurde wieder fledermausig.

Die Finger an meinem Kinn hielten mich nicht fest, sie gaben mir nur die Richtung vor. Ein kleiner Ruck hätte genügt und mein Kopf wäre frei gewesen. Doch ich zuckte nicht weg. Die Beseefrau ohne Besees entlockte mir einen Laut nach dem anderen. Sie gab Geräusche von sich. Ich antwortete mit Geräuschen. Es war nicht gefährlich.

Am Ende war ich glücklich, die Stunde unversehrt überstanden zu haben. Ich wollte fort und drängte an der Haha vorbei hinaus auf den Flur. Eine Stimme flatterte hinter mir her. Die Beseefrau ohne Besees lockte mich zu einem Glasgefäß, das sie mit einem ulkigen Geräusch bezeichnete:

»… Hafen …«

Das war aber nicht der Hamburger Hafen. Weder Wasser noch Schiffe schwappten und dümpelten darin. Sie öffnete den Hafen, lobte mich und hielt mir eine Kleinigkeit vor die Augen: Ein lindgrüner Stiel und eine prangend rote Frucht vereinten sich zu dem Bild einer Leckerei. Ein Wort rutschte über meine Lippen:

»Lolli.«

Das Wort hatte Klang und Bedeutung. Das Wort erreichte mich in meiner Welt. Ich umschloss die unverhoffte Belohnung mit den Lippen und spürte auf Zunge und Gaumen schmelzendes Rot.

2

Klack, klack, rums: die Kinderzimmertür schlug ins Schloss. Ich öffnete dieTür, klackerte mit der Klinke und schleuderte die Tür wieder ins Schloss: rums. Das hörte sich besser an als das Klingelklackern im Beseehaus ohne Besees und viel besser als das Barmbeker Klingelklickern. Ich öffnete die Tür erneut und sah die Haha am Ende des Flurs um den Kamin biegen. Sic kam näher, machte Geräusch:

»...Tür ... kein Spielzeug ... nein ... nein ... nein ...«

Kein Klackklackrums mehr. Die Haha machte Geräusch:

»Nachher ... Oma ...«

Omi war die Dachsmutter, sie wohnte in Barmbek: Besees. Oma war die Hahamutter, sie wohnte in Langenhorn: Wolkenkrem. Vergnügt trollte ich mich in den Keller, der mein bester Freund war, nahm Platz neben der Speisekammer und begann vor der Tür zum Heizungskeller zu lichteln. Die milchige Farbe der Tür glänzte im Röhrenlicht wie Wolkenkrem. Sie eignete sich besser zum Lichteln als Balkonweiß und reichte in ihrer Güte fast an Himmelblau und an Strandgelb heran. Die Augenblicke verschmolzen. Die Zeit ertaubte.

Ausgelichtelt.

Ich plapperte Worte:

»Wolkenkrem – Wolkenkrem – Wolkenkrem.«

Die Klinke der Kellertür bat um Aufmerksamkeit. Vor Langenhorn könnte ich noch ein wenig Klackklackklack spielen. Ich stand auf und öffnete die wuchtige Kellertür. Mein Blick fiel auf beide Klinken. So hatte ich eine Tür noch nicht gesehen. Neugierig schaute ich auf meine Entdeckung. Behutsam drückte ich die Klinke auf der einen Seite nieder und beobachtete, was auf der anderen Seite geschah. Ich war hingerissen von dem Vorgang. Wie von Zauberhand berührt ahmte die eine Klinke die andere Klinke nach.

Nach kurzer Zeit bildete sich aus dieser Begeisterung ein Muster, das Belohnung in sich selbst fand. Hunderte Male hintereinander drückte ich die Klinke nach unten, ließ sie nach oben federn und berauschte mich an dem zweifachen Auf und Ab. Gab es einen schöneren Klang als das Klacken einer Türklinke? Ja: das Klacken zweier Türklinken.

Auf dem Balkon meiner Großeltern wuchs ein Kirschbaum. Der

Hahavater verwirrte mich mit der Angewohnheit, auch diesen Balkon nicht Balkon zu nennen. Und noch mehr verwirrte mich seine Angewohnheit, das Geländer des Balkons nicht als Mauer, sondern als Zaun zu bezeichnen. Der Balkon reichte weit hinunter bis zum Wirtschaftsweg. Jenseits des Kirschbaumes erhoben sich die Birnbäume. Und jenseits der Birnbäume pflückte die Oma, wenn es so weit war, Himbeeren und Erdbeeren, schnitt Rhabarber oder grub in der Erde nach Kartoffeln und Möhren, wo sie zu meiner Überraschung immer welche fand.

Sorgsam löffelte ich den letzten Rest Wolkenkrem aus meinem Näpfchen. Die Haha sagte:

»Hat es dir geschmeckt? Was sagt man dann?«

»Mehr.«

»Nein.«

Oma murmelte:

»Lass doch ... Meine Quarkspeise schmeckt ihm ...«

Da hatte Oma Recht. Sie mischte immer Zitrone an die sonnenlichtglasierte Wolkenkrem. Die Haha fragte mich:

»Was sagt man dann?«

»Danke?«

Zum Glück war das die richtige Antwort. Ich durfte aufstehen und wollte gerade die Terrasse verlassen, als Oma fragte:

»Weißt du schon, was du dir zu deinem Geburtstag wünschst?«

»Eine Sandkiste.«

»Ach, das kann man sich nicht wünschen«, meinte Oma.

Das hatte ich nicht gewusst. Ich leckte den letzten Klecks Wolkenkrem aus dem Mundwinkel und verließ die Terrasse.

Die Maisonne streute ein lichtes Muster aus Zweigen und Blättern auf den Rasen unter dem Kirschbaum. Mit der flachen Hand sichelte ich über die schattig lichten Halme, berauschte mich an den Berührungen der Halmspitzen, sog das weiche Grün mit meinen Blicken auf und verlor mich tiefer und tiefer in das flackernde Muster. Mit jedem Augenblick, den ich verwischelte, büßte mein

Gehör mehr von der Fähigkeit ein, aus dem Omahaha-Hahaha Klang herauszuhören. Ich versank in mir. Die Zeit ertaubte.

Da war etwas.

Meine Bewegungen fanden in einer Buntschattenhand ihr Ende. Lippenlärm schlug in meine Ohren. Ich blickte auf. Die Haha ergriff meine Arme und hob mich empor. Sie umarmte mich. Ich zuckte weg. In meiner rechten Hand rieselten die Rasenspitzen angenehm fort. Im Lippenlärm hörte ich jetzt Geräusch. Das Geräusch wiederholte sich. Es gewann Klang und Bedeutung:

»Bist du taub?«

Ich schüttelte den Kopf, das bedeutete für Fledermäuse Nein.

Zwischen dem großen Beet und dem Rosenbeet breitete die Haha eine Wolldecke für mich aus und stellte mein Spielzeug daneben. Wieder und wieder strich ich über den lauchgrünen Stoff, bis keine Falte mehr Schatten warf. Das sommerliche Licht schickte Glanz und Glitzern auf die einzelnen Fasern der grünen Wolle. Gelbe, weiße und silbrige Splitter zerrissen das Grün der Decke und versteckten sich geschwind, sobald ich versuchte, sie fortzuschnippen.

Zu dem Gesprenksel auf der Decke gesellte sich ein Geflirre vor meinen Augen, das nie verschwand, auch wenn ich mit meinen Händen in der Luft herumwedelte. Das Gesprenksel versteckte sich immer, das Geflirre kannte keine Furcht. Ich hob den Kopf und blickte zu dem Wolkenbausch über mir auf. Im Birnengelb mit seinen sahneweißen Polstern huschten Kringel umher. Ein ums andere Mal griff ich nach diesen Gebilden, die eine Armeslänge vor meinem Auge herumflogen, die ich aber nicht packen konnte. Ich wollte wenigstens einmal einen der Kringel erhaschen, ihn befühlen, zerkrümeln und in den Mund stecken, um seinen Geschmack zu erkunden. Doch so sehr ich mich bemühte, es gelang mir nicht.

Mit der Zeit fand ich Gefallen an der Beobachtung des Geflirres.

Die Kringel hüpften und tänzelten über dem wabernden und aufspritzenden Gries. Ich entdeckte, dass sich die Kringel bis zu einem gewissen Maß durch Bewegungen meiner Augen lenken ließen. Heimlich schloss ich mit ihnen Freundschaft.

Die Frühlingssonne schien durch die Fenster und kritzelte Flecken auf die Scheiben. Der Heimer war ausgeflogen. Ohne rechte Aufgabe allein gelassen, saß ich auf dem Boden. Ich begann zu dingeln. Meine Blicke wanderten die Staubspuren auf dem Glas entlang. Lustvoll peilte ich über die Flecken das wolkenweiße Mauerwerk an. Genussvoll erweiterte ich mein Spiel. Die Korbstühle, der Gartentisch, die Wacholder umkränzte ich mit meiner Aufmerksamkeit. Hingebungsvoll dingelte ich über ihre Umrisse, zog Strich für Strich ihre Gestalt nach, stiftete Ordnung zwischen Gleichem und verband räumlich Getrenntes.

Die Haha flatterte ins Kinderzimmer und machte Geräusch. Ich stierte auf den Wäschekorb in ihren Händen. Nach einer Weile gewannen die Geräusche Klang und Bedeutung. Was die Haha sagte, hörte ich häufig: Ein kleines Kind solle nicht tausend Löcher in die Luft starren, es solle bei Sonnenschein draußen spielen. Die Haha öffnete den Kleiderschrank und räumte die Wäsche ein.

Ich erhob mich und tapste zur Glastür. Der Stahlgriff schnappte klackend auf die Zarge. Der Klang erfreute mich jedes Mal. Mit Eimerchen und Schaufel ausgerüstet, trat ich auf den Balkon hinaus. Es war an der Zeit, nach Möhren und Kartoffeln zu suchen. Ein knollenträchtiger Ballen Polargras hatte es mir angetan. Hier würde es jede Menge Kartoffeln geben! Zu meiner Enttäuschung wurzelte das Kartoffelgras zu dicht und zu tief in der Erde. Mit meiner winzigen Schaufel war da nichts zu holen. Ich würde das später noch einmal versuchen müssen.

Als Nächstes erregte ein Dutzend Junitulpen meine Aufmerksamkeit. Sie glichen zum Verwechseln dem Wurzelkraut in Langenhorn. Ich machte mich daran, ein paar Möhren auszubuddeln.

Krach überfiel mich.

Erschrocken hielt ich inne. Die Haha stand über mir und machte Lippenlärm. Ich wusste, was die klanglosen Geräusche zu bedeuten hatten. Fledermäuse nannten das Ausschelte. Die Haha scheuchte mich ins Kinderzimmer und es gab auf einmal ein Verbot, auf dem Balkon nach Möhren zu suchen.

War das ein Gewusel und Herumgehusche! An diesem sonnigen Tag tummelte sich auf dem Spielplatz alles, was der Vorbeckweg an Fledermauskindern hergab. Da waren Peter und Wolfgang und Barbara und Gerd und der Heimer und noch ein paar auf der Fußballwiese und noch ein paar mehr, wenn ich mich umdrehte, und es waren eigentlich viel zu viele. Die meisten Fledermausnamen kannte ich, nur war ich mir nie gänzlich sicher, wem sie gehörten.

Mühsam versuchte ich den Überblick zu behalten. Wolfgang war keine Barbara – Barbara hatte einen Zopf. Peter war kein Wolfgang – Wolfgang hatte erdbraune Haare. Peter war kein Heimer – der Heimer hatte dünengelbe Haare.

Ich stand bei der Sandkiste. Christoph, ein Wolfgang, nur etwas größer, hatte von meinem Geburtstag gehört. Er fragte mich:

»Wie alt wirst du morgen?«

Seine Frage machte mich verlegen. Zu den Worten, die für mich noch Geräusch waren, gehörten auch viele Zahlen. Ich war drei Jahre alt. Das wusste ich. Die Zahl drei hatte Klang. Ich konnte sie hören. Ich konnte sie über meine Lippen bringen. Die Zahl vier hatte keinen Klang. Die Zahl vier war Geräusch. Ich wusste, dieses Geräusch hatte Bedeutung. Das Geräusch war aber nicht so freundlich, mir seinen Klang zu verraten. Ich konnte Christoph die Antwort nicht nennen. Er fragte ein zweites Mal. Eine Erklärung schlüpfte aus meinem Mund:

»Weiß nicht.«

Ich hatte Glück. Christoph war ein Buntschatten. Ich gab Auskunft:

»Nicht drei … nicht fünf … vergessen.«

Christoph verwandelte sich nicht in eine Fledermaus.

»Du wirst morgen vier Jahre alt.«

Glücklich verstand ich, was Christoph sagte. Leider huschte die Zahl vier zum einen Ohr hinein und hüpfte zum anderen wieder hinaus. Im nächsten Augenblick wusste ich nicht mehr, wie alt ich morgen sein würde.

Am Abend lag ich lange in meinem Bett wach und bat inständig darum, dass am nächsten Tag nicht nur mein größter Wunsch, eine Sandkiste zu bekommen, in Erfüllung ginge. Ich wünschte mir auch, dass ich auf meiner Geburtstagstorte fünf Kerzen würde auspusten dürfen. Das wäre die Rettung. Wie sollte ich sonst das nächste Jahr überstehen, wenn mich jeder nach meinem Alter fragte und ich die Antwort nicht wüsste?

Das Gewusel und Herumgehusche am Nachmittag war gut zu ertragen. Zum Glück hatte die Haha nur Buntschattenkinder eingeladen, deren Namen ich kannte: Peter, Barbara, Gerd und noch ein paar Vorbeckwegkinder. Als Letzter tauchte Wolfgang auf.

»Herzlichen Glückwunsch zu deinem vierten Geburtstag.«

Noch ehe ich sein Geschenk in den Händen hielt, wusste ich nicht mehr, wie alt ich war. An der Geburtstagstafel folgte die nächste Enttäuschung. Auf dem Geburtstagskuchen brannten nicht drei Kerzen wie im letzten Jahr und es brannten auch keine fünf Kerzen, wie ich es mir sehnlichst gewünscht hatte.

»Jetzt puste die Kerzen aus«, sagte die Haha.

Nichts lieber als das. Einfache Aufgaben waren mir die liebsten. Ich holte tief Luft und pustete so wild ich konnte. Die Kerzen flackerten, eine erlosch.

»Kräftiger«, meinte die Haha.

Ich holte tief Luft und pustete wilder als beim ersten Mal. Die Kerzen flackerten, eine weitere erlosch. Die beiden Kerzen links und rechts am Rand brannten noch immer. Wolfgang sagte:

»Du musst besser zielen.«

Erst pustete ich auf die linke Kerze. Dann zielte ich auf die rechte Kerze und mit dem letzten Rest Luft schaffte ich es. Zur Belohnung gab es Kakao und Kuchen.

Gestärkt schaute ich zu, wie die Haha die Geburtstagsspiele vorbereitete. Die Reise nach Jerusalem war ein lustiges Auf-die-Stühle-Hüpfen. Ich wurde Vierter, Peter gewann, der Heimer wurde Zweiter. Danach spannte die Haha im Flur eine Schnur zwischen WC und Küche. Auf einmal baumelten zwischen zwei Türklinken ein halbes Dutzend Brezeln. Die Haha wies den Kindern die Plätze zu und sagte:

»Wer als Erster seine Brezel aufgegessen hat, ist Sieger. Die Hände dürfen nicht zur Hilfe genommen werden … Auf die Plätze … fertig … los.«

Die salzkorngesprenkelte Brezel baumelte nicht ruhig über mir. Sie wippte auf und ab! Ich streckte meinen Hals, wollte zubeißen. Schwups, weg war die Brezel. Peter und Wolfgang neben mir knabberten bereits an ihren Brezeln. Wie machten die das nur? Aufgelöst schnappte ich nach der Brezel. Jetzt hüpfte sie mir auf der Nase herum. Das war gemein!

Wenig später hatte Barbara gewonnen. Die anderen Buntschattenkinder hatten ihre Brezeln fast aufgegessen. Ich fing an zu wimmern. Es war mein Geburtstag! Ich bekam keine Sandkiste, keine fünf Kerzen und musste an Brezelspielen teilnehmen, bei denen es für mich keine Brezel zu gewinnen gab. Bei dem nächsten Spiel fiele ich bestimmt auf die Nase. Völlig aufgelöst ließ ich das Sackhüpfen sein. Es war ein schlechter Tag.

Zwei Stück Kuchen versüßten mir den Morgen danach. Der Heimer war beim Frühstück gut gelaunt. Beim Sackhüpfen hatte er gewonnen, das Brezelessen war ihm geglückt und er war bereits fünf. Er trank einen Schluck Kakao und fragte mich:

»Wie alt bist du jetzt?«

Ich schwieg.

»Warum weiß Axel das nicht?«

Der Heimer blickte fragend zu der Haha und zu dem Dachs.

»Du bist *vier* Jahre alt«, sagte der Heimer.

»Neck deinen Bruder nicht«, sagte der Dachs. »Er weiß, wie alt er ist.«

»Glaube ich nicht«, johlte der Heimer.

»Schluss jetzt!«

Das war nett von der Haha, dass sie den Heimer anfauchte. Eigentlich war der Heimer auch nett. Immer nahm er mich in Schutz, wenn mich Fledermauskinder auf dem Spielplatz hänselten. Nur wenn er mit mir alleine war, verhielt er sich manchmal selbst wie eine Fledermaus.

Nach dem Frühstück verzog ich mich in den Heizungskeller. Das war der sicherste Ort im Hofhaus. Die Haha flatterte hier nie heran, wenn ich mich meinen Spielen hingab.

Ich machte mich sogleich über den Lichtschalter her. Auf den Druck meines Fingers folgte ein feines Geräusch und ich wurde von Anwesenheit behelligt: Licht nahm den Raum in Besitz. Auf den erneuten Druck meines Fingers folgte ein feines Geräusch und das Licht versteckte sich. Jede Bewegung meines Fingers hatte sichtbare Auswirkungen. Licht erstrahlte, Licht erlosch. Sicherheit fand ich in diesem Wechselspiel. Hingebungsvoll widmete ich mich dem Lichtschalter des Heizungskellers. Die Augenblicke verschmolzen. Die Zeit ertaubte.

Eine Lichtschalterzeit später kehrte ich in den Hauptkeller zurück. Vor der Speisekammer blieb ich stehen. Sie lag versteckt unter der Kellertreppe. Der Speisekammer fehlten Tür und Klinke. War das möglich? Nur ein Vorhang hing im Einlass der Speisekammer. Als ein Freund aller Türen im Hofhaus musste ich diese Besonderheit untersuchen. Der kunterbunte Stoff reichte fast bis auf die Fliesen herab und war oben in einer Schiene an Metallgleitern aufgehängt. Bewegte ich den Stoff, ratschten die Gleiter in der Schiene hin und her. Ich fand Gefallen an der Bewegung. Ich fand Gefallen an dem Klang. Der Vorhang bekam Bedeutung in meiner

Welt. Nach kurzer Zeit bildete sich ein Muster, das Belohnung in sich selbst fand.

Ein neues Spiel ergriff Besitz von mir. Ein Spiel, das nicht auf meiner Nase herumbrezelte. Ein Spiel, das mich nicht fragte, wie alt ich sei.

Wieder war es an der Zeit, die Schuhe zu schnüren. Wieder war es an der Zeit, die Hofhausreihe hinunterzuhüpfen. Wieder war es an der Zeit, darauf zu warten, dass die Haha das pflaumenblaue Auto aus der Garage holte. Ich fragte:

»Darf ich kurbeln?«

»Ja, öffne das Fenster.«

Zuerst strudelte die Sommerluft ins Wageninnere. Je rascher die Haha das Auto den Vorbeckweg hinabrollen ließ, desto ungestümer brauste der Fahrtwind durch meine Finger und über meinen Arm in meinen Ärmel hinein. Unten an der Notkestraße bremste die Haha, um abzubiegen. Ein ungewohnter Geruch biss in meine Nase. Ich atmete tief ein, erschnupperte die Zähneszähne des bissigen Geruches, atmete aus, atmete ein. Auf der Straße waberte Dampf, waberte in meine Nase, roch so köstlich wie Paprika und Pfeffer zusammen. Bauleute schaufelten dampfenden Kiesmatsch vor ein wuchtiges Auto, das langsamer daherrollte als langsam.

»Was ist das?«

»Eine Dampfwalze. Die Straße wird neu asphaltiert.«

»Dampfwalze – Dampfwalze – Dampfwalze.«

Am Beseeplatz schlüpfte ich mit den Hahagroschen aus dem Auto und lief zur Parkuhr. Hinein mit den Groschen und dann ratschratsch. Im Beseehaus ohne Besees stieg ich die Treppen hinauf und in meiner Nase waberte ein Geruch so köstlich wie Paprikapfeffer.

Die Beseefrau ohne Besees öffnete, machte Klänge der Begrüßung, wies mir den Weg in das Redezimmer. Die Beseefrau ohne Besees war meistens nett, sie blieb aber schattenhaft und ohne Gesicht. Wenn ich ihr ins Gesicht schaute, dampfte es, als würde es gerade asphaltiert.

Dann umflatterten sich die Worte von Haha und Beseefrau ohne Besees. Fledermäuse nannten das Gespräch. Beide setzten sich: die Haha rechts von mir, wo sie artig wartete, obwohl es für sie nie ein Lollilob gab, und die Beseefrau ohne Besees genau vor mich, nur eine Armeslänge entfernt. Ich hing weiter dem Paprikapfeffergeruch in meiner Nase nach, während sich die beiden Buntschatten unterhielten.

»Bei seinem Geburtstag ist mir etwas aufgefallen. Mit einem Spiel ist er überhaupt nicht zurechtgekommen. Die Kinder sollten Brezeln von einer Schnur herunteressen, ohne die Hände zu benutzen. Axel hat sich angestrengt und angestrengt und es nicht geschafft.«

»Das wird an seinen schwachen Lippen liegen. Er weiß noch nicht, wie er sie richtig benutzen soll. Ich werde mir das heute genauer ansehen.«

Die Beseefrau ohne Besees blickte mich an und begann zu reden. Ihre Augen waren Pfützen und auf dem Gesicht dampfte es. Allein ihre Lippen fächelten hin und wieder den Dampf fort. Zum Glück machte es die Stimme der Beseefrau ohne Besees meinen Ohren leichter. Sie war besser hörbar als all die anderen Stimmen. Mit der Zeit schnappte ich immer mehr von dem Fledermausgesang auf. Bald traute ich mich sogar, kurze Sätze zu sprechen.

Am Ende der Redestunde im Beseehaus ohne Besees hatte ich Pech, wie man nur Pech haben kann. Zum Geburtstag bekam ich keine Sandkiste, keine fünf Kerzen und keine Brezel. Und nun wurde ich mit zusätzlichen Lippenübungen für die Zeit im Hofhaus bestraft. Zum Glück erwies sich die Beseefrau ohne Besees zum Abschied als lollitreu.

»Hafen – Hafen – Hafen.«

Und an der Notkestraße schaufelten Bauleute wabernden Paprikapfeffer auf die Fahrbahn.

»Dampfwalze – Dampfwalze – Dampfwalze.«

An einem jener sonnigen Tage, die ich so mochte, nutzte ich das Aufreißen der Wolkendecke, um mich von einer anstrengenden Schaufelarbeit zu erholen. Ich holte die Wolldecke aus dem Wohnzimmer, um in aller Ruhe auf dem Balkon zu lichteln. Ehe ich mich in einem Muster verloren hatte, das Belohnung in sich selbst fand, hörte ich Lippenlärm. Mit jeder Wiederholung gewann er an Klang.

»Komm her, Axel«, sagte die Haha.

Sie stand am Wacholder und rückte einen Korbstuhl zurecht. Ich hüpfte herbei und wiederholte die Worte:

»Komm her, Aggel – komm her, Aggel – komm her, Aggel.«

»Du sollst nicht immer alles nachplappern.«

Das letzte Wort fand Heimat bei mir, es klang so schön wie das Wort Näpfchen. Ich machte es mir auf der Lolliwutschaukel gemütlich. Dabei rutschten Worte der Freude heraus:

»Nachplappern – nachplappern – nachplappern.«

»Hör auf! Du bist doch kein Papagei!«

Eine vergnügte Stimme hallte in mir wider: Papagei – Papagei – Papagei. Ich schloss sogleich Freundschaft mit ihm. Mein Mund blieb verschlossen. Ich begriff, dass es jetzt günstiger war zu schweigen. Die Haha setzte sich auf den Korbstuhl und schaute mich mit ihren Pfützenaugen genauso an, wie es die Beseefrau ohne Besees immer tat.

»Ich habe ein ernstes Wörtchen mit dir zu reden.«

Ich war mir keiner Schuld bewusst und recht gespannt auf das, was da kommen sollte.

»Warum hast du die Polargräser ausgegraben?«

Jetzt verstand ich gar nichts mehr. Ich war immer noch stolz auf meine Schaufelarbeit. Endlich hatte ich es geschafft, drei fest verwurzelte Polargräser eigenhändig auszubuddeln! Das sollte mir jemand einmal mit meiner Schaufel nachmachen. Aus Verlegenheit rutschten mir Silben heraus:

»Ausgegraben – ausgegraben – …«

»Jetzt reicht es! Du bist doch kein Baby mehr!«

Stumm drückte ich mich tiefer in die Lolliwutpolster. Für einen Augenblick war Stille auf dem Balkon. Die Haha atmete tief durch – und fragte dann mit verwandelter, freundlicher Stimme:

»Warum hast du das schon wieder getan?«

Ich fühlte mich ungerecht behandelt und traute mich nach einer Weile, die Wahrheit zu sagen:

»Kartoffeln suchen.«

Verdutzt hielt die Haha inne.

»In unserem Garten wachsen keine Kartoffeln. Du kannst also auch keine bei uns finden. Bei Oma in Langenhorn gibt es Kartoffeln. Dort kannst du welche ausgraben, aber nur wenn Oma oder Opa es dir erlauben.«

Die Haha machte eine Pause.

»Hast du das ... verstanden?«

Natürlich nicht. Wortlos starrte ich die Haha an. Kam die etwa auch vom Mond?

3

Die Haha verwickelte mich in ein Gespräch. Eines ihrer Worte, Kindergarten, gewann nur mühsam Klang. Die Haha schien an diesem Wort Gefallen zu finden, da sie es mehrmals wiederholte.

»Zwei Tage in der Woche sind für dich genau das Richtige.«

Das Wort sollte in der Seestraße liegen. Der Straßenname hörte sich verheißungsvoll nach Besees an. Vergnügt ging ich neben der Haha her.

Besee – Besee – Besee.

Bei der Ampel an der Osdorfer Landstraße hörte ich aus den Hahageräuschen wieder das Wort heraus: Kindergarten. Ich wusste nicht, was Kindergarten bedeutete. Die Versuche der Haha, es mir zu erklären, blieben klanglos. Kindergarten musste etwas Angenehmes sein. Vielleicht würde ich dort eine Sandkiste nur für mich finden. Alles andere war unwichtig.

Die Haha lieferte mich am Eingang ab. Eine blonde Fledermausfrau nahm mich bei der Hand und machte Geräusch. Ich lauschte auf das, was sie sagte, entdeckte jedoch nur hin und wieder Klang in ihren Worten. Eine zarte Sehnsucht nach Lollis und Besees umschwirrte mich. Ich wurde in das Spielzimmer des Kindergartens geführt. Eine Schar Fledermauskinder wirbelte umher. Aufregung quetschte meine Sinne. Arme und Beine versteiften sich. Verloren stand ich am Rande und versuchte, in meiner Vereisung Halt zu finden. Die blonde Fledermausfrau bemühte sich, mir Spielsachen nahe zu bringen – vergebens. Den ersten Tag verbrachte ich stumm abseits.

Als die Haha sich wieder blicken ließ, sprachen die beiden Fledermäuse über mich. Was sagte die Kindergärtnerin zu der Haha? Alle Worte hatten Klang, nur fehlte ihnen jegliche Bedeutung. Ich begriff fast nichts, obwohl ich daneben stand.

Zwei Tage später begrüßte mich die Kindergartentür ohne viel Aufhebens. Die blonde Kindergärtnerin nahm mich bei der Hand, wie das Fledermäuse gerne tun, und kümmerte sich um mich. Sie wies mir einen Malplatz am Fenster zu. Oh, da war sie! Ich zeigte zum Fenster hinaus.

»Sandkiste.«

»Du kannst jetzt nicht in die Sandkiste. Heute bleiben alle Kinder drinnen.«

Da war eine Sandkiste und die Fledermaus erlaubte mir nicht, dass ich dem Sand Guten Tag sagte. Traurig nahm ich Platz.

Zum Glück durfte ich malen. Meine Enttäuschung legte sich bald. Wolkenweißes Papier und ein himmelblauer Buntstift: selig zog ich Striche über die Lichtelfläche. Als ein kleines Fledermausmädchen mich ansprach, war ich schon leicht berauscht. Das Fledermausmädchen sagte:

»Ich heiße Geräusch. Wie heißt du?«

Sein Gesicht lag verborgen unter dichtem Nebel. Die kurzen roten Haare machten es meinen Augen leicht, sie wahrzunehmen, und weckten bei mir Vertrauen, da sie mich an die roten Haare der Haha erinnerten. Ich sagte dem Fledermausmädchen meinen Namen. Die Antwort schien dem Fledermausmädchen zu gefallen. Es stellte eine weitere Frage:

»Wie alt bist du?«

Als ich auf diese Frage keine Antwort gab, fragte es mehrmals nach, bis die blonde Kindergärtnerin sagte:

»Axel ist vier Jahre alt.«

»Warum sagt Axel das nicht?«

»Axel ist schüchtern. Er traut sich nicht.«

Während die beiden Fledermäuse weiter Worte tauschten, schaute ich auf die zum Hineinhüpfen nahe, aber unerreichbare Sandkiste und dachte darüber nach, wie alt ich sei.

Am Nachmittag spazierte ich neben dem Heimer die Hofhausreihe hinunter. Der Heimer passte nicht auf und trat unzählige Male auf die Sandfugen. Auf dem Spielplatz huschten und schwirrten bereits Buntschatten und Fledermäuse umher. Die Sandkiste im Vorbeckweg war viel schöner als die Sandkiste in der Seestraße. Leider war sie nicht leer. Peter, Wolfgang, Barbara, Gerd und ein Schwung Fledermausbuntschatten hatten sie in Besitz genommen. Eine ältere Fledermausfrau saß auf dem Holzrand des Vierecks und schaute zu, wie die Nachbarskinder spielten. Der Heimer wuselte bereits im Sand herum, während ich nach einer freien Ecke Ausschau hielt. Auf einmal flatterte sie heran, die liebste aller Fledermausfragen:

»Wie alt bist du?«

Verlegen blieb ich die Antwort schuldig. Die Fledermausfrau fragte erneut. Es war angenehm, nicht gehänselt zu werden. Ihre Stimme hatte Klang, ich mochte die Stimme. Nach einer Weile dachte ich an den Heimer und zwei seiner Worte, die er so gerne sagte. Ich wagte einen Versuch mit den Worten des Heimers:

»Rat mal.«

»Fünf?«

Ich schüttelte den Kopf. Das Nebelgesicht fragte:

»Sechs?«

Ich schüttelte den Kopf. Erneut war es angenehm, nicht gehänselt zu werden.

»Sieben?«

Verdutzt schaute ich auf. Die braungrauen Haare der Fledermausfrau schimmerten in der Sonne. Ich schüttelte den Kopf.

»Acht?«

Erneut schüttelte ich den Kopf. Die Fledermäuse sagten oft, dass ich für mein Alter besonders groß sei. Acht hatte aber noch keine Fledermaus gesagt.

»Neun?«

»Nein.«

Was war das für eine Zahl? Verwirrt schaute ich hoch. Die Buntschattenfrau machte eine lange Pause.

»Dann bist du vier Jahre alt?«

Sie hatte ein Spiel mit mir gespielt.

Für einen Pulsschlag länger als sonst blieb die scheue Zahl in meinem Bewusstsein zu Gast.

Der Abend wanderte über das Hofhaus. In der lichtbeschenkten Küche hockte ich am Fenster und schaute der Haha bei ihren Handgriffen zu.

»Weißt du schon, was du dir zu Weihnachten wünschst?«

»Eine Sandkiste.«

Aus dem Küchenschrank holte die Haha ein längliches Etwas hervor: Sandgelbe Zapfen schmückten ein wolkenweißes Rohr. Die Haha drückte einen Klumpen platt. Der beißende Geruch von Paprikapfeffer stieg in mir auf. Mit beiden Händen hielt sie das sandgelbe und wolkenweiße Etwas und begann, den Klumpen auszurollen. Worte huschten aus meinem Mund:

»Dampfwalze – Dampfwalze – Dampfwalze.«

Die Haha war guter Laune und freute sich über die Papageienworte. Sie machte Lippenklang:

»Das ist keine Dampfwalze, das ist ein Nudelholz.«

Das neue Wort war zum Nachplappern schön.

»Nudelholz – Nudelholz – Nudelholz.«

Die Haha griff zu einem höchst wirksamen Mittel, um meinem Geplapper Einhalt zu gebieten. Von der Nudelholzwalze schälte sie einen Streifen ab und reichte ihn mir.

»Möchtest du etwas Mürbeteig?«

Glücklich stopfte ich mir den Happen in den Mund und genoss die scheue Süße des Teiges. Mürbeteig klang wie Sand, den man essen kann.

Mürbeteig – Mürbeteig – Mürbeteig.

Während ich kaute, verschwand in mir das Bild der Dampfwalze und ein anderes Bild gewann an Kraft. Es wäre schön, wenn ich zu Weihnachten fünf Geburtstagskerzen auspusten dürfte.

Wochen später wurde mein Warten auf den Weihnachtsmann nicht belohnt. Es gab keine Sandkiste und keine fünf Geburtstagskerzen.

4

Der Winter überstrich Hamburg mit Kälte. In aller Stille fiel Schnee. Schnee fiel auf den Spielplatz. Schnee fiel auf den Balkongarten. Schnee fiel auf die Wacholder und Fichten. Die Haha versuchte, mir etwas zu erklären. Ich verstand nur Geräusch und Klang. Die Haha gab nicht auf. Mit jedem weiteren Versuch hallten die neuen Wörter länger in mir nach. Bedeutung konnte ich ihnen aber nicht abgewinnen.

Einige Zeit später brachte mich die Haha aus dem Hofhaus fort. Sie erklärte mir immer wieder, warum sie das tue. Es wäre für eine lange Zeit und eine Sandkiste gäbe es dort nicht für mich. So viel begriff ich. Aus den Hahaklängen vermochte ich jedoch nicht zu entnehmen, ob ich irgendwann zurückkehren dürfte. Traurig nahm ich Abschied vom Keller, von den Türklinken, von den Steinplatten und von all den anderen Freunden, die mich auf meiner Reise nicht begleiten durften.

Nach einer Autofahrt lieferte mich die Haha in einem wuchtigen Bau ab und nahm Reißaus. Sie hatte mich an einem unfreundlichen Ort ausgesetzt. Wie befürchtet war ich nun allein. Kein Hofhaus, keine Sandkiste, keine Besees leisteten mir Gesellschaft. Die neuen Räume bedrängten mich mit ihrer Fremdheit.

Eine Buntschattenfrau in lichtelschöner, wolkenweißer Aufmachung kümmerte sich um mich. Sie machte Geräusch. Von den Buntschattenrufen gewann nur eine Silbenfolge Klang und Bedeutung. Ellen war der Name der Buntschattenfrau. Als ich am nächsten Tag in meinem Bett fortgeschoben wurde, drückte sie mir eine Puppe in den Arm. Ich ließ die Puppe fallen. Was sollte ich damit? Sie drückte mir die Puppe erneut in den Arm. Ich ließ die Puppe erneut fallen. Hatte sie denn keine Türklinke?

Ellen sah die Sinnlosigkeit ihres Tuns ein und legte die Puppe neben mich. Da durfte sie meinetwegen bleiben. Ich kannte diese Buntschattenangewohnheit von der Haha. Die legte ebenfalls immer Puppen neben mich. Zum Glück verschonte mich die Haha damit, mir so etwas in meinen Arm drücken zu wollen.

Als ich in einem gekachelten Raum angelangt war, kam nach einer Weile ein Fledermausmann in wolkenweißer Aufmachung an mein Bett. Die braunbärtige Fledermaus schickte Geräusch und Klang über ihre Lippen, krempelte mein Ärmelchen hoch und kleckste dann mit einem wolkenweißen Bausch auf meine Haut. Kurz darauf bohrte der Fledermausmann einen langen Nagel in meinen Arm. Meine Haut war dort fast taub. Ich spürte nichts. Ellen strich mir über die Haare und machte Lippenlaute:

»Du bist tapfer.«

Sie nahm die Puppe und drückte mir erneut diesen Plunder in die Hand. Ich ließ die Puppe fallen und raffte mich zu einem ernsten Wort auf:

»Nein!«

Ellen zeigte sich gelehrig und ließ fortan die Puppe dort liegen, wo sie nichts kaputtmachte. Die Fledermäuse in dem Raum zischelten unentwegt. Eines ihrer Geräusche erlangte Klang:

»OP … OP … OP …«

Müde plapperte ich es nach, bis Schlaf nach mir griff.

Am frühen Nachmittag erwachte ich. Benommen blinzelte ich in die Wintersonne. An meinen Beinen spürte ich etwas Fremdes, Hinzugefügtes. Ich wollte die Bettdecke lüpfen und schaffte es nicht. Eine raue Menge Schlaf war in mir. Von der Bettdecke rutschte mein Blick über das Bettende hinaus. Die Schatten und Schättchen auf dem mürben Weiß der Wand verlangten nach meiner Aufmerksamkeit. Ausgehungert nach Wahrnehmung, verfolgte ich das Ineinander der Kringel und des Grieses. Nach wenigen Augenblicken des Lichtelns begann ich, mich in einem Muster zu verlieren, das Belohnung in sich selbst fand.

Als Ellen später hereinschneite, musste sie viel Geräusch machen. Sinnentrückt, lichtelnd fern, hörte ich sie anfangs nicht, obwohl sie vor mir stand. Ellen erklärte etwas. An einem ihrer Worte fand ich Gefallen: Narkose. Ich plapperte es nach, bis mir Ellen eine Schnitte vor den Mund hielt. Die Schnitte hatte Geruch. Das duftgute Brot erreichte mich in meiner Welt. Ellen forderte mich auf, abzubeißen. Mit matten Lippen rupfte ich einen Happen aus der Scheibe. Der Geschmack von Gurke schlich über meine Zunge, benetzte meinen Gaumen. Auf dem Brot in Ellens Hand schimmerte das Grün von Gurke. In meinem Mund zerknackte ich eine Scheibe. Schlapp kaute ich auf Brot und Gurke herum. Nach und nach schob mich die Würze des Breis in die Wirklichkeit zurück. Vom Flur flatterten Fledermausklänge herein. Die abendbrotgute Krankenschwester wurde gerufen. Die abendbrotgute Krankenschwester gab Antwort.

Am nächsten Tag flatterte ein Arzt an mein Bett und machte Lippenlaute. Ich solle die Bettdecke lüpfen. Folgsam schob ich die wolkenweiße Bettdecke beiseite. Der Arzt nahm von meinen Knien die Verbände ab und begutachtete die OP-Wunden. Zufrieden hüllte sich seine Stimme in Watte. Der Arzt murmelte Buntschattenlaute.

Neugierig beugte ich mich über meine Knie. Die rot genetzten Stellen an den Außenseiten der Gelenke fingen meine Aufmerksamkeit ein. Die kräftigen Schatten und Schättchen des Schorfes schmeichelten meinen Augen. Es war eine Veränderung, die mir gefiel.

Kurz nachdem der Arzt fortgeflogen war, stürmte der Heimer ins Zimmer. Die Haha und der Dachs folgten ihm. Zum ersten Mal besuchte mich die gesamte Hofhausfamilie im OP-Haus. Geplapper und Geplauder überflatterten mich. Nach einer halben Stunde drängte der Heimer zum Aufbruch. Er wollte das tun, was ich auch gerne tat: Delfin kucken. Ein Delfin ist ein Fisch, der sein Lächeln niemals verschluckt. Traurig blickte ich dem massigen Rücken des Dachses hinterher, als auch er mich allein ließ.

Die Fäden waren gezogen, die Wunden verheilt. Ein junger Arzt machte Geräusch. Nackt lagen meine Beine auf dem Bett. Der Arzt umwickelte mein linkes Bein mit Streifen, die feuchter waren als Mürbeteig. Von den Fesseln bis zur Hüfte umrollte er das Bein mit schneekaltem Wolkenweiß. Aufmerksam verfolgte ich die Handgriffe des Arztes. Ich begann zu plappern:

»Nudelholz – Nudelholz – Nudelholz.«

Ich spürte, wie aus der Feuchte die Kühle schwand. Schicht um Schicht wickelte der Arzt um mein Bein. Der feuchte Mürbeteig schäumte unter den Bewegungen seiner Finger. Der Arzt machte Geräusch. Eines seiner Worte hatte Klang. Bei dem kühlen, feuchten Wolkenweiß handelte es sich um Gips. Das Wort wickelte sich um meine Aufmerksamkeit. Der Papagei in mir plapperte es vergnügt nach und entspannt sah ich der Verweißung des anderen Beines zu.

Der Gips umwölbte meine Beine, der Gips umwölbte meinen Alltag. Seit der Verweißung meiner Beine erkundete ich nicht mehr täglich die Räume des Hofhauses. Ich fand mich mit meinem Dasein im Kinderzimmer ab. Zu allen Hofhausorten wurde ich getragen und zum Spielplatz im Bollerwagen gezogen. Die Gipswochen verstrichen, ohne dass ich den Keller besuchen konnte. Er verschwand aus meiner Welt, da die Treppe zu steil war, um mit zwei Gipsbeinen hinunterzurutschen.

Die Haha und der Dachs freuten sich, wie gleichmütig ich die Einschränkungen hinnahm. In ihren Worten klang nie an, was mir an der Gipszeit so gefiel. Ich machte mir nicht die Mühe, ihnen davon zu erzählen. Wer plaudert schon gerne mit Fledermäusen? Der Winter verlor bereits seine Kälte, als die Haha sich Zeit nahm, mir etwas zu erklären. Es waren Worte, die Klang hatten, deren Bedeutung sich mir jedoch nicht erschloss. Der Gips sollte von den Beinen abgenommen werden. Sie würde mich ins OP-Haus bringen.

Was meinte sie damit? Das waren törichte Worte. Die Haha redete weiter. Verständnislos blickte ich sie an. Warum sollte der Gips von meinen Beinen fortgenommen werden? Ich mochte den Gips. Ich liebte es, über die muldige Oberfläche zu wischeln und auf die harten Schalen zu klopfen wie auf den Tunnel der Holzeisenbahn: klackklackklack. Ich verehrte die Strenge des Gipses. Ich mochte es, dass er aus meinen Beinen die Geschmeidigkeit verbannte. Man würde dem Gips ein fürchterliches Unrecht antun, wenn man ihn von dem Ort vertriebe, wo er sich wohl fühlte. Der Gips war doch keine Strumpfhose mit Matsch, die man einfach abreißen durfte. Der Gips gab mir Halt, er war ein Teil meines Lebens.

Die Haha zeigte sich unnachgiebig, bugsierte mich ins OP-Haus, und überließ es Ellen, mir alles noch einmal haarklein zu erklären. Doch Ellens Worte erreichten mich nicht in meiner Welt.

Der Arzt trieb die summende Säge in den Gips meines linken Beines. Sägestaub weißelte den angegrauten Gips. Ich spürte auf der Haut, wie die Schwingungen höher wanderten. Weil Ellen eine lichtelschöne Schwesterntracht trug, beruhigte ich mich und tat, was sie sagte. Ich wusste aber auch, dass ich das besser nicht täte. Was der Arzt da mit der Säge machte, würde fürchterlich enden – nicht nur für die Gipse, sondern auch für meine Beine.

Der erwartete Schmerz blieb aus. Hatte Ellen vielleicht doch die Wahrheit gesagt? Nachdem der Arzt beide Seiten des Gipses angesägt hatte, griff er zu einer krummschnabeligen Schere und packte mit den wuchtigen Klingen an meiner Fessel zu. Die Kälte des Metalls zuckte in meine Haut. Das war arg und angenehm zugleich. Überrascht von dieser seltsamen Berührung, verdrehte ich den Fuß. Der Arzt hielt inne, machte Geräusch.

Knirschend und knackend brach die Schere die Sägefurche auf. Jeden Augenblick erwartete ich eine vielfach ärgere Berührung. Doch der Schmerz blieb aus. Der Arzt schnitt mein Bein auf, und ich merkte nichts! War der Gips denn nicht ein Teil meines Körpers geworden? Ungläubig verfolgte ich, wie die Schere höher wanderte und eine Kältespur auf meiner Haut hinterließ. Ängstlich beobachtete ich den Arzt. Er legte die Schere beiseite und hob die obere Gipshälfte hoch. Keinen Schmerz spürte ich, Luft streichelte die gerötete Haut. Ich wollte das Bein anwinkeln. Es gelang mir nicht.

Der Arzt machte Geräusch, hob behutsam das Bein aus der Schale und bettete es auf das gipsbestaubte Laken. Dann machte er sich mit Säge und Schere am rechten Gips zu schaffen.

Der Dachs musste mich nach Hause tragen. Meine Beine waren von der Umgipsung so schwach, dass ich weder stehen noch gehen konnte. Im Kinderzimmer angelangt, fand ich meinen Platz auf der Bettkante. Allein gelassen, nahm ich das Ummichherum wahr. Es hatte sich nichts verändert. Glücklich lächelten mich die vertrauten Wände an.

Spielerisch bewegte ich meine Beine. Zufrieden begann ich zu schaukeln. Die Haha und Ellen hatten also nicht gelogen. Es war nicht so schlimm, wie ich gedacht hatte. Außerdem hatte der Arzt der Haha die vier Gipsschalen mitgegeben. Der Gips war noch am Leben, ich war noch am Leben. Es war alles in Ordnung. Meine Zehen schabten über den Teppich. Meine Hände wischelten über die Bettdecke. Ich erinnerte mich an die Worte der Haha, es würde einige Zeit dauern, bis ich wieder gehen könnte.

Warum sollte es einige Zeit dauern? Meine Beine schaukelten wie eh und je. Schwungvoll erhob ich mich vom Bett, bereit für die drei, vier Schritte bis zur marmornen Fensterbank. Das Verlangen, über die nebelgraue Steinfläche zu wischeln, packte mich. Außerdem wollte ich dem Balkongarten einen Guten Tag wünschen. Erschrocken fiel ich der Länge nach hin. Ich konnte mich nicht aufrecht halten!

Was war geschehen? Wütend richtete ich mich am Bett auf und machte die nächsten Schritte. Erneut stürzte ich zu Boden. Der Aufprall drückte dumpf in mein Bewusstsein. Das war gemein! Was hatten die Ärzte mit mir angestellt?

Unzählige Male versuchte ich, den stiftdünnen Beinen ein paar Schritte abzutrotzen – und scheiterte unzählige Male. Matschunglücklich weinte ich mir meine Verzweiflung aus dem Leib. Nie wieder würde ich in ein OP-Haus gehen! Nie wieder! Ich versteifte mich auf meine Wahrheit: Der einzige Zweck des OP-Schlafes war gewesen, mir meine Beine abspenstig zu machen. Sie waren nur noch ein Schatten ihrer selbst.

Aufmerksam verfolgte die Haha während der nächsten Tage meine vergeblichen Bemühungen, wieder laufen zu lernen. Die Ärzte hatten gemeint, nach ein paar Tagen sei alles überstanden. Es dauerte Wochen.

5

Das sonnengetränkte Rosenbeet duftete, als hätte es sich die Hände gewaschen. Die Haha und der Heimer standen neben mir. Der Dachs zeigte auf die kleine Terrasse, wo der Geräteschuppen wohnte.

»Hier bauen wir nächste Woche mein neues Büro an.«

»Und wo kommt der Schuppen hin?«, wollte der Heimer wissen.

»In den Bauwich.«

»Was ist der Bauwich?«, fragte der Heimer.

»Der freie Streifen hinter unserem Haus.«

Der kleine Holzschuppen musste also umziehen. Im Bauwich wuchsen die Stachelbeeren der Haha und ein Zaun passte auf, dass den Fußballspielern auf dem Sportplatz der Ball nicht weglief.

»Warum brauchst du ein neues Büro?«, fragte der Heimer.

»Wir bekommen immer mehr Aufträge herein. Der Platz reicht nicht mehr aus.«

»Es gibt aber auch für euch eine Überraschung«, sagte die Haha und deutete auf das Kinderzimmer. »Hier kommt unser neues Schlafzimmer hin.«

»Das ist aber unser Zimmer«, rief der Heimer.

Die Haha schmunzelte. Der Dachs zeigte auf die beiden Fenster zwischen Kinderzimmer und Wohnzimmer.

»Wir ziehen alle um. Jeder von euch bekommt sein eigenes Zimmer.«

»Welches Zimmer ist für mich?«, fragte der Heimer.

»Unser Schlafzimmer, und Axel bekommt mein altes Büro.«

Kaum hatte ich mich daran gewöhnt, dass die Haha und der Dachs gerne Möbel umstellten, fingen sie an, die Hofhauszimmer umzustellen.

In der nächsten Woche ging es dem schmalen Geräteschuppen an den Kragen. Sie rissen ihn ab, ohne mit der Wimper zu zucken.

Schweigend ertrug ich diese Rohheit. Fledermäuse kennen weder Mitleid noch Erbarmen.

Die Bauarbeiten am neuen Schuppen verfolgte ich vom ersten Tag an mit großer Begeisterung. Die wolkenweißen Kalksteine wogen so viel, dass ich sie kaum schleppen konnte, und doch tat ich es, wann immer ich durfte. Meine entgipsten Beine besaßen wieder genügend Kraft. Jeden dieser Blöcke von beseeigem Wolkenweiß umkreiste ich mit meinen Gedanken.

Ich träumte nachts von Kalksteinen. Die Kalksteine waren kein Schnee, kein Gips. Sie staubten ein wenig, hatten angenehm klare Kanten und rochen schwach, nicht nach Rosenbeet – sie rochen so gut wie Mürbeteig. Ich konnte sie sehen, ihre Gestalt erkennen, sie wahrnehmen. Die Kalksteine drückten beim Schleppen auf den Bauch, schnitten in die Hände. Es war ein großartiges Gefühl, einen Kalkstein vor mir her zu tragen.

Unzählige Male am Tage schlich ich zu den Steinen hinaus und beobachtete, wie sie einer nach dem anderen vermauert wurden. Enttäuschung kehrte bei mir erst ein, als ich begriff, was Dachpappe bedeutete. Dachpappe gehörte nicht zu den Näpfchenwörtern, die mich aufheiterten. Dachpappe war ein trauriges Wort. Dachpappe bedeutete Ende und Aus. Der Maurer hatte seine Arbeit getan. Der Schuppen war fertig. Die Kalksteine hatten sich nun mit dem Mörtel angefreundet und waren nicht länger gewillt, sich von mir schleppen zu lassen.

Der kleine Papagei in mir plapperte das Wort Dachpappe nach. Traurigkeit durchwehte mich.

Ich spülte den Zahnpastaschaum aus, wusch meine eingeseiften Hände ab und beschnupperte sie. Vom Bad waren es nur zwei Schritte über den Flur zu meinem neuen Kinderzimmer. Ich hielt inne. Ein letzter Hauch Rosenbeet kräuselte sich in meiner Nase.

Eine Türklinke nur für mich.

Behutsam drückte ich sie hinunter: klack. Die Wände dufteten noch tatzenhaft nach Malerfarbe. Mein Schrankbett war bereits heruntergeklappt. Am Fenster kuschelte sich ein Schreibtisch an die Heizung. Vor dem Fenster hing eine Gardine schön wie Wolkenkrem. Ich kroch unter die Bettdecke. Die Haha und der Dachs kamen herein.

»Gefällt dir dein neues Zimmer?«

»Ja.«

Es war fast so schön wie eine näpfchengute Sandkiste nur für mich. Das Kopf-Ende meines Bettes lag einen halben Meter tief im Schrank. Drehte ich den Kopf nach rechts, blickte ich auf eine wolkenweiße Seitenwand, drehte ich den Kopf nach links, blickte ich auf die andere wolkenweiße Seitenwand. Ich fühlte mich wohltuend beschützt. Die Haha und der Dachs wünschten mir Gute Nacht und löschten das Licht.

Ich tastete über mir an der Rückwand herum. Ein knipsiger Schalter hieß mich willkommen. Eine Lampe nur für mich!

Ich wagte es nicht, am Schalter zu naschen. Ich kuschelte mich unter meine Decke, wischelte über den weichen Stoff und kostete die Vorfreude aus, die alles andere aus meinem Bewusstsein fortschwemmte. Ich schwelgte in den Möglichkeiten, die sich mir zukünftig böten. Kein Heimer würde murren, keine Haha schimpfen, wenn ich meiner Leidenschaft für das Klickklickklick nachhinge.

Ein kleiner Druck genügte und die Leselampe spendete Helligkeit. Ein kleiner Druck genügte und die Leselampe spendete Dunkelheit. Lichtschauer über Lichtschauer prasselte auf mich herab. Bis zur Ermüdung kostete ich diesen Augenschmaus aus.

Zweimal in der Woche brachte mich die Haha vormittags in den Kindergarten. Zweimal in der Woche widmete ich mich dort den Spielsachen, die die Fledermauskinder verschmähten. Fast immer gehörte ein armloser Hampelmann dazu, der mit den Beinen schlenkerte, wenn ich an seiner Schnur zog. Zweimal in der Woche blickte ich sehnsüchtig zu dem Laster, wie ihn die Fledermauskinder nannten. Der Laster war eine Art Dreirad, nur größer und eindrucksvoller in seiner Gestalt, von allen Kindern begehrt, von einem Fledermausjungen und seinen Freunden jedes Mal mit Beschlag belegt und den ganzen Vormittag über argwöhnisch bewacht.

Der wilde Fledermausjunge hatte einen Namen, der Name hatte Klang. Die anderen Fledermauskinder hatten auch Namen, ihre Namen hatten keinen Klang. Ein paar Mal hatte ich Oliver schon darum gebeten, ob ich den Laster benutzen dürfe. Ohne Erfolg.

Hatte ich vielleicht heute Glück? Gerade stieg einer der Fledermausjungen vom Laster. Oliver griff nach dem Lenker. Ohne sich zu setzen, fing er wieder an, mit seinen Freunden zu reden. Ich stand auf und ging zu den Fledermausjungen. Heute würde ich Glück haben. Keine Fledermaus saß auf dem Laster und Oliver ließ den Lenker los.

»Darf ich mit dem Laster fahren?«

»Verschwinde.«

Oliver setzte sich breitbeinig auf den Laster und redete auf seine Freunde ein. Traurig kehrte ich auf meinen Platz zurück und starrte auf das wolkenweiße Papier mit den himmelblauen Kringeln. Ich spürte, dass sich meine Sehnsucht, den Laster wenigstens einmal steuern zu dürfen, niemals erfüllen würde. Eine Sandkiste nur für mich? Ich könnte sie mir so oft wünschen, wie ich wollte. Ich würde sie nie bekommen. Wehmütig blickte ich zum Fenster hinaus und zupfte am Hampelmann: klappklapp.

Überrascht blickte ich mich auf dem Vorplatz um. Das hatte es noch nie gegeben! Meine Zeit im Kindergarten war um und die Haha war nicht da. Oliver und seine Bande wurden abgeholt wie immer. Ich blickte mich um. Wo war die Haha? Weder das pflaumenblaue Auto noch die roten Haare konnte ich ausmachen. Der Vorplatz leerte sich und ich blieb allein.

Da war es. Das pflaumenblaue Auto rollte die Seestraße hinunter, hielt an und der Dachs stieg aus. Wo war die Haha?

»Mama kann nicht kommen. Im Krankenhaus dauert es länger als geplant.«

Der Heimer konnte diese Woche nicht mit mir Delfin kucken. Ihm wurden die Mandeln herausgenommen. Ich blickte mich noch einmal zur Sandkiste um, bevor ich in das pflaumenblaue Auto einstieg.

In der Küche des Hofhauses wohnte ein Mauerblümchen. Der Dachs bückte sich und zog es unter dem Küchentisch hervor. Das Holz des Mauerblümchens bot meinen Augen ein sandgutes Gelb dar. Das zerkratzte Metall darunter zeigte ein blasses Gesicht. Das Mauerblümchen sah aus wie eine Sonnenblume.

Der Dachs bereitete das Mittagessen zu. Der Dachs konnte nur ein einziges Gericht aus Topf und Pfanne zaubern. Dieses Kunststück gelang ihm aber stets so vortrefflich, wann immer er es vorführte, dass ich mich jedes Mal freute, wenn er Nudeln mit Soße zubereitete.

Der Dachs legte seine Hand auf das Holz und trieb die Sitzfläche schwungvoll in die Höhe. Gebannt verfolgte ich die Drehbewegungen.

»Nimm Platz.«

Die Stimme des Dachses erzeugte nur selten Lippenlärm, sie war weicher als die der Haha. Ich brachte vor Aufmerksamkeit kein Wort hervor. Der Dachs hob mich hoch und platzierte mich auf dem Drehstuhl. Sofort setzte ich um, was ich gesehen hatte. Wenn sich das Mauerblümchen nach oben drehen ließ, dann ließ es sich auch nach unten drehen!

Ich griff an die Tischkante, holte Schwung, vollführte eine Umdrehung, holte an der Tischkante erneut Schwung, gewann an Fahrt und kreiselte abwärts. Das war viel besser als Nudeln mit Soße, obwohl ich mittlerweile Hunger hatte. Der Stuhl war auf der obersten Höhe für vieleviele Umdrehungen gut.

Ich liebte es, herumzuwirbeln. Von jeher gehörte es zu meinen täglichen Spielen, mich rasch um meine Achse zu drehen. Auf jedem Spielplatz hielt ich nach einem Karussell Ausschau. Wann immer ich eines entdeckte, war es um mich geschehen. Bis zur Ermüdung meiner Buntschattenbegleiter wollte ich herumgewirbelt werden. Immer drehte sich das Karussell nicht schnell genug, immer war viel zu früh Schluss.

Zu meinem Bedauern gab es auf dem Spielplatz im Vorbeckweg kein Karussell. Zu meiner Freude war das gar nicht mehr wichtig. Das Mauerblümchen war ein Karussell nur für mich.

An diesem Dienstag, so lang ersehnt, setzte ich mich überglücklich auf meinen Stammplatz am Bauwichfenster.

»Herzlichen Glückwunsch zu deinem fünften Geburtstag.«

Die Haha, der Dachs und der Heimer sprachen aus, was ich mir ein Jahr lang gewünscht hatte.

»Na, Brüderchen, wie alt bist du?«

»Rat mal«, sagte ich.

»Axel weiß immer noch nicht, wie alt er ist.«

»Geburtstagskinder neckt man nicht.«

Der Dachs gab dem Heimer einen Klaps auf die Schulter. Der Kakao schmeckte besser als je zuvor. Jeden Schluck kostete ich aus. Fünf Jahre war ich alt. Ein Kribbeln durchzog meinen Leib.

Nach dem Essen überreichte mir die Haha die Geburtstagsgeschenke. Es waren zwei Pakete. Zum Geburtstag gab es nicht so viel wie zu Weihnachten. Zwei winzige Pakete waren ungewöhnlich wenig. Ungläubig schaute ich mich um. Nein, da kam nichts mehr. Verwirrt packte ich das erste Geschenk aus, es war weich und länglich. Federn streichelten meine Finger: ein Indianerkopfschmuck. Das zweite Geschenk war hart und länglich. Ungeduldig riss ich das Papier auf: eine ab:genutzte Kinderschaufel. Verdutzt hielt ich sie in der Hand. All die Kratzer und Scharten kamen mir bekannt vor. Das war meine Schaufel! Die Haha und der Dachs schenkten mir meine eigene Schaufel!

»Du erkennst sie wieder?«, fragte der Dachs.

»Ja.«

»Dann komm mit.«

Die Haha und der Dachs gingen auf den Flur und dann zur Tür hinaus. Ich setzte meinen Federschmuck auf und folgte ihnen.

»Komm mit.«

Draußen in der Hofhausreihe zögerte ich. In den Bauwich durfte ich nicht. Seit einer Woche war das verboten.

»Komm schon.«

Die Haha und der Dachs winkten mich heran und verschwanden hinter dem kalkweißen Schuppen. Ich folgte ihnen. Hinten im Bauwich bei den Stachelbeeren bedeckten zwei Laken den Boden.

»Du darfst dein Geschenk auspacken.«

Ich zog die beiden Laken beiseite und starrte sprachlos auf den Boden.

»Das ist jetzt deine Sandkiste. Wenn dein Bruder aber dort spielen möchte, dann darf er das. Versprichst du das?«

Ich nickte. Benommen staunte ich mir die Augen aus dem Kopf. Eine Sandkiste nur für mich.

Am Eingang zum Kindergarten steckte mir die Haha eine Tüte mit Süßigkeiten zu. Sie sagte etwas, ich verstand aber nicht, was, da das Pflaumenblau des Autos überaus verlockend in der Morgensonne glänzte. Es war im Kindergarten wie immer. Ich suchte mir mein Plätzchen beim Fenster, wo das Licht Muster warf, wo ich in Ruhe malen konnte, wo ich aus der Tüte meine Lieblingsbontjes als Erstes auswählte und sie genussvoll auf der Zunge zergehen ließ.

Sehnsüchtig blickte ich hin und wieder zu den Fledermauskindern, die mit dem Laster spielten. Auf einmal kam Oliver, der Anführer, auf mich zu und redete mich an. Das hatte diese wilde Fledermaus noch nie getan. Bisher hatte sie mich immer davongescheucht, wenn ich einmal versucht hatte, den Platz auf dem Laster zu ergattern. Manchmal war sie richtig böse geworden und hatte mich fortgestoßen. Jetzt machte sie Geräusch. Ich verstand nicht, was sie wollte.

Erst als Oliver mit seinem Finger auf meine Bontjes zeigte, verstand ich, was er wollte. Ich sollte ihm etwas abgeben. Ich wusste, was das bedeutete. Ich mochte es, wenn ich dem Heimer etwas abgab. Die Haha hatte mir dieses Spiel beigebracht. Oliver war das erste Mal freundlich. Ich gab ihm einen Bontje. Er bedankte sich. Er forderte mich auf, mitzukommen, und fragte dann:

»Möchtest du einmal mit dem Laster fahren?«

Ungläubig nickte ich. Zuerst lenkte Oliver den Laster und ich bewunderte ihn, wie er wortreich erklärte, was man alles beachten müsse, wenn man mit Olivers Laster unterwegs sei. Einige Runden später durfte ich selbst den Laster lenken. Oliver bot mir an, die Bontjetüte zu halten. Ich müsse beide Hände frei haben, damit ich beim Steuern des Lasters keinen Fehler mache. Ich verstand, was er meinte.

Aufgeregt nahm ich unter den fachkundigen Anweisungen Olivers Platz. Ich thronte nun dort, wo zu thronen ich mir immer gewünscht hatte. Es war ein erhabenes Gefühl. Es war der wichtigste Platz im ganzen Kindergarten. Überglücklich stieß ich mich mit meinen Füßen ab und zog meine Kreise.

Nach ein paar Runden bettelte einer von Olivers Freunden, dass er nun an der Reihe sei. Als ich nicht sofort abstieg, wies er mich darauf hin, dass Oliver es ihm schon letzten Donnerstag versprochen hätte. Vor so viel Nachdruck wich ich zurück. Artig gab mir Oliver meine Bontjetüte zurück. Sie war fast leer.

Oliver erklärte mir, er habe den anderen Kindern etwas abgegeben. Das sei nötig gewesen, weil ich nun sein bester Freund wäre. Ich hielt ihm einen der letzten zwei Bontjes hin. Er nahm diesen Beweis meiner Freundschaft an. Niemals hätte ich gehofft, einmal mit Oliver und seinen Fledermausfreunden spielen zu dürfen. Und jetzt war ich sein bester Freund!

Im Vorbeckweg gab es kein Buntschattenkind, dessen bester Freund ich war. Und Oliver machte nicht nur leere Worte. Er achtete ganz genau darauf, dass ich in den Genuss all der Vorteile gelangte, die es mit sich brachte, Olivers bester Freund zu sein. Es war ein beseeguter Vormittag im Kindergarten. Warum hatte ich nur ein ganzes Jahr auf diesen Tag warten müssen?

Am Nachmittag begrüßte ich erfreut die einzelnen Buntschattenkinder. Das Gewusel und Herumgehusche am Nachmittag störte mich nicht – ja, ich war glücklich über die lebhaften Gäste, ich war glücklich über ihre Fragen und ich war unglücklich über die scheue Vier, die sich immer noch nicht in meiner Welt heimisch fühlen wollte. Wie alt war ich gestern gewesen? Ich hätte es nicht sagen können. Zum Glück stellten Peter, Wolfgang, Barbara, Gerd und die anderen Buntschattenkinder diese Frage kein einziges Mal.

Die Haha stellte eine Torte mit fünf Kerzen auf die Geburtstagstafel. Du musst besser zielen: Wolfgangs Worte hallten in mir wider. Ich holte tief Luft. Die Kerzen flackerten und erloschen bis auf eine.

Zwei Tage später spazierte ich fröhlich neben der Haha die Seestraße hinunter. Nach dem beseeguten Dienstag im Kindergarten würde ein beseeguter Donnerstag folgen. Schwelgerisch tastete ich in Gedanken den Lenker des Lasters ab. Ich sah das ganze Spielzimmer vor meinem inneren Auge. Ich sah mich selbst, wie ich auf dem Laster Platz nahm. Ich hatte nichts von dem vergessen, was ich beim Fahren beachten sollte. Dem Vorderrad gab ich einen Dreh, nahm Schwung und rollte zum großen Fenster, von dort zu den zwei Tischen und wieder zurück. Genau das wollte ich unbedingt tun. Es würde wundervoll sein.

Ungeduldig trippelte ich über den Vorplatz zum Eingang des Kindergartens. Wenige Minuten später trollte ich mich gedemütigt zu dem Plätzchen am Fenster, wo ich immer saß. Ratlos blickte ich zu Oliver und seinen Fledermausfreunden. Warum war ich nicht mehr sein bester Freund? Warum durfte ich nicht mit dem Laster fahren? Verstört verbrachte ich den Vormittag damit, nach einer Antwort zu suchen.

6

An einem Montag im August putzte mich die Haha sorgfältig heraus. Es war ein großer Tag für den Heimer. Die Haha überreichte ihm im Flur des Hofhauses eine große Tüte mit Süßigkeiten und mir überreichte sie, zu meiner Freude, eine kleine. »Schultüte – Schultüte – Schultüte.«

Der Dachs fuhr die gesamte Hofhausfamilie in den Windmühlenweg, wo der Heimer zukünftig seine Vormittage verbrächte. Die Schule lag nur eine Vorbeckweglänge von meinem fledermausbeherrschten Kindergarten entfernt.

Die Haha knipste stolz ein Foto nach dem anderen. Das Knipsen machte einen Näpfchenklang. Für meinen Geschmack machte die Haha viel zu wenig Fotos. Nur dann und wann wurde die Haha leicht ärgerlich, weil ich die Schule des Heimers nicht so nannte, wie sie es für richtig hielt. Sie erklärte mir viele Male:

»Der Heimer geht nicht auf die Sonderschule. Die Schule im Windmühlenweg ist eine Grundschule.«

Ich versuchte, den Hinweis zu beachten, brachte aber ein ums andere Mal durcheinander, was der Haha so flink über die Lippen glitt. Das Wort Grundschule hatte Klang, das Wort Sonderschule hatte ebenfalls Klang. Leider hatte das Wort Sonderschule einen deutlich besseren Klang. Es war mir als Erstes ins Ohr gehüpft, und nun konnte ich die Sonderschule nicht mehr aus meinem Kopf verscheuchen. Ich schämte mich für meine Unfähigkeit und schwieg den Rest des Tages.

Ich hielt den Karton mit den Spielzeugautos fest in den Händen, während ich die Kellertreppe hinabstieg.

Kein Barmbek mehr. Keine Besees mehr.

Bei jeder Stufe summte ich diese Worte still vor mich hin. Über die Vierecke, die so winzig waren, dass ich auf vieleviele Fugen trat, trug ich die Spielzeugautos in das Gästezimmer, wo der Heimer gerade seine Cowboysachen einräumte.

»Stell die Autos auf den kleinen Tisch.«

»Ja.«

Der Heimer zog in den Keller um. All seine Sachen zogen mit ihm um. Eine Woche später stand die Dachsmutter vor der Tür. Ihr neues Zuhause war das Heimerzimmer.

»Hallo, mein Spatz.«

»Guten Tag, Omi.«

Die Dachsmutter war noch wacklig auf den Beinen.

»Die Monate im Krankenhaus haben Kraft gekostet.«

Einige Male hatte ich sie dort besucht. Das OP-Haus war kein schöner Ort. Es gab dort keine Lichtschalter, kein Treppenhaus, keine klickernde Klingel, keine Borde mit Einmachgläsern, keinen zerkratzten Holzstuhl.

Am nächsten Vormittag klopfte ich an der Tür meiner neuen Nachbarin.

»Komm herein.«

Ich schaute mir das alte Heimerzimmer genau an. Bis auf die Gardine hatte sich alles verändert. Auf dem Bord glänzte eine verlockend bunte Dose.

»Besee – Besee – Besee.«

»Mein Spatz, du möchtest ein Baiser?«

»Ja.«

»Dann bring die Dose her.«

Der Deckel seufzte unter dem Griff der Omihände. Die Dose war bis zum Rand voller Besees.

»Ich habe gestern an dich gedacht und welche gekauft. Im Krankenhaus konnte ich dir keine anbieten.«

Ich hielt meine Hände auf. Die Dachsmutter legte ein Beseehütchen hinein. Es war wieder wie in Barmbek.

»Im August seid ihr zum letzten Mal in der Otto-Speckter-Straße gewesen. Jetzt ist es Winter.«

»Wie lange bleibst du?«

»Bis ich eine passende Wohnung in der Nähe gefunden habe.«

»Hoffentlich dauert das lange.«

»Ach, mein Spatz, deine Eltern werden schneller eine gefunden haben, als uns lieb ist.«

Erleichtert knabberte ich am quietschenden Wolkenweiß. Die beseelose Zeit war vorüber.

Die Haha bemühte sich, mir etwas zu erklären. Ich sollte noch einmal ins OP-Haus kommen. Nach der entsetzlichen Erfahrung mit meinen gipsgeschwächten Beinen sträubte ich mich gegen diesen Vorschlag. Ich sagte immer wieder nein. Außerdem war das OP-Haus ein beseeloser Ort. Im Hofhaus klopfte ich jeden Tag bei meiner neuen Nachbarin an und jeden Tag war Barmbek.

Geduldig erklärte mir die Haha, warum ich noch einmal ins OP-Haus müsste. Nach und nach verstand ich, was sie sagte. Wegen meiner X-Beine war ich operiert worden. Drei Metallstifte in jedem Knie sollten das Wachstum anregen. Und abends wickelte die Haha meine Beine immer in die Gipsschalen ein, damit die Beine nicht krumm blieben wie Bananen.

Ich verstand jetzt alles und ich blieb bei meinem Nein – sicher war sicher. Ich sagte immer wieder Nein. Die Haha gab nicht auf und sagte, es wäre nicht schlimm im OP-Haus. Ich sagte Nein. Die Haha versprach, meine Beine würden dieses Mal nicht eingegipst. Ich sagte Nein. Die Haha versicherte mir noch einmal hoch und heilig, dass es nur ein kleiner, gänzlich ungefährlicher Eingriff sein würde.

Ich gab meinen Widerstand auf.

Die Wachstumsstifte mussten entfernt werden. Der zweite OP-Schlaf war unvermeidlich. Ich begriff es.

Am Tag nach dem OP-Schlaf kamen die Haha und der Dachs zu Besuch. Eine vollbärtige Fledermaus erzählte ihnen, dass mein OP-Schlaf länger gedauert hätte als geplant. Es sei nötig gewesen.

Während die Fledermaus zischelte, zerrte und zog etwas in meinem linken Knie.

Ein Wachstumsstift sei bei dem Versuch, ihn zu entfernen, tiefer ins Fleisch gerutscht. Ein zweiter Schnitt in meiner Kniekehle sei vonnöten gewesen, um den Stift aufzuspüren. Außer den Schmerzen, die von der zweiten Wunde ausstrahlten, würde es keine Nebenwirkungen geben. Die Haha und der Dachs sollten sich keine Sorgen machen, dafür gäbe es nicht den geringsten Grund. Alles würde bestens ausheilen. Ich sei ein tapferer, kleiner Junge. In ein paar Tagen könnten die Haha und der Dachs mich wieder mit nach Hause nehmen.

Eines der Fledermausworte hatte einen vorbeckweglangen Klang. Es gefiel mir so gut, dass der kleine Papagei in mir zu plappern anfing:

»Nebenwirkungen – Nebenwirkungen – …«

Die Haha klopfte streng auf die Bettkante. In der Fledermaussprache bedeutete das: Halt den Rand. Brav umklammerte ich, was die Haha gerade beklopft hatte.

Die Kniewunden verheilten gut, so dass ich wie geplant das OP-Haus verlassen durfte. Der Dachs musste mich nicht nach Hause tragen. Meine Beine waren so kräftig, dass ich stehen konnte. In meinem Kinderzimmer angelangt, fand ich einen guten Platz auf dem Schreibtisch.

Allein gelassen, nahm ich das Ummichherum wahr. Es hatte sich nichts verändert. Glücklich lächelten mich die befreundeten Wände an. Spielerisch bewegte ich meine Beine. Zufrieden begann ich zu schaukeln. Die Haha, der Dachs und die vollbärtige Fledermaus hatten also nicht gelogen. Es war nicht so schlimm wie befürchtet.

Solange ich saß, war alles in Ordnung. Ich schlenkerte mit meinen Beinen. Es schaute lustig aus, wie entspannt der linke Fuß herabhing, selbst wenn ich ihn anwinkeln wollte. Meine Hände wischelten über die Tischfläche. Kühle Glätte empfing mich. Ich erinnerte mich an die Worte der vollbärtigen Fledermaus, es würde einige Zeit dauern, bis ich wieder kraftvoll auftreten könnte.

Behutsam glitt ich vom Tisch auf den Boden. Ich freute mich, dass ich besser dastand als nach dem letzten OP-Schlaf. Es war an der Zeit für einen Besuch im Beseezimmer. Beim Gehen musste ich aufpassen, dass ich nicht auf die Nase fiel. Der linke Fuß hing schlaff herab und bot, sobald ich sicheren Boden unter mir spürte, nur schwanken Halt. Unsicher traute ich mich auf den Flur hinaus und klopfte bei meiner Nachbarin an.

»Besee – Besee – Besee.«

»Na, mein Spatz, bist du glücklich, wieder hier zu sein?«

»Ja.«

Ich machte Näpfchenhände und empfing eine wolkenweiße Belohnung.

»Krankenhaus ist nichts Schönes«, sagte Omi.

Ich nickte. Barmbekmachen war schöner.

»Es tut mir Leid, dass ich dich nicht besucht habe.«

Ich nickte und genoss das sanfte Quietschen.

Eine Beseezeit später machte ich mich auf in die Küche. Besorgt verfolgte die Haha meine ungelenken Bewegungen und sagte dann:

»Du humpelst.«

Ich war da gänzlich anderer Meinung, obwohl ich das Wort nicht kannte. Ich betrat gerade die Küche und hatte für irgendein Gehumpel, was immer das sein mochte, keine Zeit. Schließlich durfte ich das Mauerblümchen nicht ewig warten lassen.

Die Haha und der Dachs waren besorgt. Am nächsten Tag fuhr mich die Haha ins OP-Haus. Die vollbärtige Fledermaus zischelte klanglose Worte, spendete dann hörbares Lob für den tapferen, kleinen Patienten – tätschelte dabei auf meinem Kopf herum – und versicherte, dass der Hängefuß in ein paar Tagen so beweglich sein würde wie vor meinem OP-Schlaf.

Die Haha vertraute der vollbärtigen Fledermaus und brachte mich zurück ins Hofhaus. Während der nächsten Tage bemühte sie sich um mein Gehumpel, wie sie sich um meine tauben Lippen und um die fehlende Vier in meinem Kopf bemühte. Bekümmert suchte sie jeden Morgen nach einem Anzeichen der Besserung. Sie tröstete mich und wiederholte, was die vollbärtige Fledermaus gezischelt hatte, ein Hängefuß könnte nach einem OP-Schlaf vorkommen und wäre schnell verheilt.

Am Ende der Woche klingelte sie bei den Hofhausnachbarn an der Tür. Die Nachbarin war vom gleichen Schlag wie die vollbärtige Fledermaus. Die Haha hieß mich im fremden Flur auf und ab gehen. Die Ärztin schüttelte zu meiner Überraschung sorgenvoll den Kopf, als sie mich herumhumpeln sah, und meinte:

»Der Fuß ist gelähmt.«

Im OP-Haus versuchte die vollbärtige Fledermaus mit viel Gezischel, die Haha wieder nach Hause zu schicken. Die Sache mit dem Hängefuß wäre nicht so schlimm, wie sie aussähe. Diese Worte wiederholte die Fledermaus viele Male.

Die Haha schien sie aber nicht zu verstehen, was mich leicht überraschte. Sie wollte nicht zurück ins Hofhaus. Sie bestand darauf, dass eine andere Fledermaus mich begutachten müsse. Mir war es unangenehm, dass die Haha wegen eines einfachen Hängefußes so mit den Flügeln schlug.

Die vollbärtige Fledermaus machte sich aus dem Staub. Ein Buntschatten schneite nach einer Weile in das Behandlungszimmer. Er begutachtete meinen Hängefuß und wurde nachdenklich. Mit einfachen Worten erklärte er der Haha, was er von dem Hängefuß hielt. Die Stimme des Arztes unterschied sich angenehm vom Gezischel der vollbärtigen Fledermaus.

Es sei mitnichten so, dass die Lähmung von sich aus fortheilen würde. Der Fall sei schlimmer. Es sehe danach aus, dass bei der Suche nach dem dritten Stift ein Geräusch in meinem Knie beschädigt worden sei. Das müsse der Buntschatten genauer untersuchen. Es sei am besten, keine Zeit zu verlieren.

In einem fernen Kellerraum des OP-Hauses saß ich auf einer lollistielgrünen Liege und schaute mich, nichts Böses ahnend, um. Der Raum sah fröhlich aus. Die gipsweißen Wände lächelten mich an. Eine wolkenweiße Ärztin machte Gespräch mit der Haha. Dann jagte sie Geräusch über mich. Ein paar Worte gewannen Bedeutung: Es würde wehtun.

Der Hinweis ließ mich kalt. Wenn Fledermäuse von jenem Geheimnis raunten, das sie Schmerz nannten, flunkerten sie immer. Für mich war das, was Buntschatten ehrfürchtig Schmerz nannten, manchmal ein Prickeln und manchmal ein Prasseln und manchmal war es gar nichts.

Die Ärztin schob einen fahrbaren Kasten heran, der mit seinen fledermaushaften Schaltern und Anzeigen bedrohlich aussah. Wäre es nicht vielleicht doch ratsam, schreiend zu türmen?

Die Ärztin ergriff einen Stift, der über eine Schnur mit dem Fledermausgerät verbunden war. Die Stiftspitze trug eine ballartige Polsterung. Neugierig beäugte ich den wolkenweißen Bausch. Die Ärztin machte Geräusch und verdrehte an dem Fledermausgerät einen Regler. Als der Wattestift mein linkes Bein berührte, zerschnitt etwas Unsichtbares scherenkalt die Kniehaut, zerriss Fleisch, Sehnen und Knorpel, furchte brechend durch meine Knochen. Ein peinigender Schlag jagte Geschrei aus meiner Kehle. Im Wegzucken rutschte ich halb von der Liege. Die Haha sprang hoch und riss mich, bevor ich auf den Boden krachte, zurück auf die Polster.

Die Ärztin hielt inne und starrte auf den Wattestift. Die grausam grässliche Wucht des Stromschlags raubte mir die Sinne. Weinend kauerte ich auf der Liege. Noch nie hatte ich etwas derart Widerliches wie diesen Wattestiftschlag gefühlt. Gelähmt ertrug ich, wie Lippenklang die Stille räuberte. Die Haha frönte ausgiebig jener alten Leidenschaft, für die ich kaum etwas übrig hatte: Sie wollte mich trösten.

Arme drückten mich, Hahahände tätschelten meinen Kopf. Ich

krümmte mich auf der Liege – zu matt, um Widerstand zu leisten. Die Ärztin machte Gespräch mit der Haha. Die Stromschrift sei unvermeidlich, sie sollte das Geräusch in mir wiederbeleben. Das sei der einzige Weg, auf dem die Lähmung aus meinem Dasein vertrieben werden könnte. Klang und Bedeutung erreichten mich in meiner Welt. Überraschenderweise verstand ich, was von mir erwartet wurde. Meine Aufgabe war es: still und stumm zu bleiben.

7

Beduselt hoppelte ich aus der Küche in den Flur. Nach dem Stelldichein mit dem Mauerblümchen lud mich die Flurheizung zum Verweilen ein. Eine Klackklackklackzeit später humpelte ich erfrischt die Treppe hinunter und schwenkte links um die Ecke.

Als ich den karierten Vorhang der Speisekammer zur Seite ratschte, schnappte ein sonderbarer Geruch nach meiner Aufmerksamkeit. Einen derartigen Biss in der Nase hatte ich dort noch nie gespürt. So zähnisch wie Paprikapfeffer roch es nicht. In der hintersten Ecke schimmerte eine braune Lache, die Splitter einer Malzbierflasche glänzten und ein Wischelfell lag verkrümmt auf dem Boden.

Gebannt kniete ich mich in den Winkel. Ein Schauer von Glassplittern funkelte auf dem braunen Pfützenspiegel. Das Wischelfell rührte sich nicht. Ich suchte das Wohnzimmer auf, wo die Haha Zeitung las.

»In der Speisekammer ist eine Maus.«

»Hast du versucht sie zu fangen?«

»Nein, sie liegt im Malzbier.«

Die Haha kam mit in den Keller, nahm das Wischelfell fort, feudelte auf und hinterließ eine gesäuberte Speisekammer, wo es noch ein wenig roch, wo sonst aber nichts mehr von meiner Entdeckung zu sehen war. Das Wischelfell war umgezogen: in den Himmel.

Am Nachmittag holte ich Eimer und Schaufel hervor. In der Hofhausreihe waren die Steinplatten bereits abgetrocknet. Die Bauwichkiste sah gar nicht trocken aus. Nach einem Regen war mein Geschenk immer eine abstoßende Matschkiste. Es würde noch Tage dauern, bis sich die Feuchtigkeit aus dem Sand verzogen hätte. Selbst dann wäre der Sand nicht so weich und so rieselig wie auf dem Spielplatz.

Klackklack.

Ich kehrte der Bauwichkiste den Rücken zu und machte mich auf den Weg in die Hofhausreihe.

Zuckersand – Zuckersand – Zuckersand.

Den gab es nur auf dem Spielplatz. Ich trottete über die Steinplatten und freute mich darüber, dass ich hier nie auf eine Fuge treten musste.

Peterwolfgangbarbara.

Still summte ich die Namen vor mich hin. Waren die Buntschatten schon auf dem Spielplatz? Der Heimer war schon dort. Ich ging zügiger und klapperte ungeduldig mit Eimer und Schaufel.

»Hallo, Axel.«

Gerd stand auf der Steininsel in der Sandkiste und winkte. Peter, Wolfgang und Barbara spielten bereits in der Sandkiste. Ich setzte mich auf den Holzrand. Hier war der Sand bereits trocken. Die Buntschatten und Fledermäuse redeten miteinander.

»Was für eine Prüfung ist das?«, fragte Peter Gerd.

»Bevor du eingeschult wirst, musst du ein paar Aufgaben lösen.«

»Was für Aufgaben?«

Gerd beugte seinen rechten Arm über den Kopf und tupfte mit den Fingern auf die linke Schulter.

»Nur wenn du das kannst, darfst du in die Schule gehen.«

Der Heimer und die älteren Buntschattenfledermäuse machten es vor. Wenig später flatterten alle Vorbeckwegkinder mit den Flügeln. Wolfgang konnte es am besten. Bei Peter sah es auch gut aus.

»Axel, versuch es doch einmal.«

Unsicher verrenkte ich meinen rechten Arm.

»Wenn du noch ein wenig übst, darfst du auf die Schule.«

Dankbar schaute ich zu Gerd auf. Es war gut zu wissen, was mich bei der Prüfung erwarten würde, und es war gut zu wissen, dass ich die Prüfung bestünde.

Fleißig übte ich die nächsten Tage.

Eines Morgens saß ich mit der Haha in einem Wartezimmer. Sie schärfte mir ein, bei der Schulreifeprüfung folgsam zu sein.

»Du darfst heute auf keinen Fall mit dem Schweigen anfangen. Hast du das verstanden?«

Ich nickte.

»Nicken reicht nicht. Wenn der Mann dich etwas fragt, musst du antworten. Schweigen ist verboten.«

»Wie verboten?«

»Wie eine rote Ampel. Hast du das verstanden?«

»Ja.«

Ich dürfe auf gar keinen Fall ins Schweigen verfallen, wie ich es im Hofhaus so gerne tat. Ich müsse unbedingt reden. Das sei ganz wichtig. Still wiederholte ich die Ermahnungen, bis ich mit der Haha aufgerufen wurde.

Wie die Prüfung ausging, blieb für mich unklar, da ich immer noch nicht den Unterschied zwischen Sonderschule und Grundschule verstanden hatte. Ganz so unangenehm wie mit der Vier war mein Versagen nicht. Es war aber verflixt. Ab und zu hörte ich das eine Wort, ab und zu das andere. Beide Wörter klangen in meinen Ohren mittlerweile fast gleich. Wie machten die Fledermäuse es nur, bei diesen Klängen zwei Bedeutungen herauszuhören?

Wieder einmal hieß mich der mächtige Baum im Eppendorfer OP-Haus willkommen. Wieder einmal marschierte ich die Rampe hinunter ins Kellergeschoss. Wieder einmal begrüßte mich dort die lichtelschöne Ärztin. Pflichteifrig murmelte ich Klänge der Begrüßung, wie sie die Haha gerne hörte. Eine Sandkiste, einen Laster oder einen Hafen gab es dort nicht. Zum Glück war ich mit der lollistielgrünen Liege mittlerweile gut befreundet. Dem Wattestift gegenüber war ich aber nachtragend. Ich wollte ihm einfach nicht vergeben, was er mir antat.

Zu Beginn der Sitzung drehte die Ärztin den erdschwarzen Regler auf die kleinstmögliche Stufe. Ich biss die Zähne zusammen, hielt mich am Polsterrand fest, um nicht aus Versehen von der Liege zu hüpfen, und seufzte einen Wunsch in die Luft. Würde der Hängefuß sein Dasein als Hängefuß doch nur aufgeben und mir wieder gehorchen. Die Lähmung dauerte schon so lange.

Der Wattestift schrieb tief in mein Kniefleisch. Ein schmieriger Strahl schoss ins Bein. Kaum hatte ich mit einem Summen im Kopf die fremde Macht ausradiert, drehte die lichtelschöne Ärztin den Regler einen Strich weiter nach rechts. Grausam widerlich schlängelte sich erneut die Scheußlichkeit in meinen Leib und zerdrückte mir die Kehle. Mühsam bekämpfte ich die Anwesenheit mit Jammer und Verkrampfung. Mühsam vertrieb ich die Anwesenheit aus meinem Leib – und zuckte dann mit dem linken Bein doch weg, als die lichtelschöne Ärztin den Regler weiter aufdrehte.

Die Haha machte Lippenklang. Warum hörte ich ihre Stimme jetzt viel besser als sonst? Die Haha verlangte, dass ich weiterhin mein Bein jener widerlichen Macht aussetzte. Ich sollte aushalten, was nicht auszuhalten war. Aus dem Hofhaus war ich einiges von ihr gewöhnt. Was sie aber im OP-Haus von mir verlangte, überstieg alles bisher Dagewesene.

Restlos befremdet war ich, als sich die Haha, obwohl sie gar nicht humpelte, von der Ärztin mehrere Stromstöße verpassen ließ, dabei lächelte und dann meinte, das sei doch gar nicht so schlimm! Wie sollte man bei solch Gebaren die Fledermäuse jemals verstehen?

Ohne den Beistand meiner inneren Naschkatze – ihr lief während der Sitzung das Wasser im Mund zusammen – war diese Heilstromkur nicht zu ertragen. Zwei Kugeln Vanilleeis und zwei Kugeln Erdbeereis warteten darauf, von mir verputzt zu werden. Zu meiner Freude erwies sich die Haha bei der Belohnung als eistreu.

Froh gelaunt horchte ich nach dem Mittagessen in mich hinein. Während ich das Gluckern in meinem Magen belauschte, fügten sich die letzten Hahaworte zusammen. Etwas Außergewöhnliches zeichnete sich ab. Im August sollte ich eingeschult werden. Die Haha erklärte mir immer wieder, was mich erwarten würde. Sie hatte Erfolg. Ich verstand genau, was sie meinte: Die Schule würde an sechs Vormittagen in der Woche meine Zeit mopsen.

Klaren Kopfes verschwand ich im Kinderzimmer und nahm Platz. In der Vertrautheit meiner vier Wände zählte ich an fünf Fingern ab, was meine Vormittage ausfüllte: Einmal die Woche besuchte ich immer noch die Beseefrau ohne Besees, zweimal in der Woche musste ich in den Kindergarten und zweimal in der Woche zur Knieheilung. Wegen all dieser Ausflüge vernachlässigte ich bereits meine Sandkiste und meine Freunde im Hofhaus. Das Mauerblümchen und die Tür zum Heizungskeller kamen zu kurz, und es war bereits lange her, dass ich im Hofhausgarten nach Kartoffeln gesucht hatte. Es gab keinen Zweifel. Für die Schule ließ sich beim besten Willen keine Zeit abzwacken.

Aufgeräumt spazierte ich in die Küche und trug der Haha meine Entscheidung vor:

»Ich gehe nicht zur Schule.«

Für einen Lidschlag war die Haha sprachlos. Dann flatterten Fledermausworte auf mich herab:

»Du gehst zur Schule.«

»Ich möchte aber nicht.«

»Alle Kinder kommen in die Schule.«

»Ich bin nicht alle Kinder.«

»Du wirst wie alle Kinder eingeschult.«

Ich fasste meine Kinderzimmergedanken versöhnlich zusammen:

»Am Sonntag hätte ich noch Zeit.«

Die Haha unterbrach den Abwasch.

»Kein Wort mehr!«

Verblüfft von der Hahahärte, tapste ich von dannen. Für die Schule fehlte mir die Zeit und trotzdem wollte mich die Haha dort hinschicken. Es bestand kein Zweifel: Bei meiner Mutter war eine Schraube locker.

Das pflaumenblaue Auto rollte die Seestraße herunter und hielt am Kindergarten. Oliver und seine Bande wurden gerade abgeholt. Die Haha stieg strahlend aus.

»Hast du dich schon von allen verabschiedet?«

Ich nickte. Es würde keine weiteren Tage im Kindergarten geben. Ich würde nie wieder himmelblaue Kringel auf wolkenweißes Papier zeichnen. Nie wieder sehnsüchtig zum Laster schielen. Nie wieder am Hampelmann zupfen, nie wieder klappklapp.

»Darf ich kurbeln?«

»Ja.«

Ich fächelte mit der Hand in der Luft. Bald strudelte der Fahrtwind durch meine Finger und bauschte meinen Ärmel.

»Weißt du, wie die kleine Straße hier heißt?«

»Röbbeck.«

»Und welche Straßen kommen dann?«

»Groß Flottbeker Straße, Osdorfer Landstraße, Urnenfeld, Notkestraße, Vorbeckweg.«

Alle Buntschatten hatten Namen, alle Straßen hatten Namen. Buntschatten waren nett, Straßen waren nett. Ich mochte das Straßenspiel, das die Haha oft mit mir spielte. An der Notkestraße drehte ich meinen Kopf nach links und rechts.

»Dampfwalze – Dampfwalze – …«

»Du musst nicht jedes Mal nach der Dampfwalze Ausschau halten. Es kann sehr lange dauern, bis die Notkestraße wieder asphaltiert wird.«

»Wie lange?«

»Zehn Jahre oder noch länger.«

»So lange?«

»Hat dir das Asphaltieren gefallen?«

»Dampfwalze ist nett«, sagte ich nickend.

Als die Haha vor der Hofhausreihe einparkte, hing in meiner Erinnerung noch der Geruch von Paprikapfeffer.

»Hilfst du mir tragen?«

Die Haha hielt mir einen gefüllten Einkaufsbeutel hin. Ich griff zu und fühlte, wie das Gewicht meinen Arm in die Länge zog. Obwohl ich schwer an dem Beutel zu tragen hatte, trat ich kein einziges Mal auf eine Fuge. In der Küche nahm mir die Haha den Beutel ab.

»Mittagessen dauert noch etwas. Dein Bruder kommt heute spät nach Hause.«

Vergnügt hoppelte ich die Kellertreppe hinunter. Mein linker Fuß ließ sich kaum noch hängen. Die Heilstromkur sei bald überstanden, hatte die lichtelschöne Ärztin gemeint, die so nett war und die mir immer so wehtat. Bevor ich anfing, mich mit dem Vorhang über sein Ratschratsch zu unterhalten, lugte ich in die Speisekammer. Weder das Wischelfell noch die Glassplitter noch die Malzbierlache begrüßten mich. In meiner Erinnerung lebten sie jedoch fort. Ich hockte mich in den Winkel und betrachtete das Bild ihres Daseins. Zwar hatten die Fliesen den Geruch schon vergessen, in meiner Nase kribbelte es dennoch wie beim ersten Mal. Ich wischelte über die Fliesen, wo vor meinem inneren Auge das biertote Wischelfell ruhte. Lediglich die Kälte der Fliesen wisperte mir ein paar Worte zu.

Eine Wischelzeit später krabbelte ich aus der Speisekammer hinaus, um endlich dem Vorhang meine Aufmerksamkeit zu schenken. Wohl vertraute Geräusche besuchten mich im Keller: Die Klingel schrillte, die Haha öffnete. Der Heimer kam gerade aus der Schule und sauste in den Keller herab, wo sich sein omifernes Kinderzimmer befand. Jetzt war eine gute Gelegenheit, den Heimer etwas zu fragen.

»Gibt es in der Schule eine Sandkiste?«

Der Heimer schüttelte den Kopf.

»Gibt es in der Schule eine Dampfwalze?«

»Du bist blöd.«

»Warum?«

»Du stellst immer so dumme Fragen.«

Der Heimer ließ seinen Ranzen auf den Boden plumpsen und machte sich dann an den Schubladen seines Schreibtisches zu schaffen. Gab es nun in der Schule eine Dampfwalze oder nicht? Gesagt hatte es der Heimer nicht.

Für das Ratschratsch war es nun zu spät. Abspielen durfte sich im Hofhaus nur dann etwas, wenn ich allein war. Diese fledermausige Regel für das Beflattern der Hofhausräume leuchtete mir ein. Ich beachtete sie erbarmungslos genau und hatte gegenüber dem kunterbunten Vorhang ein schlechtes Gewissen, weil ich ihn einfach hängen:ließ.

Nach dem Baden schnappte ich mir meinen Eimer und wanderte zum Wasser hinunter. Strand war fast so schön wie eine Sandkiste nur für mich, und unten am Wasser, wo die Wellen ausfächerten, sah der Sand so glatt aus wie die Notkestraße.

»Dampfwalze – Dampfwalze – Dampfwalze.«

Eine schaumige Welle schwappte über meine Füße, strudelte hoch an meine Knie, besprenkelte die drei Narben und füllte meinen Eimer mit Nordsee. Schwer schleppte ich an der widerspenstigen Welle, die im Eimer nicht aufhörte zu schwappen. An der Sandburg hockte ich mich hin und rührte den Mörtel für meine Sonnenuhr an. Den flüssigen Zuckersand ließ ich aus meinen Händen träufeln. Schicht um Schicht wuchs ein Türmchen empor. Ich durfte erst wieder im Meer baden, wenn der Zuckersand der Sonnenuhr zu rieseln anfing. So war meine Regel.

Um die Zeit nicht ungenutzt verstreichen zu lassen, setzte ich mich vor das Türmchen und leistete dem Sand Gesellschaft. In aller Seelenruhe legte die Sonnenuhr ihre feuchte Bräune ab und erblondete. Die Haha cremte meinen Rücken ein. Die kühle Sonnencreme machte es sich auf meiner Haut gemütlich.

»Was kommt nach der Nordsee?«

»Hinter dem Horizont liegt England.«

»Was ist ein Horizont?«

»Das ist dort, wo das Meer den Himmel berührt.«

»Was ist England?«

»So heißt das Land hinter dem Horizont.«

»Gibt es in England eine Sandkiste?«

»Ja.«

»Gibt es in England eine Dampfwalze.«

»Ja.«

Stracks stand ich auf. Die Sonnenuhr war zu Zuckersand erblondet.

»Halt, wo willst du hin? Ich bin noch gar nicht fertig.«

Die Haha wedelte mit dem Sonnencremefläschchen.

»Ich will zum Wasser.«

»Du kannst jetzt nicht baden, ich habe dich gerade erst eingecremt.«

Ich marschierte los. Die Haha rannte hinter mir her.

»Bleib stehen, du hast gerade eben erst gebadet.«

»Ich will nach England schwimmen.«

»Nein ... nein ... nicht nach England schwimmen ... nein ... nein ...!«

Wenn die Haha zur Fledermaus wurde, verstand ich nur noch die Hälfte. Sie hielt mich fest und zerrte mich von der dampfwalzenverheißenden Brandung weg. Die Haha war so wütend, als hätte ich im Rosenbeet nach Möhren gesucht.

»Warum darf ich nicht nach England schwimmen?«

»Das ist viel zu weit.«

»Ich habe den Fahrtenschwimmer.«
»England ist viel zu weit. Du würdest ertrinken.«
»Ist das schlimm, wenn ich ertrinke?«
»Dann bist du tot.«
»Ist das schlimm, wenn ich tot bin?«
»Schluss jetzt! Du darfst nie nach England schwimmen!«
»Wie nie?«
»Schluss jetzt!«
»Wie eine rote Ampel?«
»Wie tausend rote Ampeln!«

Das war Pech. Da gab es ein Land, wo Sandkisten und Dampfwalzen auf mich warteten, und ich durfte nicht hinschwimmen. Für den Rest des Tages verbot mir die Haha, allein ans Wasser hinunterzugehen. Entweder wollte sie selbst dabei sein oder der Dachs musste mich begleiten.

Auf dem Heimweg riss ich mir einen Splitter in den Fuß. Ich ließ mich auf den Planken des Dünenpfades nieder. So sehr sich die Haha auch bemühte, es gelang ihr nicht, den ganzen Splitter zu entfernen. Ein Schatten schwärzte die rot geblutete Sohlenhaut.

In der Ferienwohnung kramte die Haha ihr Nähtäschchen hervor, wählte eine Nadel aus und begann, in meinem Fuß herumzupulen. Immer wieder schaute sie mich an und fragte:

»Tut es wirklich nicht weh?«

Ich schüttelte in bester Fledermausart den Kopf und blickte zu dem wehleidigen Heimer, der zuschaute, wie ich klaglos die Splittersuche ertrug.

Am Abend beehrte ein höchst fremdartiger Besucher die Westerländer Wohnung. Die Haha und der Dachs tranken von den Bewegungen des Buntschattens. Die wolkenweiße Gestalt stapfte umher, als hätte sie sich zu lange auf dem Mauerblümchen gedreht. Gebannt blickten die Hofhausbuntschatten auf jeden Hüpfer.

Was war an diesem Buntschatten so außergewöhnlich? Ich rätselte. Alles in allem sah er sehr füllig aus und hatte überhaupt keine Haare. Das Gesicht glänzte wie eine vereiste Lache. Warum blickten die Haha und der Dachs so bewegt auf die versteckten Lippen des Besuchers? Es blieb rätselhaft. Gut, der Buntschatten hoppelte vor ihren Augen herum. Das taten nur wenige Buntschatten. Sonst entdeckte ich nichts, was Aufmerksamkeit verdient hätte. Ich blickte genauer hin. Die Sicht war schlecht. Die Bilder zeigten sich nur vernebelt.

Mit ungezähmter Begeisterung erklärten die Haha und der Dachs, was sich da zutrug. Ihre Worte gewannen Klang und Bedeutung: Die wolkenweiße Gestalt war ein Raumfahrer und die Fernsehbilder kamen vom Mond.

Die Nordsee hatte nicht ihre schüchterne Zeit. Keck schwappte die Flut auf die Steine des Hindenburgdammes. Während der Rückfahrt nach Hamburg wanderten meine Gedanken ein paar Tage in die Zukunft. Ich fragte die Haha:

»Gibt es in der Schule eine Sandkiste?«

»Nein.«

»Gibt es in der Schule eine Dampfwalze?«

»Nein.«

»Was werde ich dann in der Schule machen?«

»Du wirst viele wichtige Dinge lernen, zum Beispiel das Abc.«

»Was ist das Abc?«

Die Haha sprach die Buchstabenfolge vor. Erst einmal, dann noch einmal, dann noch einmal. Ich konnte das Alphabet nicht behalten. Ein paar Geräusche gewannen Klang. Nur die Brocken ABC, LMNOP und UVW prägten sich mir ein. Für die anderen Brocken fand sich in meinem Geist kein fester Boden. Sie wurden fortgeschwemmt. ABC – das war einfach, das war der Name des Alphabets, so wie Axel Axel hieß, hieß das Abc Abc. LMNOP – Ellen im OP, das erinnerte mich an eine Gurkenscheibe und an eine dämliche Puppe. Und UVW – das war der Uferweg im Langenhorner Raakmoor, wo mich die Oma immer vor Mitschnackern warnte.

8

Beim Frühstück im Hofhaus strahlten die Haha und der Dachs eine Freude aus, die ich so bei ihnen nicht kannte. Der Heimer, eine Spur aufgekratzter als üblich, erzählte quick von allem, was ihm in den Sinn kam. Verunsichert saß ich am Tisch und knabberte an meinem Honigbrötchen. Der Morgen war so seltsam, als hoppelte ein Raumfahrer durch das Zimmer.

Der Dachs ließ es sich nicht nehmen, den Wagen höchstselbst zum Windmühlenweg zu steuern. Die Haha verriet an jeder Kurve, auf welchen Namen die Straßen hörten. Notkestraße, Osdorfer Landstraße, Seestraße, Windmühlenstieg, Windmühlenweg: ich kannte die Klänge alle, was meine Aufregung linderte.

Überglücklich hielt ich mich an meinem Geschenk fest. Meine Blicke strichen über die bunten Verzierungen, meine Augen genossen das Glitzern der goldbetupften Hülle, meine Hände drückten sacht auf die Wandung der Schultüte, und verstohlen presste sich meine Nase an den Tütenrand, spürte den rauen Stoff und schnupperte am Duft der Süßigkeiten. Jetzt roch ich es auch: Dieser Augustmorgen war etwas Besonderes.

»Schultüte – Schultüte – Schultüte.«

Ich murmelte die Worte nur. Die Haha wurde immer böse, wenn der kleine Papagei in mir den Schnabel aufsperrte.

»Da sind die anderen Abc-Schützen«, sagte der Dachs.

Auf dem Vorplatz der Schule sammelten sie sich. Bunte Schultüten wippten in ihren Armen. Fledermauseltern umflatterten Fledermauskinder. Um diesen wunderbar duftenden Vormittag zu würdigen, knipste die Haha viel häufiger auf ihre Kamera als im Vorjahr. Das Näpfchengeräusch beim Drücken des Auslösers erfreute mich immer wieder aufs Neue. Stets musste ich meine große Schultüte ins Bild halten, was ich dann auch artig tat. Einen halben Film verschoss die Haha: vor dem Eingang der Schule – auf dem Parkplatz der Schule – auf dem Schulhof – vor dem Flachbau der Erstklässler – im Klassenzimmer mit Frau Franke. Immer wieder lichteten sich die Nebel auf dem Hahaantlitz. So sichtbar wie an diesem Morgen hatte sich die Haha noch nie gezeigt.

Tage später setzte sich die Haha traurig zu mir, als ich in meinem Fotoalbum blätterte, um die neuen Bilder zu betrachten. Auf dem Foto von meiner Einschulung hielt ich eine winzige Schultüte in der Hand und trug völlig andere Kleidung, als ich an jenem Tag getragen hatte. Ich kramte in meiner Erinnerung.

»Warum hast du das Bild vom letzten Jahr eingeklebt?«

»Es tut mir Leid. Ich habe vergessen, bei dir einen Film einzulegen.«

Abwärts führte der Weg. Ich trudelte den Vorbeckweg hinunter, hüpfte rechts über die kleine Wiese und schlenderte ein kurzes Stück die Notkestraße hinab.

»Dampfwalze – Dampfwalze – Dampfwalze.«

Bei den Ampeln an der Osdorfer Landstraße kuckte ich so lange, bis sich das grüne Männchen hervortraute. Ich durfte nicht in der Nordsee ertrinken und ich durfte nicht auf der Straße überfahren werden. Das war wichtig. Ich spazierte in die Seestraße hinein.

»Besee – Besee – Besee.«

Bevor ich meinem alten Kindergarten Guten Tag sagen konnte, schwenkte ich nach rechts. Würde der kaputte Hampelmann wieder in der Spielzeugkiste liegen, wenn ich im Kindergarten kurz vorbeischaute?

Klappklapp.

Ich spazierte den steilen Windmühlenstieg hinauf. Oben begrüßte mich die Grundschule Windmühlenweg.

»Schultüte – Schultüte – Schultüte.«

Zu meiner Erleichterung blieben die Gebäude auch nach dem Einschulungstag gut sichtbar.

Im Klassenzimmer war mir, dank der Haha, ein Platz neben

Wolfgang und Peter sicher. Barbara saß in der Reihe hinter mir. Die ersten Unterrichtsstunden waren eine Offenbarung. Zu meiner Freude galt eine Regel: Das Klassenzimmer ist kein Spielplatz. Artig saßen alle Fledermauskinder auf ihren Plätzen. Sie durften nicht herumhuschen und durcheinander wuseln.

Rasch begriff ich, worauf es beim Unterricht ankommt. Die Fledermauskinder mussten sich melden, wenn sie etwas sagen wollten. Wollten sie nichts sagen, mussten sie schweigen. Eine wohltuende Ruhe erfüllte das Klassenzimmer. Außerdem achtete Frau Franke darauf, dass die Fledermauskinder nicht gleichzeitig redeten.

Tief beglückt nahm ich die einzelnen Fledermausstimmen wahr. Wenn Fledermäuse auf mich einzischelten oder wenn Buntschatten miteinander redeten, war mein Gehör so gelähmt wie ein Hängefuß.

Leider trübte Frau Franke den guten Eindruck der Schule. Sie bestand darauf, dass ich mich am Unterricht beteiligte. Alle Fledermauskinder sollten etwas sagen, also meldeten sie sich. Ich wollte nie etwas sagen, also meldete ich mich nie. Unglücklicherweise zeigte sich Frau Franke nicht so gelehrig wie Ellen aus dem OP-Haus, die nur ein einziges Mal versucht hatte, mir eine Puppe zuzustecken. Die Klassenlehrerin ließ mir einfach keine Ruhe. Immer wieder fragte sie mich und verlor nie die Geduld. Viel Zeit war nötig, bis ich die erste Antwort preisgab. Glücklich schien die Klassenlehrerin aber nicht zu sein. Sie bemängelte, dass ich zu leise spräche und sie meine Antwort nicht verstünde.

Meine schweren Bedenken gegen die Einschulung lösten sich bereits nach der ersten Woche auf. In den Kindergarten musste ich nicht mehr und die drei übrigen Ausflüge wurden auf die Nachmittage verschoben. Über den Verlust der alten Gewohnheiten kam ich gut hinweg. Sechs Tage in der Woche war Schule, am Sonntag war keine Schule: das war einfach zu verstehen. Die Fledermauskinder hatten ihre festen Sitzplätze: das war einfach zu verstehen. Ich gehörte zu den Fledermauskindern: das war nicht einfach zu verstehen.

Zum Glück gab es die Hausaufgaben. Sie wurden für mich zu einem Quell der Berauschung. In heimeliger Eintracht zogen sich die Linien über das Papier. Von den vielen neuen Dingen in meinem Leben schloss ich die Schreibhefte als Erstes in mein Herz. Ich konnte mich einfach nicht satt sehen an der geregelten Geselligkeit der Linien. Erst nach einem Nichts von Zeit löste ich mich von dem lichtelfeinen Anblick und machte mich über die Hausaufgaben her. Einzelne Buchstaben sollten abgemalt werden. Leicht berauscht, machte ich mich ans Werk. Einen Buchstaben nach dem anderen schnörkelte ich – beflügelt – auf das Papier. Frau Franke bemängelte tags darauf, dass sie meine Schrift nicht lesen könne. Ich wusste, was sie meinte: Ich konnte meine Schrift auch nicht lesen.

Die Klasse lauschte Frau Frankes Worten. Sie begann der Reihe nach alle Kinder zu fragen, welchen Beruf denn der Vater habe. Aus den Fledermauskindern sprudelten die Antworten nur so hervor. Peter neben mir wusste den Beruf seines Vaters. Als die Klassenlehrerin mich fragte, schüttelte ich den Kopf. Auch in der Schule bedeutete das Nein. Frau Franke fragte verwundert nach. Die Fledermauskinder kicherten. Ich empfand das unangenehme Gefühl, dass ich etwas nicht wusste, was ich eigentlich wissen müsste. Ich wusste, dass in meinem Hofhaus der Dachs wohnte. Ich wusste auch, dass in meinem Hofhaus die Haha wohnte. Nur war mir nie in den Sinn gekommen, den Dachs nach seinem Beruf zu fragen. Schließlich hatte ich ja auch nicht die Haha nach ihrem Beruf gefragt. Alle Kinder wussten den Beruf ihres Vaters. Ich wusste ihn nicht. Frau Franke erteilte mir eine zusätzliche Hausaufgabe.

Am Mittagstisch nahm ein vertracktes Spiel seinen Anfang. Ich fragte den Dachs nach seinem Beruf. Der Dachs antwortete. Ich hörte Geräusch. Ich versuchte das Geräusch über die Lippen zu bringen. Einige Male schien es zu klappen. Dann erstarb das Geräusch in meinem Kopf. Das Wort war ein Lärmchen. Ich konnte es kaum hören. Nie war ich mir sicher, ob ich es wirklich gehört hatte. Für eine kurze Zeit geisterte das Lärmchen durch mein Bewusstsein, ehe es verschwand wie all die anderen Wörter, die sich in meinem Geist nicht heimisch fühlten. Jeder meiner Versuche, dem Wort seinen Klang zu entlocken, misslang. Am Nachmittag schaute Peter im Hofhaus vorbei. Was sich dann ereignete, war eine Heimsuchung. Peter hörte das Lärmchen ein einziges Mal und konnte es sogleich nachsprechen! Verstört betrachtete ich Peter, der meinte, so schwer wäre das nicht.

Abends vor dem Einschlafen dachte ich daran, was mir am nächsten Tag bevorstünde. Die Klassenlehrerin würde mich fragen, welchen Beruf der Dachs hätte, und ich könnte nur antworten, dass ich es nicht wüsste, ich hätte es vergessen. Das Gekicher der Fledermäuse erscholl in meinen Ohren. Verzweifelt wühlte ich in meiner Erinnerung. Warum versteckte sich das rätselhafte Wort so meisterhaft? Vor dem Einschlafen wünschte ich mir, am Morgen von den ersten Sonnenstrahlen geweckt zu werden und das Lärmchen einfach zu wissen. Das wäre näpfchenschön.

Der nächste Morgen bescherte mir einen Schulweg, der sich von allen Schulwegen zuvor unterschied. Bereits am Spielplatz verabschiedete sich das Lärmchen aus meinem Bewusstsein. Wolfgang kam hinzu und hörte, wie Peter das Wort einige Male aussprach, und vermochte es – welche Heimsuchung – ohne jede Mühe über seine Lippen zu bringen. Ich strengte mich an wie nie zuvor, um aus dem Lärmchen einen Klang herauszuhören. Die ersten Versuche, Peters Geräusch nachzuahmen, lockten bei Wolfgang aufmunternde Worte hervor. Einen Steinwurf weiter unterbrachen sie mein Gestotter. Es hatte nichts mehr mit dem Beruf des Dachses zu tun. Bei der Ampel an der Osdorfer Landstraße schien ich Fortschritte zu machen. Einen Steinwurf weiter unterbrachen sie erneut mein Gestotter. Allmählich begriffen sie, dass mein Fall ernst war. Beim Zebrastreifen am Windmühlenstieg gaben sie auf. Peter, der in der Klasse rechts neben mir saß, versprach, mich nicht hängen zu lassen.

Die Klassenlehrerin begann den Unterricht und es ereignete sich ein Wunder. Sie fragte mich nicht! Nach einer Viertelstunde löste sich meine Verkrampfung. Es schien, als hätte Frau Franke vergessen, was sie mir aufgetragen hatte. Ich mochte es nicht glauben. Mit jeder Minute näherte sich der Unterricht dem rettenden Pausenklingeln. Mit jeder Minute gewann ich an Sicherheit. Nach vierzig Minuten stupste mich Peter an.

»Du hast Glück.«

Ich hatte wirklich Glück. Frau Franke hatte es wirklich vergessen. Kurz vor Schluss meldete sich ein borkenhaariges Mädchen und sagte:

»Frau Franke, Sie wollen Axel noch fragen, welchen Beruf sein Vater hat.«

In mir brach alles zusammen, was an falscher Hoffnung und trügerischer Sicherheit in mir zusammenbrechen konnte.

»Danke, Ulrike, dass du mich daran erinnerst.«

Das Fledermausmädchen drehte sich um. Frau Frankes Worte durchzuckten mich:

»Nun, Axel, welchen Beruf hat dein Vater?«

Da war sie: die Frage, die ich nicht beantworten konnte. Ich wusste, irgendwo in mir flatterte das Lärmchen umher. Nur wo? Das Klassenzimmer schwieg. Ich erfror.

»Axel, du hast deinen Vater doch gefragt?«

Frau Franke schaute mich forschend an, die borkenhaarige Ulrike schaute mich forschend an, alle Fledermäuse schauten mich forschend an. Ich wollte am liebsten mit dem Erdboden verschmelzen.

»Axels Vater ist Journalist.«

Sofort sagte Frau Franke:

»Peter, dich habe ich nicht gefragt! Nun, Axel, was macht dein Vater als Journalist?«

In mir schneite es. Was konnte man auf eine so seltsame Frage antworten? Da mir nichts Besseres einfiel, sagte ich:

»Das weiß ich nicht.«

Während sich bei den Fledermauskindern Heiterkeit einnistete, erinnerte ich mich an eine Feinheit vom Vortage. Die Fledermauskinder hatten nicht nur die Berufe ihrer Väter genannt, sondern auch erklärt, worum es sich bei diesen Berufen handelte. Die Fledermauskinder lachten bereits, als ich von der Pausenklingel erlöst wurde. Scheppernd drängelte sich der Klingelton in mein Ohr, ich mochte ihn überhaupt nicht. An diesem Vormittag kostete ich jedoch dankbar all seine Grobheiten aus. Bevor die Fledermäuse auf den Schulhof flatterten, bat Frau Franke noch einmal um Ruhe. Ich bekam erneut eine zusätzliche Hausaufgabe.

Am Nachmittag saß ich im Hofhaus mit der Haha zusammen. Sie mühte sich mit den Erklärungen zum Beruf des Dachses ab. Es war nutzlos, mir zu erklären, was er tat, in der Hoffnung, ich verstünde es und könnte es später in eigenen Worten wiedergeben. Die Aufgabe der Haha war schwieriger. Worte waren mir immer noch feindlich gesinnt. Die Haha verfolgte einen anderen Plan und erklärte mir, wie sie mich auf die nächste Stunde vorbereiten wolle. Es sei nicht wichtig, dass ich mit eigenen Worten sprechen würde. Es sei nur wichtig, dass die anderen glaubten, ich täte es. Sie zerlegte ihre Erklärungen zum Beruf des Dachses in kurze Sätze und hörte sich dann an, ob es mir gelang, die einzelnen Worte nachzuplappern. Auf diese Weise entstand eine Folge von Sätzen, die ich auswendig lernen konnte, ohne ihren höheren Sinn begreifen zu müssen.

Am nächsten Tag war die Klassenlehrerin besser auf dem Posten. Sie vergaß nicht, was sie mir aufgetragen hatte. Gleich zu Beginn der Stunde fragte sie:

»Nun, Axel, erzähle der Klasse einmal, was ein Journalist in seinem Beruf alles macht.«

Sie bedeutete der Klasse, leise zu sein, damit ich zu verstehen wäre. Was ich auswendig gelernt hatte, kam flüssig über meine Lippen. Ich verstand zwar nicht, was ich da sagte, wusste jedoch, dass es die Erklärung war, die ich mit der Haha eingeübt hatte. Frau Franke war beeindruckt und sagte zur Klasse:

»Das hast du gut gemacht. Ich möchte aber zu deinen Ausführungen noch etwas Wichtiges hinzufügen«, sie wandte sich an die Klasse. »Axels Vater ist eigentlich gar kein Journalist. Die Arbeit in einer Rätselredaktion unterscheidet sich deutlich von der Arbeit, die Journalisten üblicherweise machen. Man kann den Beruf von Axels Vater aber so bezeichnen, da er wie ein Journalist für Zeitschriften arbeitet.« Frau Franke blickte mich an. »In meiner langen Zeit als Lehrerin hat noch keiner meiner Schüler einen so seltenen Beruf seines Vaters nennen können. Jetzt verstehen deine Klassenkameraden auch, warum du gestern die Antwort nicht gewusst hast.«

Verwundert blickte ich Frau Franke an. Das war zu schön, um wahr zu sein. Insgeheim erwartete ich nun, dass die Fledermauskinder schallend zu lachen begönnen. Es blieb ruhig in der Klasse. Das Lärmchen war etwas Besonderes. Das hatte noch keiner zu mir gesagt. Lag das vielleicht daran, dass ich erst gestern von dem Beruf erfahren hatte? Zu meiner tiefen Freude herrschte in der Klasse anerkennendes Staunen.

9

Die Knieheilerin tätschelte mein linkes Bein und gab dem einstigen Hängefuß einen Klaps. Jetzt sei alles wieder in Ordnung. Das Geräusch in meinem Bein wäre verheilt. Nach der Turnstunde streifte ich nachdenklich meine Straßenkleidung über. Abermals hieß es, mich von Räumen, die ich lieb gewonnen hatte, zu verabschieden. Ein Andenken blieb mir erhalten: Eine dritte, rotäderige Narbe durchzog meine linke Kniekehle. Alles sei in Ordnung. Die Worte der Knieheilerin klangen zweigut. Dem kleinen Papagei in mir juckte es im Schnabel. Leider hegte die Haha für den munteren Gesellen nur unfreundliche Gefühle, obwohl sie häufig bemerkte, dass ich einen Vogel hätte.

Im Hof des OP-Hauses besuchte ich wie jedes Mal den dunkelroten Riesen. Der Anblick des treuen Freundes tat mir gut. Über dem Stamm trug die ausladende Krone schütteres Laub. Ich fragte die Haha:

»Wie heißt der Baum?«

»Das ist eine Blutbuche.«

Bevor ich in das pflaumenblaue Auto einstieg, raffte ich mich zu einem Akt der Höflichkeit auf und sagte dem herbstlich gefärbten Riesen wehmütig:

»Auf Wiedersehen.«

Mein altes Kinderzimmer buhlte unentwegt um Aufmerksamkeit, verweigerte mir den Schlaf. Steckdosen, Fußleisten, Heizung und Fensterbank schlichen sich in mein Bewusstsein. Im alten Kinderzimmer hing jetzt an der Decke eine neue Lampe, die weitaus prachtvoller strahlte als meine winzige Leselampe. Das brüchige Glas sah aus wie abgeschreckt. Risse und Risschen schmückten die Lichterglocken. Einmal noch vor dem Einschlafen in dem brandungsguten Licht baden – nur ganz kurz. Ungelenk wühlte ich mich aus meiner Daunendecke, krabbelte aus dem Schrankbett und spazierte auf den Flur hinaus.

Kein Beseebeseebesee.

Meine Nachbarin war wieder ausgezogen, und der Heimer hatte das Kellerzimmer verlassen. Heute Nacht, die Haha und der Dachs waren außer Haus, lockte die günstige Gelegenheit. Ich öffnete die Tür zum alten Kinderzimmer und trat in das Reich der Lichterglocken ein. Ausgiebig widmete ich mich dem Schalter. Lichtschauer auf Lichtschauer sprühte aus den Glasglocken ins Zimmer. Die Augenblicke verschmolzen.

Nach einer Lichtschauerzeit tapste ich zur Wand, wo sich das Kopfende meines alten Bettes befunden hatte. Die Betten meiner Buntschatteneltern standen nicht an der Wand, sondern ragten in den Raum hinein. Ich fand es immer noch verwirrend, wenn die Haha und der Dachs Möbel verschoben. Ich drückte mit den Knien gegen das Bett des Dachses, um es zu verrücken. Das Bett bewegte sich kaum. Mir fehlte die Kraft, um den Buntschattenkuddelmuddel zu beseitigen. Erschöpft lümmelte ich mich auf die Fensterbank. Der heizungswarme Marmor schmeichelte meiner Haut und die Fensterscheibe begrüßte mich mit Nächteskälte. Durch die Baumwolle meines Schlafanzuges nahm ich wahr, wie sich der müde Herbst dem Frost geschlagen gab.

Ich schnaufte gerade ein letztes Mal, als mich eine Eingebung zum Hahabett lockte. Das Hahakissen befand sich fast an der gleichen Stelle, wo früher mein Kopfkissen seinen Schlafplatz gehabt hatte. Ich schlüpfte unter die Decke und kuschelte meinen Kopf so tief wie möglich in das flauschige Kissen. Ich lag jetzt wie in meinem neuen Kinderzimmer quer im Raum und konnte gleichzeitig, wenn ich wollte, zur alten Kinderzimmerdecke emporblicken. Allmählich verebbte die Kühle aus meinem Rücken und Wärme flutete meinen Leib.

Als ich am Morgen erwachte, schaute ich mich verdutzt um. Ich lag in meinem geliebten Schrankbett, obwohl ich im alten Kinderzimmer eingeschlafen war. Vor Freude blieb ich so lange in den Federn, bis die Haha aus dem Flur ernste Lippenlaute hören ließ. Beim Frühstück sagte der Dachs:

»Wir sind ja gestern in der Oper gewesen. Zuhause haben wir dann etwas ganz Seltsames entdeckt.«

Ich kicherte. Der Heimer wurde neugierig. Der Dachs sagte zu dem Heimer:

»Unsere Überraschung kannst du dir nicht vorstellen. Zuerst haben wir nicht gewusst, was sich da in unserem Zimmer verborgen hatte.«

»Und was ist das gewesen?«

Der Dachs ließ sich viel Zeit. Ich musste kichern.

»Komm, sag es«, meinte der Heimer.

Der Dachs holte weit aus, erzählte in seltsamen Worten, was sich ereignet hatte, und beachtete mein Gekicher nicht, worüber ich mich am meisten freute. Der Heimer konnte es nicht mehr aushalten und fragte:

»Ihr habt einen Schatz in eurem Zimmer gefunden und ihn dann in Axels Zimmer gebracht?«

Der Heimer schnappte nach Luft.

»Warum habt ihr den Schatz nicht in mein Zimmer gebracht?«

Der Dachs und die Haha rückten nicht mit der Antwort heraus. Schnell war die Zeit für das Frühstück um. Die Haha stand auf und sagte:

»Jetzt müsst ihr in die Schule!«

»Was ist das für ein Schatz? Bitte, Papi, sag es mir.«

»Das lässt sich nicht zwischen Tür und Angel erklären. Frage am besten deinen Bruder.«

Die Haha beförderte den Heimer vor die Haustür, wo ich gut gelaunt auf ihn wartete und es ihm erklärte.

Der Dachs legte der Haha einen Sprachdieb unter den Tannenbaum. Sie sollte ihn für ihre Französischstunden nutzen. Nach den Feiertagen kehrte die Pflicht zurück. Der neue Zuhörer wollte mir bei der Deutschstunde Gesellschaft leisten.

»Muss das sein?«

»Die Arbeit mit dem Kassettenrekorder wird dir Spaß machen.«

»Wie viel Spaß?«

»Sehr viel Spaß.«

»So viel Spaß wie eine Sandkiste?«

»Ja, aber nur, wenn du dich anstrengst.«

Die Haha schob dem Sprachdieb eine Klangschnitte in den Mund, holte einen Bruder des Wattestiftes hervor und hielt ihn mir vor die Lippen. Ich zuckte zurück. Bestimmt würde die Haha gleich sagen, das täte gar nicht weh.

»Warum muss ich mich immer anstrengen?«

»Damit du in der Schule gute Noten bekommst.«

»Sind gute Noten wichtig?«

»Gute Noten sind sehr wichtig.«

»Wie wichtig?«

»Wenn du gute Noten in der Schule hast, kannst du dir später immer eine Sandkiste leisten.«

Das hörte sich verlockend an. Die Haha sprach mir die Lippenübungen vor. Sonst geschah nichts. Artig sprach ich meine Lippenübungen nach. Für die Aussicht auf eine sandkistensichere Zukunft lohnte sich jede Anstrengung. Eine halbe Stunde später gab es dann doch einen Zwischenfall. Der Sprachdieb war eingeschnappt. Die Tonschnitte ratterte in seinem Mund. Der Sprachdieb wollte sie ausspucken, konnte es aber nicht. Die Haha erlöste ihn von dem Brocken, indem sie einen Hebel umlegte und eine Taste drückte. Nun mundete dem Sprachdieb, woran er sich zuvor die Zähne ausgebissen hatte. Genüsslich schnurrend, mummelte er vor sich hin. Die Haha nannte das: zurückspulen. Plötzlich verschluckte sich der Sprachdieb und in seinem Mund ratterte es erneut. Flugs drückte die Haha den Steuerhebel nach unten.

»Ich habe den Kassettenrekorder auf Wiedergabe geschaltet. Du kannst nun deine eigene Stimme hören.«

Ich horchte in den Lautsprecher hinein. So sollte meine Stimme klingen? Sie klang so gequält, als verdaute der Sprachdieb sie gerade. Das Schlimmste war, dass sie nicht mehr meinem Willen gehorchte. Starr vor Entsetzen, hörte ich meine Stimme. Gepeinigt riss ich die Arme hoch, packte den Sprachdieb, schlug ihm eins auf die Klappe und fluchte kämpferisch. Als der Sprachdieb meine Stimme nicht freilassen wollte, jammerte ich los. Die Haha griff mir in die Hände und zerrte herum. Der Sprachdieb drohte vom Tisch zu fallen. Die Haha packte den Sprachdieb, konnte aber den

Steuerhebel nicht umlegen, weil sich meine Finger verkrampften. Die Haha machte Lippenkrach, brüllte auf einmal los. Schwer enttäuscht von der Haha, sprang ich auf, lief aus dem Zimmer und verkroch mich in meinem Kinderzimmer.

Die nächsten Deutschstunden fielen aus. Ich nahm der Haha übel, was sie mir angetan hatte, und verweigerte vorerst jede Zusammenarbeit. Sandkiste hin, Sandkiste her. Die erste Sitzung nach diesem Vertrauensbruch fand erst im neuen Jahr statt – ohne Sprachdieb.

Der Schulweg war zweigut. Zahlen waren dreigut. Auf den Rechenunterricht freute ich mich jedes Mal. Die Ordnung der Zahlen entsprach meinem Sinn für Klarheit. Mittlerweile machte sich sogar meine alte Widersacherin, die Vier, nicht mehr aus dem Staub. Mit Eifer beteiligte ich mich am Rechenunterricht, wofür mich die Klassenlehrerin mehrfach lobte. Sie sagte aber ebenso oft, meine Sprache sei schlecht, was mich überraschte.

Nach dem ersten Halbjahr gab es in meinem Stundenplan eine Veränderung. Ich wollte von der Haha wissen:

»Warum muss ich in die Dummenstunde?«

»Wer sagt das?«

»Peter und Wolfgang.«

»Das ist keine Dummenstunde. Das ist die Förderstunde für Kinder mit Geräusch. Frau Franke hat dich ausgewählt, weil du ein kluges Kind bist. Du solltest stolz auf dich sein. Nicht jedes Kind darf in die Förderstunde. Du musst bei Frau Franke fleißig mitarbeiten. Versprichst du mir das?«

Meine Antwort ließ nichts an Deutlichkeit zu wünschen übrig:

»Ja.«

Am nächsten Tag teilte ich Peter und Wolfgang die Wahrheit über die Dummenstunde mit. Als ich ihnen erzählte, wie stolz ich auf mich sei, fanden sie das zu meiner großen Genugtuung urkomisch.

10

Vor mir flatterten die Haha und der Heimer zielstrebig den Vorbeckweg hinunter. Unten am Baumhügellein bei der Notkestraße kräuselte ein dreiguter Geruch aus meiner Erinnerung herauf. Die Haha und der Heimer warteten mit dem Überqueren der Notkestraße, bis ich aufgeschlossen hatte.

»Trödele nicht.«

»Warum muss ich mich so beeilen?«

»Wir kommen sonst zu spät zu Herrn Starke.«

»Warum ist das wichtig?«

Der Weg zum Ostereschhaus war viel schöner als der Unterricht im Haus.

»Du weißt doch, was die Sprachheilerin gesagt hat. Du machst gute Fortschritte und das Flötenspiel tut deinen Lippen gut.«

»Warum muss ich Fortschritte machen?«

»Damit du in der Schule gute Noten bekommst.«

Weiterfragen war unnötig. Ich wusste bereits, was die Haha antworten würde. Im Vorbeitrippeln wischelte ich über eine Buchsbaumhecke. Ich glaubte der Haha nicht. Warum sollte mir der Unterricht gut tun, wenn er mich gar nicht erreichte?

Die knusprigen Gehwege und Hecken, die glasierten Gärten und Dächer glichen einem bunten Teller, wie es ihn immer zu Weihnachten und zum Geburtstag gab. Auf jedem himmelblauen Straßenschild lockten beseeweiße Namen: Vorbeckweg, Urnenfeld, Notkestraße, Tönninger Straße, Zum Hünengrab und Osteresch. Die Spaziergänge zum Ostereschhaus taten mir gut, davon war ich überzeugt. Und jeder der Spaziergänge durfte ruhig etwas länger dauern, so wie ein Näpfchen Wolkenkrem besser schmeckte, wenn ich mir mit dem Löffeln Zeit ließ.

»Du sagst doch immer, dass ich beim Essen nicht schlingen soll.«

»Was meinst du damit?«

»Jetzt fängt er wieder an, blöde Fragen zu stellen.«

Der Heimer rannte voraus zum Ostereschhaus. Seit einem Jahr spazierte ich einmal die Woche in die nicht weit entfernte Straße. Auf dem Weg dorthin gab es viele gut sichtbare Häuser zu bestaunen. Die Bilder des Fußweges raschelten in meiner Welt und glichen einem Muster, das Belohnung in sich selbst fand. Und die Gartenpforte unter der Birke war immer die Enttäuschung. Für eine Stunde gäbe es keine Straßenschilder mehr und keine Wischelhecken.

Beim Flötenspiel empfand ich keine Freude und ich empfand keinen Schmerz. Musik war weder Lichtelei noch Wolkenheim.

Im Jahr nach der Mondlandung verteilte Frau Franke die Jahreszeugnisse an die Klasse. Auf dem kräftig duftenden Blatt Papier vermisste ich leicht lesbare Zahlen. Frau Franke erklärte, dass die Lehrer in Hamburg für das erste Schuljahr noch keine Noten vergäben. Stattdessen fände sich im Zeugnis die Einschätzung zu jedem Schüler. Frau Franke bemängelte an mir, dass ich allzu leise redete und dass sie mich kaum verstünde, wenn ich denn einmal redete. Zum Glück erwähnte die Klassenlehrerin nichts von der Dummenstunde. Die Fledermauskinder lachten sich immer noch krumm und schief, wenn ich ihnen die Wahrheit über die Dummenstunde erzählte. So traute ich mich denn auch, das Zeugnis meinen Tischnachbarn zu zeigen. Peter und Wolfgang munterten mich auf. Ich spräche zwar leise, sie verstünden jedoch immer, was ich sagen wollte.

Enttäuscht schleppte ich das Zeugnis nach Hause. Als ich der Haha und dem Dachs das Blatt meiner Niederlage aushändigte, verblüfften sie mich nachhaltig. Weder die Haha noch der Dachs schnupperten an dem würzig duftenden Zeugnis! Ganz im Gegenteil, die Haha las die schmachvolle Einschätzung meiner Fähigkeiten freudestrahlend vor und der Dachs hing freudestrahlend an ihren Lippen. Dieses merkwürdige Verhalten lockte bei mir eine Frage hervor:

»Warum schimpft ihr mich nicht aus?«

Der Dachs antwortete:

»Warum sollten wir? Frau Franke hält dich, wie sie schreibt, für einen aufgeweckten Jungen. Darüber freuen wir uns.«

Die Haha fügte noch ein paar Sätze hinzu:

»Vor drei Jahren hast du nicht einmal Piep gesagt. Dein Papa und ich haben immer nur gehofft, dass du irgendwann einmal wie ein geräuschiges Kind redest. Und nun bist du in die zweite Klasse versetzt. Frau Franke ahnt nicht einmal, wie schlecht deine Sprache früher gewesen ist. Deshalb darfst du auch niemandem von deiner stummen Zeit erzählen.«

Es gibt leicht verständliche Gebote und es gibt schwer verständliche Gebote. Dieses Gebot war so leicht verständlich wie die Ampelregel. Da mich meine Buntschatteneltern nicht ausschimpften, stellte ich eine weitere Frage:

»Was ist ein geräuschiges Kind?«

Der Dachs wusste die Antwort:

»Das heißt nicht Geräusch, sondern Geräusch und bedeutet so viel wie gewöhnlich und gesund.«

Warum machten sich so viele Wörter aus dem Staub, wenn ich sie wahrnehmen wollte? Warum sagte der Heimer immer, ich sei ein Dummbart, wie er im Buche stünde?

Der Wald nahe dem Vorbeckweg war kein richtiger Wald. Sandwege flossen hindurch und auf den Beeten bewahrten zahllose Steine Haltung. Die Bäume wölbten ihre Kronen nicht so dicht über die Sandwege wie im Langenhorner Raakmoor. Andächtig zog eine Schar Buntschatten des Weges. Vergnügt stolzierte ich an den niedrigen Wischelhecken entlang und folgte dem Zug. Es durfte nicht geredet werden. Das war ampelwichtig.

Ich schaute hoch in das Grün über mir, wo die Wipfel in der Sommerbrise rauschten. Die Buntschatten traten mit ihrem Holzpaket aus dem Halbwald hinaus und schwiegen ohne Unterlass.

Zur Ablenkung wischelte ich mit einer Hand über Heckenblätter. Die Sonnenwärme nestelte an meinen Wangen. Es war ein zweiguter Julitag. Der Buntschattenzug hielt inne. Die Haha stupste mich in die vorderste Reihe. Gerede hob an. Geräusche und klanghafte Worte flatterten umher.

Das große Holzpaket wurde zu Boden gelassen. Buntschatten verdeckten mir die Sicht. Der Heimer versuchte nicht im Geringsten, mich zu necken, mit mir herumzutollen. Das war seltsam. Ich musste stillstehen und blickte alsbald in den Himmel, wo ich zu meiner Freude Kringel und Gries entdeckte. Gebannt verfolgte ich das Treiben der kleinen Gesellen.

Aus meiner Lichtelei riss mich erst wieder der Dachs heraus. Er sagte etwas. Ich verstand nicht sogleich. Mit wankender Stimme wiederholte der Dachs die Worte:

»Komm, sag deiner Omi Lebewohl.«

Ich trat an die Stelle, wo die Dachsmutter in der Erde verschwunden war, und brachte glockenfröhlich die Worte hervor:

»Leb wohl, Omi.«

Der Dachs drückte mir eine kleine Schippe in die Hand und sagte:

»Nun streu eine Schaufel Erde in das Grab.«

Dankbar kam ich der Aufforderung nach. Leider durfte ich die Sandkastenschaufel nicht behalten.

Aus dem Wohnzimmer schleppte ich die rote, gewürfelte Wolldecke heran. Als ich an der Küche vorbeitrottete, packte die Haha gerade die Einkäufe aus. Der Heimer leistete ihr als Taschenkucker Gesellschaft. Die Haha rief mich in die Küche. Ich erspähte, was sie in den Händen hielt.

»Diese Keksdose habe ich für euch gekauft. Immer, wenn ihr artig seid, bekommt ihr von mir eine Belohnung. Ihr dürft euch aber auf keinen Fall selbst bedienen. Habt ihr das verstanden?«

Weil der Heimer nickte, nickte ich auch.

»Falls ihr es doch wagen solltet, setzt es ein Fellvoll. Haben wir uns verstanden?«

Weil der Heimer nickte, nickte ich auch.

Mir lief das Wasser im Munde zusammen. Die Haha machte Anstalten, die Keksdose auf den Küchenschrank zu schieben. Enttäuscht suchte ich bei der Wolldecke Trost. Keck fragte der Heimer:

»Sind wir jetzt artig?«

Die Haha konnte nicht anders, sie musste lachen und rückte zu meiner Freude eine Belohnung heraus. Knabbernd verließ ich die Küche. In meinem Zimmer legte ich die Wolldecke planvoll auf den Tisch. Leider rutschte der schwere Stoff immer wieder herunter. Mir kam ein Gedanke zu Hilfe. Ich wuchtete meine beiden Spielzeugkisten auf den Tisch und klemmte dann die Wolldecke darunter. Es hielt. Die Wollfransen reichten genau bis auf den Boden. Ich zog den Stoff beiseite und schlüpfte unter den Schreibtisch. Zweigute Dunkelheit umfing mich. Jetzt gab es in meinem Kinderzimmer eine Höhle nur für mich. Und das war so gut wie eine Keksdose nur für mich oder eine beseenette Nachbarin.

Den Bauwich ließ ich rechts liegen, ich war auf dem Spielplatz mit Peter und Wolfgang verabredet. So lange hatte ich mir eine eigene Sandkiste gewünscht und so stolz war ich auf mein Geschenk, dass es mir immer noch schwer fiel, einfach daran vorbeizugehen. Peter und Wolfgang mochten aber nicht im Bauwich spielen, es sei dort zu dunkel und zu feucht und es gebe dort keinen Zuckersand, und Peter und Wolfgang waren meine Buntschattenfreunde und ich wollte mit ihnen spielen.

Das geregelte Nebeneinander der Steinplatten heiterte mich auf. Die Hofhausreihe war schon etwas Feines. Als ich am Vorbeckweg nach links schwenkte, rollte das pflaumenblaue Auto gerade auf dem Garagenplatz in die Garage. Ich blieb stehen und schwenkte meine große Schaufel. Der Dachs kam über den Wiesenweg und winkte zurück.

»Habt ihr schon zu Mittag gegessen?«

»Ja. Mama ist weg zum Französischunterricht.«

»Es wird für das eine Preisrätsel eine Formatänderung geben. Zum Glück können wir die alten Entwürfe noch aufbrauchen.«

Der Dachs war hungrig. Das Abliefern bei den Verlagen dauerte mitunter Stunden.

»Das Essen für dich steht in der Küche.«

Über die Schulter winkend, schritt der Dachs die dreigute Hofhausreihe entlang. Ich schulterte meine große Schaufel und schwenkte meinen Eimer. Peter und Wolfgang buddelten in der Sandkiste und hatten bereits einen ansehnlichen Wall aufgeworfen. Ich gesellte mich zu ihnen. Eine lange Schaufelzeit später krabbelte Peter aus seiner Sandgrube nach oben.

»Mein Loch ist am tiefsten.«

Ich krabbelte ebenfalls nach oben und schaute mir die anderen Sandgruben an. Peter hatte Recht. Ich fragte:

»Wie weit kann man nach unten buddeln?«

»Weiß ich nicht«, sagte Peter.

»Was geschieht, wenn man immer weiterbuddelt?«

»Dann kommst du auf der anderen Seite der Erde heraus«, sagte Wolfgang, »in Australien.«

»Gibt es in Australien Sandkisten?«

»Ja.«

»Gibt es in Australien Dampfwalzen?«

»Jede Menge.«

Ich sprang in meine Grube und begann wild zu buddeln. Peter und Wolfgang schauten mir zu.

»Was machst du da?«

»Ich buddele mich nach Australien durch.«

»Das schaffst du nie.«

Unbeirrt buddelte ich weiter. Wenig später sagte Wolfgang:

»Gleich hat Axel das tiefste Loch.«

Mit Eifer machten sich Peter und Wolfgang wieder an die Arbeit.

Eine Schaufelzeit später wurde der Sand feucht und noch ein paar Schaufeln später gluckste und gurgelte Wasser unter mir.

»Ich bin auf Grundwasser gestoßen.«

»Ich auch«, riefen Peter und Wolfgang.

Plongklack: meine Schaufel prallte zurück. Ich versuchte es noch einmal. Plongklack: da war etwas Festes unter dem Sand.

»Ich habe hier Beton«, rief Wolfgang.

Kurze Zeit später saß ich oben auf dem Holzrand und starrte in die anderen Gruben hinein. Überall waren Grundwasser und Beton.

»Nach Australien kommen wir hier nicht durch«, sagte Wolfgang.

Erschöpft genoss ich den Anblick meiner zweiguten Sandgrube. Unten am Klettergerüst spielten Barbara, Gerd und noch ein paar Buntschattenkinder Seilspringen. Peter fragte:

»Wollen wir zum Klettergerüst gehen?«

Wolfgang nickte. Ich sagte zu den beiden:

»Ich weiß etwas Besseres. Ich kann euch etwas ganz Tolles zeigen. Ich habe das vor kurzem entdeckt.«

Peter und Wolfgang wurden neugierig und folgten mir. Ich marschierte mit ihnen hinunter zum Baumhügellein an der Dampfwalzenwiese.

»Seht euch das genau an.«

Ich zeigte auf das Straßenschild, wo in prachtvollen Buchstaben zu lesen war: Vorbeckweg.

»Was soll daran toll sein?«

»Wartet nur ab.«

Ich marschierte den Vorbeckweg hoch, am Spielplatz vorbei, an der dreiguten Hofhausreihe vorbei, bis hoch zur kleinen Eiche und dann nach links bis zur Flottbeker Drift.

»So! Schaut euch das an.«

Strahlend zeigte ich auf das Straßenschild, wo in prachtvollen Buchstaben zu lesen war: Vorbeckweg. Peter und Wolfgang sagten nichts.

»Der Vorbeckweg heißt am Anfang genauso wie am Ende. Ist das nicht toll?«

»Du bist blöd!«

Wolfgang zeigte mir einen Vogel.

»Das weiß doch jedes Kind!«

Peter machte einen Scheibenwischer.

Verärgert drehten sich die beiden um. Enttäuscht zockelte ich hinter ihnen her. Die Theodor-Heuss-Straße in Westerland, wo ich immer den Sommerurlaub verbrachte, hatte nur einen Anfang, aber kein Ende. Die Theodor-Heuss-Straße war eine Schlingenstraße und der Vorbeckweg war keine Schlingenstraße und deshalb hatte der Vorbeckweg einen Anfang und ein Ende.

Auf dem Spielplatz waren die beiden immer noch sauer. Unten wurde nicht mehr seilgesprungen. Die Buntschattenkinder saßen jetzt auf dem Klettergerüst.

»Treffen wir uns morgen wieder an der Sandkiste?«, fragte Peter.

Wolfgang stimmte zu. Ich dachte an die Haha und sagte:

»Morgen habe ich keine Zeit. Ich gehe ins Kino.«

»In welchen Film?«, fragte Peter.

»Weiß nicht.«

»Du gehst ins Kino und weißt nicht, in welchen Film?«

Wolfgang schüttelte den Kopf.

»In welches Kino gehst du denn?«, wollte Peter wissen.

»Weiß nicht.«

»Du bist nicht nur blöd, du bist bekloppt.«

Wolfgang war frecher als Peter. Es ärgerte mich, dass ich nicht antworten konnte. Ich musste einen Augenblick nachdenken, bevor mir etwas einfiel.

»Das Kino liegt in der Beseestraße.«

»Du meinst das Liliencron-Theater in der Beselerstraße«, sagte Peter, »da gibt es immer einen Vorfilm.«

Liliencron-Theater – Liliencron-Theater – Liliencron-Theater.

Ich summte das Näpfchenwort vor mir hin. Morgen gab es also einen Hauptfilm und einen Vorfilm im Liliencron-Theater. Das hörte sich gut an. Am Spielplatzeingang tauchte Peters Buntschattenmutter auf.

»Peterle, Jensemann! Franzbrötchenzeit!«

Jens kam vom Klettergerüst hochgerannt und schloss sich seinem großen Bruder an.

»Kann man eigentlich nach England schwimmen?«, fragte ich Wolfgang.

»Ja, mein Vater hat mir davon erzählt. Es gibt Leute, die schwimmen von Frankreich aus nach England.«

»Und von Sylt aus?«

»Das ist bestimmt auch möglich.«

»Und kann man nach Australien schwimmen?«

»Bestimmt.«

Das hörte sich so gut an wie fünfmal Liliencron-Theater. Für eine Weile saß ich noch mit Wolfgang auf dem Holzrand der Sandkiste und bestaunte die grundwassertiefen Löcher.

Eine Rentierherde zog über freies Land, zog über einen verschneiten Hügel. Wölfe sammelten sich, erspähten die Herde, nahmen die Jagd auf. Ein unachtsames Rentier blieb zurück. Die Wölfe wählten ihr Opfer, folgten ihm, umkreisten es – stürzten sich auf die erschöpfte Beute, drückten sie zu Boden und rissen ihr die Flanken auf. Schmerzlos und erstarrt, lichtelte die Beute. Indes die Wölfe den Leib zerfleischten, funkelte im Rentier Leben.

Pulsschläge später fand die Umringung ein Ende. Die Stille brechend, rutschten Fledermäuse, Eltern und Kinder, in den Reihen hin und her. Ich merkte mir die Bilder des Films und ich merkte mir die Worte. Sie erreichten mich in meiner Welt. Kurze Zeit später begann der Hauptfilm im Liliencron-Theater: Pippi im Geräusch-Land.

Die Buntschatten auf der Leinwand zeigten ausgiebig ihre Nebelgesichter. Die Handlung enträtselte sich nicht. Beständig schweiften meine Gedanken ab. Ich sah das einsame Rentier, umringt von geselligen Wölfen. Ich hörte die einfache Sprache des Sprechers. Ich sah die wild schönen Bilder des Films.

»Wie hat dir der Film gefallen?«, fragte mich die Haha.

Welchen Film meinte sie? Zur Sicherheit gab ich eine Antwort:

»Ja.«

Abends saß die Haha an meinem Bett und las eine Geschichte vor. Ein fröhlicher Goldklumpen durfte sich in einem Tuch verstecken. Bald darauf verwandelte sich der Goldklumpen in ein Pferd. Das Goldpferd verwandelte sich in eine Kuh. Die Goldkuh verwandelte sich in ein Schwein. Das Goldschwein verwandelte sich in eine Gans. Die Goldgans ward zu Stein. Und dann hüpften die Goldsteine in einen glücklichen Brunnen. Früher hatte ich nie verstanden, was die Haha abends vorlas. Jetzt verstand ich es. Dieses grimmsche Märchen war eine Gutenachtgeschichte.

Die Haha sah niedlich aus, wenn sie den Silben Klang schenkte. Ich bat die Haha, den Silben noch einmal Klang zu schenken. Während die Haha das Märchen abermals vorlas, wallte Nebel über das Hahagesicht. Zwei Augenpfützen glänzten matt. Über dem Kinn waberten Schwaden, von Lippen verwirbelt. Hin und wieder schimmerten im Dunst: weiß die Zähne und rot die Zunge.

»Bist du müde, mein Schatz?«

»Ich spüre meinen ganzen Körper.«

»Du hast gestern tüchtig in der Sandkiste geschaufelt?«

»Ich wollte ein Loch bis nach Australien buddeln.«

»Hast du es geschafft?«

»Nicht ganz. In der Sandkiste gibt es Grundwasser und Beton.«

»Morgen ist der Muskelkater wieder weg. Schlaf gut.«

Die Haha wühlte im Garten Beete um. Ein Schal schützte ihren Hals vor der Herbstluft. Im Arbeitszimmer machte der Dachs gerade Geld. Der Heimer mochte nicht länger umhertollen.

»Ich weiß etwas.«

Er schlich sich in die Küche. Ich folgte ihm. Er zog das Mauerblümchen hervor und zeigte nach oben auf den Küchenschrank.

»Halt mich fest«, wisperte er.

»Das darfst du nicht.«

Der Heimer krabbelte auf das Mauerblümchen.

»Das weiß ich auch«, sagte er und stieg auf den Metallrand der Spüle. »Halt mich fest. Sie wird nichts merken.«

»Nein, sie wird gleich aus dem Garten kommen.«

»Papperlapapp, du Memme!«

»Ich bin keine Memme.«

»Das glaube ich dir nicht!«

Ich fühlte mich von den Worten in die Enge getrieben. Der Heimer hatte Recht, ich war eine Memme. Ich umschlang seine Beine. Mit beiden Ohren horchte ich zum Garten hinaus, wo Harke und Hacke klapperten. Ich wimmerte:

»Sie kommt gleich.«

Einen Augenblick später stieg der Heimer, die Keksdose vor seine Brust gepresst, vom Mauerblümchen. Der Heimer lauschte an der Küchentür ins Wohnzimmer hinein, wo die Gartentür offen stand. Knackend öffnete sich die Bürotür am Ende des Wohnzimmers. Der Dachs kam! An der Gartentür, keine vier Meter entfernt, blieb er stehen. Die Haha und der Dachs unterhielten sich. Völlig verschreckt, versteckte ich mich unter dem Küchentisch. Der Heimer zwängte sich zu mir. Knarrend rutschten die Stühle beiseite.

»Nicht so laut«, warnte ich.

Falls der Dachs in die Küche käme, wäre es aus. Mir brauste das Blut durch die Adern. An der Gartentür brach das Gespräch ab. Der Dachs kam näher – und ging vorüber. Die WC-Tür wurde geöffnet und geschlossen. Ich atmete auf. Der Heimer überlegte laut. Die Küche sei zu unsicher. Die Kinderzimmer seien leicht vom Garten aus einsehbar. Ich sagte:

»In den Schuppen.«

»Brr, viel zu kalt.«

Die Spülung im WC rauschte. Die Tür wurde geöffnet und geschlossen. Der Dachs ging zurück ins Arbeitszimmer. Der Heimer kroch unter dem Küchentisch hervor und flüsterte:

»Wir gehen in den Keller.«

Auf der Kellertreppe hielt er inne und setzte sich. Ich bettelte:

»Weiter.«

»Nein. Wenn wir im Keller verschwinden, wissen wir nicht, was Mami macht. Wir bleiben hier.«

Mein Blick verfing sich in dem Blumenmuster der blauen Keksdose. Der Heimer stellte die Dose auf seinen Schoß und drückte den Deckel nach oben. Schmatzend sprang er auf. Der Heimer nahm sich einen Kringel, reichte mir die Dose. Ich kuckte hinein und wählte eine zuckerbestreute Brezel. Der Brezelduft ringelte sich in meine Nüstern. Tief atmete ich ein.

»Wie schmeckt deiner?«, fragte der Heimer.

»Gut.«

»Probier mal meine Sorte«, sagte der Heimer, reichte mir einen Kringel und griff selbst zu einer Brezel.

Der Kringel krümelte.

»Wollen wir noch einen nehmen?«, fragte der Heimer, während ich kaute.

In der Dose gab es Brezeln, Kringel, Sterne, Halbmonde, Zungen und Täfelchen. Zuckerbestreuselt waren die Kekse, glasiert, mit Schokolade überzogen oder mandelbedeckt. Lediglich die Täfelchen mussten ungeschmückt in ihren Knisternäpfchen der Aufmerksamkeit harren. Nachdem die ersten Kekse verputzt waren, stellte sich die Frage, wie die anderen schmeckten. Die Beantwortung der Frage fiel mir nicht leicht, da alle Kekse gleich gut mundeten.

Gestampfe drang vom Garten her an mein Ohr. Die Haha trat sich die Schuhe ab! Schwuppdiwupp flitzten der Heimer und ich die Kellertreppe hinunter. Zum Glück öffnete die Haha die Haustür und ging hinaus. Das Geschnarre einer Holztür war zu vernehmen. Der Heimer sagte:

»Und du wolltest dich im Schuppen verstecken. Dann wäre jetzt Sense.«

Mutig spähte der Heimer zum Eingang hoch. Die Haha trug eine Wanne in den Flur, schloss die Haustür und machte sich im Garten wieder an die Arbeit. Der Heimer kehrte zu seinem Platz auf der Kellertreppe zurück und bot mir eine Mandelzunge an. Dankbar griff ich zu. Auf den Schreck war ein Keks genau das Richtige.

Es war an der Zeit, sich mit dem Heimer zu einigen, welche Kekse denn am besten schmeckten. Der Nachmittag zog sich in die Länge. Am Ende schüttete der Heimer die Krümel aus der Dose in seine Hand und gab mir die Hälfte ab. Beim Aufstehen erblickte ich die Spuren des Keksschmauses auf der Treppe. Ich wies den Heimer daraufhin. Er antwortete:

»Erst in die Küche.«

Die Haha arbeitete immer noch im Rosenbeet. Der Dachs war weder zu hören noch zu sehen. Ich huschte in die Küche. Der Heimer kletterte zum Schrank hoch. Die Keksdose stand nun wieder dort, wo sie hingehörte. Alles war in Ordnung. Ich öffnete die Küchentür, trat auf den Flur hinaus und erschrak. Die Haha zog sich ihre Schuhe aus und blickte hoch.

»Da seid ihr ja«, waren ihre Worte, »bringt doch bitte die Wanne zur Mülltonne.«

Zum Glück schöpfte sie keinen Verdacht. Zu zweit ließ sich die Wanne mit dem Unkraut leicht tragen. Auf dem Rückweg meinte der Heimer:

»Das war knapp.«

In der Küche trocknete sich die Haha gerade die Hände ab. Lächelnd kam sie in den Flur und sagte:

»Möchtet ihr zur Belohnung einen Keks?«

Der Heimer sagte zu meiner Überraschung:

»Nein.«

Die Naschkatze in mir nickte, schließlich hatte ich mir die Belohnung redlich verdient. Sofort stöhnte der Heimer auf.

»Du bist so blöd, das ist nicht zu glauben!«

Bevor ich fragen konnte, warum, flüchtete der Heimer in sein Kinderzimmer. Wenige Augenblicke später brach ein Donnerwetter los. Ich hörte nur noch Lippenkrach. Verängstigt türmte ich in mein Zimmer. Wutentflammt raste die Haha den Flur entlang. Krachend prallte sie gegen die Tür des Heimers. Der Heimer hatte sich eingeschlossen! Die Haha schrie auf und fluchte fürchterlich. Sie trommelte gegen die Tür. Die Tür ging auf, ein Jaulen drang in mein Zimmer.

»Axel hat auch Kekse genommen!«

Der Heimer petzte, wie gemein! Ich kauerte mich hinter den Schrank. Es war nutzlos. Meine Tür war unverschlossen. Die Haha stürmte herein und zerrte mich gleichfalls in die Küche. Sie zog dem Heimer den Po blank und befahl mir, neben dem Kühlschrank auf meine Bestrafung zu warten.

»Du kommst auch noch an die Reihe!«

Sie legte den Heimer übers Knie.

»Jetzt gibt es ein Fellvoll!«

Noch nie hatte ich die Haha so wütend gesehen. Noch nie hatte sie dem Heimer eine Tracht Prügel verpasst. Ich blickte der Haha ins Gesicht und zum ersten Mal waren weder Nebel noch Pfützen zu sehen. Schlag auf Schlag krachte nieder. Der Heimer schrie, als wäre er vom Rad gefallen. Und die Haha sprach nur noch einen Satz, sprach jedes Wort schneidend scharf aus, ließ zu jeder Silbe ihre Hand kochlöffelgleich herabsausen:

»Du! sollst! die! Fin! ger! von! den! Kek! sen! las! sen!«

Die Schläge jagten nur so nieder. Der Heimer schrie ohne Ende. Ich fing an zu bibbern. Nach einem Nichts von Zeit ließ die Haha vom Heimer ab, zog ihm die Hose über den Po und schickte ihn mit Stubenarrest in sein Zimmer. Heulend trollte sich der Heimer. Jetzt war ich an der Reihe. Wütend zog die Haha meinen Po blank und legte mich übers Knie. Der erste Schlag sauste herab. Hämmernd erklang der Satz:

»Du: sollst: die: Fin: ger: von: den: Kek: sen: las: sen:«

Zu jeder Silbe jagten die Hände der Haha auf meine nackte Haut nieder. Hosenlos übers Knie gelegt zu werden, war unangenehm. Voller Wut schlug die Haha heftiger zu. Die Schläge erreichten mich nicht in meiner Welt. Erschöpft hielt die Haha inne. Erst wedelte sie mit ihrer Hand in der Luft herum, dann rieb und knetete sie ihre geröteten Finger. Hatte sich die Haha wehgetan? Ihre Wut war erloschen. Befremdet fragte sie mich:

»Warum schreist du nicht? … Warum heulst du nicht?«

Ich wusste nicht, was sie meinte, und sagte auf gut Glück:

»Entschuldigung?«

Die Haha knöpfte meine Hose zu.

»Du sollst dich nicht immer entschuldigen.«

In meinen Ohren klangen die Worte wie ein Tadel. Da ich nicht noch einmal hosenlos übers Knie gelegt werden wollte, sagte ich:

»Entschuldigung, dass ich mich entschuldigt habe.«

Die Haha schickte mich mit Stubenarrest in mein Kinderzimmer.

11

Ums Hofhaus pfiff der Herbstwind. Keine Lampe brannte im Garten. Die Haha und der Dachs waren in der Oper. Der Schlaf verweigerte sich mir. Ich bekam Lust auf ein wenig Licht-an-Lichtaus. Nicht meine mickrige Leselampe sollte erstrahlen, mir stand der Sinn nach Leuchterpracht. Ich malte mir die Helligkeitsschauer aus, die mich im leeren Schlafzimmer nebenan erwarten würden. Ich vertiefte mich in den eckigen Klang des Lichtschalters. Ein Schauder krabbelte über meine Haut. Danach würde ich mich auf den heizungswarmen Marmor setzen, im Rücken die Kälte spüren und zum Schluss ins Bett der Haha schlüpfen, um meinen Kopf dort ins Kissen zu kuscheln, wo ich ihn immer ins Kissen gekuschelt hatte.

Die ausgemalten Bilder gewannen Kraft, wurden Zwang, ließen mich aufstehen und Schritte machen. Im Schlafzimmer bot sich mir ein unerwarteter Anblick. Mein Finger fror am Lichtschalter fest. Aus den abgeschreckten Glasglocken bretterte eine Lichtlawine herab. Allmählich schmolz mein Finger aus der Erstarrung. Ich trat ans Bett und bestaunte die Bescherung: Eingemummelt schlummerte der Heimer im Hahabett. Auf dem Kissen war sein sonst so dunstiges Gesicht recht gut zu erkennen. Kaum ein Nebel, kaum eine Schwade schluckten meinen Blick.

Am nächsten Morgen schaute ich, bevor ich das Bad besuchte, im alten Beseezimmer nach. Da lag der Heimer. Das Bettenwechselspiel schien ihm zu gefallen. Sonst war er von meinen Spielen nie angetan. Lichtschalter waren für ihn nur Lichtschalter, das Mauerblümchen fand er langweilig und, als ich ihm zeigte, dass der Vorbeckweg am Ende so hieß wie am Anfang, meinte er, dass sei ihm schnurzpiepegal.

Unten an der Reihe wartete ich auf Peter. Zusammen gingen wir zur Spielplatzreihe weiter, wo Wolfgang wohnte. Der Lausebengel, wie die Haha ihn nannte, erzählte von einem neuen Spiel, das er gerade gelernt hatte.

»Wollt ihr heute Nachmittag zu mir kommen? Wir können dann Schach spielen.«

»Keine Zeit«, sagte Peter, »ich muss nach der Schule neue Trainingsschuhe kaufen für heute Abend.«

»Ich habe schon Trainingsschuhe für heute Abend«, sagte ich.

»Dann kommst du nach dem Mittagessen zu mir?«, fragte Wolfgang.

»Ich kann kein Schach.«

»Das bringe ich dir bei.«

Unten an der Dampfwalzenwiese murmelte ich das neue Wort vor mir hin und ging neben meinen Buntschattenfreunden zur Notkestraßenampel hinunter.

Schach – Schach – Schach.

Das klang wie Schacht und Schacht war Sandgrube und Sandgrube war Australien und nach Australien durfte ich nicht schwimmen, weil die Haha es verboten hatte wie tausend Ampeln. »Hast du es geschafft?«, hatte die Haha gefragt und war nicht böse geworden. Ich durfte mich also nach Australien durchbuddeln. Buddeln war erlaubt. Schwimmen war verboten. Beim Schwimmen konnte man ertrinken. Beim Buddeln konnte man nicht ertrinken und in der Sandkiste gab es keine Ampeln. Zu Weihnachten musste ich mir unbedingt einen Spaten wünschen, um den Beton zu knacken.

Heute war ich zuerst mit Schach verabredet und dann mit GFSV. Was hieß eigentlich GFSV? Der Heimer und die anderen Buntschattenkinder waren oft mit GFSV verabredet. Ich könnte Peter fragen.

Obwohl sich das grüne Männchen noch nicht hervorgetraut hatte, flitzten Wolfgang und Peter über die Notkestraße. Weil an der zweiten Ampel das grüne Männchen noch zu sehen war, rannten sie auch über die Osdorfer Landstraße, drehten sich um und riefen mir über die fünfarmige Kreuzung zu:

»Feigling! Feigling!«

Ich verstand nicht, was sie meinten. Ich hielt mich doch nur an eine Regel, die ich nicht brechen durfte, weil ich nicht überfahren werden wollte. Als ich die Notkestraße überqueren durfte – das grüne Männchen sagte mir schüchtern Guten Tag –, waren die beiden Fledermausfreunde bereits ausgebüxt. Ich hätte ihnen hinterherjagen können, ließ es aber sein, da ich den Schulweg bestens kannte.

In der Windmühlenschule gab es für mich eine Enttäuschung, als Frau Franke die Deutschhefte zurückgab. Unter meiner Arbeit weinte die Sonne aus einem Auge und verzog den Mund. Es gab auch Sonnen, die aus beiden Augen weinten und den Mund verzogen. Das war eine Sechs. Sechsen bekam ich nie. Heute hatte ich eine Fünf. Sonst verzogen die Sonnen unter meinen Deutscharbeiten nur den Mund. Das war eine Vier. Wenn die Sonne weder weinte noch den Mund verzog, war das eine Drei. Darüber konnte ich mich nur selten freuen. In Peters Deutschheft lachte heute die Sonne, Peter freute sich, eine Zwei bekam er nicht oft. Im Heft des Lausebengels lachte die Sonne und ein Strahlenkranz schmückte ihr rundes Gesicht. Wolfgang freute sich wie immer. Er bekam jedes Mal eine Eins.

Als Wolfgang das Schachbrett auf den Boden stellte, war das wie drei Sonnen, die lachten und strahlten. Weiße und schwarze Fliesen, so schön, dass ich sie mit den Fingern berühren musste, hießen mich willkommen. Wolfgang öffnete die Holzkiste neben dem Schachbrett und wollte die Figuren aufs Brett stellen. Ich rief:

»Lass das!«

»Hände weg. Ich muss die Figuren aufstellen, sonst können wir nicht Schach spielen.«

Der Lausebengel machte, was er wollte! Die dreigute Ordnung der Schachfliesen wurde gestört durch die Schachfiguren. Die gehörten da nicht hin! Warum blieben sie nicht in ihrer Holzkiste? Das war jetzt wie eine Sonne, die aus beiden Augen weinte. Wolfgang zeigte auf die Figuren.

»König, Dame, Läufer, Springer, Turm und das sind die Bauern.«

Die Regeln waren leicht zu verstehen. Der Turm wurde zu meiner Lieblingsfigur. Er hatte die schönste Bewegungsart von allen Figuren. Wolfgang bevorzugte die Springer. Am liebsten klaute er mit seinen Springern meine Türme und freute sich dann diebisch und danach sagte er oft Schach und danach sagte er meistens Schachmatt und danach drehte er das Brett um und stellte die Figuren auf und ich zog mit der anderen Farbe über die Fliesen.

Wolfgangs Buntschattenmutter öffnete die Kinderzimmertür.

»Axel, dein Bruder hat angerufen. Du musst gleich zum Training.«

Stimmt, ich war ja noch mit der GFSV verabredet. Schach war kein Brezelspiel, Schach machte Spaß.

Am Spielplatz sammelten sich die Buntschattenkinder. Die älteren von ihnen kannten den Weg. Es ging den Vorbeckweg hinab. An der Notkestraße schwenkte die Schar nach links, Richtung Trabrennbahn. Die Straßenlampen erhellten den regnerischen Abend.

»Weißt du schon, was du dir zu Weihnachten wünschst?«, fragte der Heimer. »Ich wünsche mir Monopoly.«

»Ich wünsche mir Schach und einen Spaten.«

Vergnügt ging ich neben den Buntschattenkindern. Ich fragte Peter:

»Was heißt GFSV?«

»Groß Flottbeker Spielvereinigung. Und hier spielen wir im Sommer Fußball.«

Peter zeigte auf das Schild »Sportplatz Wilhelmshöh«. Da war also der Eingang zu den Fußballplätzen neben dem Hofhaus.

»Und wo gehen wir jetzt hin?«

»Zur Turnhalle Wichmannstraße.«

Die Straße kannte ich noch nicht. Ich freute mich über das prachtvolle Schild, das vor mir auftauchte: Zum Hünengrab. Gleich danach kam die Osteresch. Weit unten in der Straße wohnte das Flötenhaus und vor der Gartenpforte fühlte ich mich immer so wie vor einem leer gelöffelten Näpfchen.

»Welche Straße kommt als Nächstes?«, wollte ich wissen.

Peter wusste es nicht. Die anderen Buntschattenkinder kannten den Weg. Gespannt auf den nächsten Namen, hörte ich auf die Buntschattenstimmen. Es brauchte zwei, drei Wiederholungen, bis der nächste Name Klang fand: Hochfeld.

Das war ein zweiguter Spaziergang im Regen. Da ich mit der Haha und dem Dachs immer nur auf der Notkestraße nach Norden fuhr, hatte ich bisher die Seitenstraßen nicht beachtet. Jetzt ging ich die Notkestraße entlang und würde noch jede Menge Straßen überqueren. Wundervoll.

In die kurze Stille zwischen den Gesprächen fragte Peter:

»Kommen wir auch zur Bökentwiete?«

Dieser Straßenname hatte Klang, obwohl er sich so silbenfremd anhörte. Die älteren Buntschattenkinder konnten sich nicht einigen, welcher Weg der kürzeste sei. Ungeduldig schaute Peter zum nächsten Straßenschild, dessen Schrift tropfenverwischt auftauchte: Im Hag. Ein kräftiges Gefühl vertrieb den Nebel aus Peters Gesicht. Ich konnte die mir seit Jahren bekannten Züge erraten. Enttäuschung war zu Gast in seinem Gesicht. Auf einmal sagte Gerd:

»Noch vier Straßen bis zur Bökentwiete.«

Fragend blickte Peter in die Schar. Die älteren Buntschattenkinder stimmten zu. Steenkamp stand auf dem nächsten Schild. Ungeduldig drängte Peter vorwärts. Immer wieder sagte er Bökentwiete. Diese Straße musste eine ganz besondere Straße sein, so schön wie ein Schachschacht. Anders konnte ich die Freude in Peters Stimme nicht deuten. Als wir die niedliche Seitenstraße Stutsmoor überquerten, fing Peter an, vor sich hin zu trällern:

»Bökentwiete – Bökentwiete – Bökentwiete.«

Erwartungsfroh hüpfte er bei den Schritten im Zickzack über den Gehweg, entfernte sich aber dabei nie zu weit von den anderen Buntschattenkindern. Peters gezügelte Vorfreude lockte mich mit. Rosenwinkel stand auf dem nächsten Straßenschild. Weiter vorne erblickte ich den Einschnitt der nächsten Straße. War das die Bökentwiete? Ich konnte es kaum erwarten, das prachtvolle Straßenschild zu erblicken. Peter rannte los, blieb vor dem Schild stehen und jubelte:

»Bökentwiete!«

Keiner der Buntschattenjungen sagte, Peter wäre blöd. Keiner machte einen Scheibenwischer. Keiner zeigte ihm einen Vogel.

Reihenhäuser mit Treppchen vor den Türen säumten die winzige Straße, die so aussah wie alle Straßen. Andächtig schritt Peter über das Pflaster. Nichts Besonderes war zu erkennen, nichts, was der gesteigerten Aufmerksamkeit wert gewesen wäre. Die Bökentwiete war ohne Schachschachtscharm.

Unschlüssig schaute ich Peter an. Sein Gesicht war aufgebrochen vor Freude. Überrascht nahm ich zum ersten Mal sein ganzes Gesicht wahr. Kein Nebel schluckte meinen Blick.

Den Rest des Weges grübelte ich darüber nach, was ich gesehen hatte. Die winzige Straße war für mich so reizlos wie eine Kinderpuppe. Doch Peter freute sich, als wäre sie eine Türklinke.

Die Flämmchen brannten den Kerzen das Wachs vom Docht, und die Weihrauchgestalten schmauchten vor sich hin. Meine Blicke stolzierten über die Fülle der Geschenke. Da waren auch ein Schachbrett und Stollenschuhe. Um mich herum verwirbelten sich die Buntschattenstimmen zu Geräusch. Ich glitt vom Sofa herab auf den Boden. Mein Blick hielt sich kurz fest am Heimer, der sich einem seiner Geschenke widmete. Er hielt auf dem Schoß einen Zauberkasten. Ich gewann dem zuckergussmatten Deckel keinen Reiz ab.

Mein Blick ließ los, griff nach dem Geschenkpapier, das zerknüllt am Boden einen Haufen bildete. Die Bändchen und Schleifen im Haufen verzückten mich. Ich streckte meine Finger nach einem wachsroten, gekringelten Band aus und zog es hervor. Es war Tand – angenehmer Tand, der sich in meine Hand schmiegte. Mit der anderen griff ich nach meinem Glasteller. Zwiespältig köstlich schmeckte der Marmorkuchen, war Stein und war kein Stein, sah nicht aus wie eine Marmorfensterbank und wurde so genannt.

Ich leckte die letzten Krümel auf. In stiller Übereinkunft wusste die Haha, was zu tun sei, griff zum Messer und schnitt eine Scheibe vom Kuchenblock ab. Die Lippen vor Erwartung geschürzt, reichte ich ihr meinen Teller. Eine Hahahand beförderte das flammengelbe und borkenbraune Gebäckstück durch die Luft und setzte es sanft auf meinem Teller ab. Glücklich aß ich den Kuchen, spürte den Geschmack in meinem Munde züngeln. Weihrauchfahnen kräuselten sich über der Fensterbank. In der Fensterscheibe flackerten die Tannenbaumkerzen zum Lichteln schön.

Am ersten Weihnachtstag nutzte ich eine stille Minute, um die Haha etwas zu fragen:

»Warum habe ich keinen Spaten bekommen?«

»Ein Wunschzettel ist keine Bestellliste.«

»Kann ich mir zu meinem Geburtstag einen Spaten wünschen?«

»Wünschen kannst du dir alles. Ob du es auch bekommst, ist eine andere Frage.«

So, wie die Haha den Kopf bewegte, war das ein Nein. Kein Spaten.

»Ich möchte noch wissen, ob ich mir etwas anderes wünschen darf.«

»Was denn?«

»Eine Strahlesonne in der Schule.«

»Die kannst du dir selbst schenken, wenn du fleißig bist.«

Fleißig sein. Warum war das alles so mühsam?

Silvester saßen die Buntschattengroßeltern wieder auf dem Sofa neben der Haha und dem Dachs. Der Heimer bereitete seinen Auftritt mit Worten vor. Er schwang ein schwarzes Stöcklein, das Zauberstab genannt wurde, und berührte damit die Metallkringel in seiner Hand. Die Buntschatten und ich hatten vergeblich versucht, sie zu entwirren. Zu meiner Verblüffung klackerten, Simsalabim, die Metallkringel in seiner Hand. Die vier Buntschatten spendeten Beifall. Die Vorführung war noch nicht zu Ende. Der Heimer hielt mir ein schwarzes Holzscheit hin, an beiden Enden prangten weiße Kreise.

»Diese weißen Flecke sind verzaubert. Sie lassen sich nicht verschieben.«

Ich durfte die beiden Kreise berühren. Sie waren aufgemalt. Der Heimer sagte:

»Ich werde jetzt den Zauber aufheben und die beiden Flecke verschieben.«

Er breitete sein Zaubertuch über dem Holzscheit aus und ließ seinen Zauberstab dreimal darüber kreisen.

»Hokuspokus Fidibus Geräusch Geräusch.«

Er lüftete das Tuch und gab das Scheit meinen gierigen Blicken preis. Die beiden Kreise hatten sich bewegt. Nebeneinander ruhten sie jetzt in der Mitte des Holzscheits. Ich durfte die Kreise erneut berühren. Sie waren immer noch aufgemalt.

»Wie hast du das gemacht?«

Der Dachs richtete sich im Sessel auf, hob den Zeigefinger und sagte:

»Ein guter Zauberkünstler darf seine Tricks nicht verraten.«

Mehrmals versuchte ich vom Heimer zu erfahren, wie er dieses Kunststück vollbracht habe. Zu meiner Enttäuschung war der Heimer ein dreifach guter Zauberkünstler: Er schwieg – er verbot mir, seinen Zauberkasten zu berühren – er ließ den Zauberkasten noch am Silvesterabend auf Nimmerwiedersehen verschwinden.

Strahlesonne hin, Strahlesonne her. Vor der Nachhilfestunde am Vormittag würde ich mich am liebsten drücken. Vielleicht zeigte sich die Haha gnädig, wenn ich mich versteckte. Es waren ja noch Weihnachtsferien. Manchmal kam ich mit diesem Verhalten durch. Manchmal nicht. Einen Versuch war es wert. Außerdem würde mir für das Höhlenspiel am Nachmittag die Zeit fehlen, einige Buntschattenkinder würden zu Besuch kommen.

Nach dem Frühstück holte ich die rote, gewürfelte Wolldecke aus dem Wohnzimmer. In meinem Zimmer zog ich den Schreibtisch von der Fensterbank ab. Die Decke passte gut in den Spalt. Ich rückte den Tisch gegen die Heizung. Dann wischelte ich sorgfältig den Wollstoff glatt. Keine Falte durfte sich über den Tisch erstrecken. Die Fransen kringelten sich in aller Freiheit am Boden. Ich öffnete nun die Tür zum Flur, schlüpfte in meine Wolldeckenhöhle, kauerte mich nieder und wartete darauf, dass ein Buntschatten an meinem Zimmer vorbeikam.

Nach einiger Zeit kam der Heimer vorbei und beachtete mich nicht. Ich wusste, warum: Er fand mein Spiel plemplem. Höhlenfreuden später kam die Haha an meinem Zimmer vorbei, blieb stehen und fragte in den Raum hinein:

»Wo ist Axel? Im ganzen Haus ist er nicht zu finden.«

Zufrieden kicherte ich in mich hinein. Die Haha suchte mich, weil es an der Zeit war für meine Nachhilfestunden.

»Axel will doch fleißig sein. Jetzt suche ich ihn und kann ihn nicht finden. Ich werde seinen Papa fragen, ob er unser Höhlenkind gesehen hat.«

Ich kicherte in mich hinein. Die Haha machte sich auf den Weg ins Dachszimmer am anderen Ende des Hofhauses. Köstlich!

»Strahlesonne – Strahlesonne – Strahlesonne.«

Höhlenfreuden später schlich sich ein zweiguter Geruch in mein Zimmer. Die Haha machte das Mittagessen: Braten mit Rotkohl. Hungrig war ich und aber auch voller Vorfreude. Gleich würde mich die Haha wieder suchen kommen. Ich fing an zu kichern.

»Wo ist nur Axel? Ich kann ihn nicht finden. Es gibt jetzt Mittagessen. Er muss doch hungrig sein.«

Die Tür des Beseezimmers wurde geöffnet und der Heimer sagte:

»Dummbart versteckt sich unter dem Schreibtisch.«

Die Haha kam in mein Zimmer. Ich kicherte in mich hinein.

»Wo ist nur unser Höhlenkind?«

Ich kicherte in mich hinein.

»Ist unser Höhlenkind unter dem Schreibtisch?«

Als die Haha die Wolldecke fortzog, kicherte ich laut los. Köstlich! Ich hielt mir vor Lachen den Bauch, versteckte mich aber weiterhin unter dem Schreibtisch.

»Zum Nachtisch gibt es Quarkspeise.«

Sofort kroch ich aus meinem Versteck hervor und trabte ins Wohnzimmer.

Wolkenkrem – Wolkenkrem – Wolkenkrem.

Nach dem Mittagessen sagte der Heimer:

»Dummbart, du verkriechst dich nicht wieder unter dem Schreibtisch. Wir brauchen dich für Monopoly.«

Kurze Zeit später waren die Buntschattenkinder vollzählig im Keller versammelt. Der Sprachdieb hatte Weihnachten Gesellschaft bekommen. Sein neuer Gefährte hieß Kopfhörer und wurde von den Buntschattenkindern eingeweiht. Wolfgang setzte sich den Kopfhörer auf, der Heimer legte die Musikkassette ein, schob den Steuerhebel auf Wiedergabe. Wolfgang sagte:

»Lauter.«

Der Heimer drehte am Klangknopf. Wolfgang sagte:

»Lauter!«

Der Heimer drehte den Klangknopf ganz auf. Die Musik waberte aus den Ohrmuscheln. Auf einmal zerschnitt Wolfgangs Stimme die gespannte Ruhe im Keller:

»Die Musik ist toll!«

Für einen Augenblick versteinerten die Buntschattenkinder. Peter fand als Erster die Worte zurück:

»Schrei nicht so.«

Wolfgang schien nicht zu hören, er brüllte in den Keller:

»Tolle Musik!«

Der Heimer schrie Wolfgang an:

»Schrei nicht so!«

Wolfgang schrie zurück:

»Ich kann dich nicht verstehen!«

Gerd griff nach dem Kopfhörer. Wolfgang wehrte sich, hielt schützend die Hände über die Ohrmuscheln. Ärgerlich sagte Gerd:

»Nimm den Kopfhörer ab!«

Wolfgang brüllte:

»Was sagst du?!«

Der Heimer drückte den Steuerhebel auf Halt. Wolfgang nahm den Kopfhörer ab.

»Warum stellst du die Musik ab?«

Das Kopfhörerspiel war noch lange nicht zu Ende. Erst musste es die Runde gemacht haben. Lange dauerte es, bis endlich der Monopolykasten geöffnet wurde. Monopoly war ein Spiel mit vielenvielen Straßennamen. Monopoly hatte Schachschachtscharm.

Das Kästlein in der zimtbraunen Lederhülle war mir vertraut. Ich wusste, wozu es benutzt wurde. Der Dachs öffnete die Lederhülle, hob das Kästlein vor sein Gesicht, ging ein wenig in die Knie, beugte sich dabei leicht vor, verkniff den Mund und schenkte mir die Worte:

»Bitte, recht freundlich.«

Eine Erkenntnis blitzte auf. Ich wusste jetzt, was Fotografieren wirklich bedeutete. Sobald ein Buntschatten sein Kästlein zückte, wollte er mit mir herumalbern. Wie eine Pappnase hielt der Dachs das Kästlein vor seine Pfützenaugen. Meine Aufgabe in diesem Spiel bestand darin, ein Ulkgesicht zu schneiden. Ich war mir meiner Deutung völlig sicher, denn die Aufforderung des Dachses lautete: Sei recht freundlich. Das Wort freundlich bedeutete das gleiche wie das Wort albern. Das hatte ich mir zusammengereimt.

Eifrig kam ich der Aufforderung des Dachses nach. Sofort zauberte ich mein bestes Ulkgesicht hervor. Der Dachs nahm das Kästlein herunter und bat mich – zu meiner großen Freude – erneut um ein freundliches Gesicht. Sofort zauberte ich mein zweitbestes Ulkgesicht hervor. Jetzt schüttelte der Dachs den Kopf. Dafür konnte ich nichts, mein bestes Ulkgesicht hatte ich ja schon gezeigt. Geduldig sagte der Dachs:

»Ich will ein Foto von dir machen. Schneide bitte keine Grimassen.«

Ich fragte nach:

»Du willst, dass ich ein mares Gesicht mache?«

»Ja, genau«, sagte der Dachs, »das Wort heißt aber nicht mar, sondern normal.«

Der Dachs zog das Kästlein wie eine Pappnase vor sein Gesicht, ging ein wenig in die Knie, beugte sich dabei leicht vor, verkniff den Mund und brachte die Worte hervor:

»Bitte, recht freundlich.«

Ich ließ mich nicht lumpen.

»Axel, du sollst keine Grimassen schneiden!«, streng tönte die Dachsstimme. »Mach ein normales, freundliches Gesicht.«

Ich sollte eine Grimasse schneiden, ohne eine Grimasse zu schneiden? Wie stellte sich der Dachs das vor? Das war unmöglich. Beleidigt tat ich so, als wäre er Luft, worüber der Dachs sich freute und mich fotografierte.

Nach dem letzten Matt mochte der Heimer nicht mehr mit Weiß und Braun über die Fliesen ziehen. Er holte aus dem Schrank seinen Finndolch und machte es sich am Schreibtisch gemütlich. Die Tischplatte bot ihm so viel Holz, wie er sich nur wünschen konnte. Vergnügt schnitzte er in die makellose Oberfläche Muster aller Art.

Als die Haha das Zimmer betrat und entsetzt aufschrie, fand seine gewissenhafte Arbeit ein jähes Ende. Ein Donnerwetter folgte. Sie packte den Heimer am Schlafittchen, zog ihn zur Küche. Ich flüchtete in mein Kinderzimmer. Eine Ausschelte folgte, die mich in meiner Wolldeckenhöhle bangen ließ. Eines tat die Haha jedoch nicht. Sie verpasste dem Heimer kein Fellvoll.

Nach einer Weile kroch ich unter meinem Schreibtisch hervor und wagte mich auf den Flur hinaus. Vorsichtig schlich ich zum Kamin und lugte zur Küche. Alles sah mar aus. Die Haha bereitete in der Küche das Abendessen vor. Der Heimer war nicht zu sehen. Auf einmal vernahm ich ein Winseln:

»Darf ich raus?«

Schroff erklang die Hahastimme aus der Küche:

»Du bleibst in der Besenkammer!«

Erst zum Abendbrot durfte der Heimer die Besenkammer verlassen und wurde ohne Nachtisch ins Bett geschickt.

Im Frühjahr baute ein Handwerker in das Arbeitszimmer des Dachses eine Hallonie ein. Es war keine mare Hallonie. Es war eine automatische Hallonie. Der Handwerker schraubte ein Kästlein neben der gläsernen Schiebetür fest. Die weiße Schnur zwängte er unter Krampen auf das Holz und führte sie vom Kästlein hoch zu den weißen Metallblättern, die, fein gepackt, balkenhaft über den Fensterscheiben angebracht wurden. An heißen Sommertagen wucherte die Wärme in Wohnzimmer und Büro. Das Wohnzimmer konnte der Dachs meiden. Das Büro konnte der Dachs nicht meiden. Er wünschte sich Schutz vor der prallen Sonne. Am Kästlein ragten zwei würfelige Schalter hervor. Drückte man den einen Schalter, schnurrte die Hallonie los und entpackte sich. Drückte man den anderen Schalter, zog sich die Hallonie an die Decke zurück. Die Haha bemühte sich, mir die Aussprache Jalousie für das Wort Hallonie beizubringen. Die Mühe war vergebens.

Plongklack: ohne Spaten gab es hier kein Durchkommen. Ich krabbelte nach oben und setzte mich auf den Holzrand der Sandkiste. Die Frühlingssonne warf gerade Wolkenschatten, als Wolfgang verkündete:

»Es ist wichtig, die Zähne zu wetzen.«

Ich fragte erstaunt nach:

»So wichtig wie Zähneputzen?«

»Genauso wichtig. Die Zähne müssen so scharf sein wie ein Messer.«

»Meine Zähne sind nicht so scharf.«

»Dann hast du vergessen, deine Zähne zu wetzen!«

Der Vorwurf war ungerecht.

»Ich habe das nicht vergessen.«

»Das glaube ich dir nicht!«

»Ich habe das nicht vergessen.«

»Deine Zähne sind stumpf! Du hast vergessen deine Zähne zu wetzen!«

Ich fühlte mich von den Worten in die Enge getrieben und gab auf.

»Wie wetze ich meine Zähne?«

»Du weißt nicht, wie man seine Zähne wetzt?«

Ich fühlte mich so dumm, als wüsste ich nicht, wie alt ich sei. Ich suchte Schutz bei dem letzten Wort, das mir Hilfe versprach.

»Entschuldigung?«

»Abgemacht. Zum Glück hast du einen Freund, der dir hilft.«

Erleichtert schaute ich meinen Buntschattenfreund an und wartete darauf, dass er mir half.

»Du musst die Zähne mit deiner Zunge wetzen.«

Sogleich ahmte ich nach, was er mir vormachte. Wolfgang bekam viele Strahlesonnen, er wetzte fleißig seine Zähne. Ich wollte auch einmal eine Strahlesonne bekommen, also hörte ich gebannt zu. Während der nächsten Viertelstunde wies Wolfgang mich in die unendlich schwierige Kunst des Zähnewetzens ein.

Die Filzstifte aus meinem Malkasten verehrten die Farbe Weiß. Ich mochte es, wenn sie ihre Buntheit einer weißen Fläche schenkten. Die Tapete in meinem Zimmer war eine weiße Fläche. Als die ersten Striche Farbe zeigten, kam die Haha an meiner offenen Tür vorbei und schrie auf. Was war in sie gefahren? Ein Donnerwetter brach über mich herein. Meine Wandmalerei sah gut aus. Ich wollte mich mit Worten wehren. Es war ungerecht, was die Haha mir vorwarf. Die Haha unterbrach ihre Schimpferei, packte meinen Kragen und zog mich vor die Küche.

»Narrenhände beschmieren Tisch und Wände! Du kommst jetzt zur Strafe in die Besenkammer und bleibst dort! Wehe, wenn du dich ohne meine Erlaubnis herauswagst!«

Grell flackerte in mir das Wort Fellvoll auf: nie wieder wollte ich hosenlos übers Knie gelegt werden. Die Haha öffnete die Besenkammer, schubste mich hinein und pfefferte die Tür ins Schloss. Finsternis umgürtete mich. Unter der Tür hindurch schlich sich

Licht in die Besenkammer und leistete mir Gesellschaft. Ich bückte mich und wischelte mit der Hand am Spalt entlang. Meine Fingerspitzen streuten Schatten in die Helligkeit.

Ein Wort schnappte in mir nach Luft: Beseekammer. Das Wort machte angenehme Gefühle. Warum roch es in der Beseekammer so wenig nach Gebäck?

Meine Finger tasteten über die Borde.

Kisten und Kästchen, Dosen und Döschen, Schachteln und Schächtelchen verrutschten unter dem Druck meiner Hand. Kühle Glätte empfing meine Fingerkuppen.

Dem Blechkanister entströmte ein herber Geruch: Bohnerwachs. Neben dem Blechkanister stand eine Flasche. Ich schnupperte daran. Huch! Der Geruch biss mir in die Nase: Terpentin. Borsten drückten auf meine Wangen. Das war die Handeule. Ich tastete über das Holz und sah die rissige, backsteinrote Farbe vor meinem inneren Auge. Ich griff nach der Kehrschaufel. Kratzer und Kerben ertastete ich auf dem Kunststoff. Ich hielt die Kehrschaufel gegen den Türspalt. Ein blasses Grün erschimmerte.

Der Vormittag näherte sich der Essenszeit. Die Haha ging immer wieder an der Beseekammer vorbei. Kein Laut drang hinaus, kein Wimmern und Winseln ließ ich hören. Streng sagte die Haha:

»Wenn du artig bist, darfst du herauskommen.«

Die Tür blieb geschlossen. Das Besenkammerspiel der Haha war viel besser als mein Höhlenspiel. Die Haha setzte sich in die Küche und schälte Kartoffeln. Sie setzte den Topf auf die Herdplatte und trat auf den Flur hinaus. Ich wagte nicht einmal mehr zu atmen.

»Komm heraus.«

Die Tür blieb geschlossen. Ich kicherte ganz leise. Das Spiel der Haha war dreigut. Die Haha trappelte wieder in die Küche. Aus einer Dose fingerte ich einen verschlossenen Beutel heraus, der sich genauso gut anfühlte wie ein Beutel Puddingpulver. Genüsslich knetete ich das Pulver in dem Tütchen. Die Haha marschierte wieder vor die Beseekammer. Ein letzter Rest Wut lag in ihrer Stimme:

»Wenn du nicht gleich die Tür öffnest, bekommst du keinen Nachtisch.«

Mäuschenstill kauerte ich in der Beseekammer. Draußen vor der Tür war es verdächtig ruhig. Nur der verschattete Lichtspalt an der Tür deutete daraufhin, dass die Haha an der Beseekammer lauschte. Auf einmal riss sie die Tür auf und Helligkeit schlug auf mich ein. Die Haha stierte auf das Tütchen in meinen Händen und schrie:

»Hast du von dem Rattengift gegessen?«

Natürlich nicht. Fassungslos starrte ich die Haha an. Ich war doch nicht vom Mond. Die Haha war so aufgeregt, dass sie mich hochriss und in meinem Gesicht herumtätschelte.

»Sag etwas!«

Ich erfüllte ihr den Wunsch:

»Nein.«

Bevor sich die Haha wieder beruhigte, musste ich ihr mehrmals versichern, dass ich weder vom Bohnerwachs noch vom Terpentin noch von der Schuhcreme genascht hätte. Bei der Aufgeregtheit der Haha plagte mich nur eine Sorge: dass sie mir meinen Nachtisch striche. Zum Glück sah die Haha meine Unschuld ein. Ich hatte nun wirklich nichts ausgefressen, außerdem wetzte ich seit ein paar Tagen fleißig meine Zähne.

12

Einen Spaten hatte ich zu meinem 8. Geburtstag nicht bekommen und nun nahm ich mein Zeugnis in Empfang. Bei den Strahlesonnen war ich völlig leer ausgegangen. Schlecht war das Zeugnis nicht. Die Haha und der Dachs waren sehr zufrieden mit mir, weil ich mich in den letzten Monaten so fleißig zeigte.

»Darf ich dein Zeugnis sehen?«, fragte ich Wolfgang.

Er reichte es mir. Überall hatte er Einsen, nur nicht beim Schönschreiben und im Turnen. In der großen Pause spazierte ich über den Schulhof, wo der Flachbau meiner zweiten Klasse lag. Ich schaute hinüber zu dem wuchtigen Gebäude, wo nach dem Sommerurlaub auf Sylt mein neues Klassenzimmer sein würde. Es überragte die anderen Gebäude um Stockwerke.

»Kreuzbau – Kreuzbau – Kreuzbau.«

Kreuzbau war ein Näpfchenwort. Bestimmt hätte ich im nächsten Jahr mehr Glück mit den Strahlesonnen.

Die Nordsee brandete an den Strand. Ich durfte nicht nach England schwimmen, ich durfte nicht nach Australien schwimmen. Die Haha hatte es mir eingeschärft. Und tiefe Löcher durfte ich am Strand auch nicht buddeln. Das war Pech.

Im Sand wischelnd, schaute ich der Gischt zu.

»Zipfelchen – Zipfelchen – Zipfelchen.«

Wieder und wieder murmelte ich die niedliche Silbenfolge vor mir hin. Das Wort bereitete mir Vergnügen. Auf dem Heimweg vom Strand murmelte ich es. Am Esstisch der Westerländer Wohnung murmelte ich es. Vor dem Kino in der Bismarckstraße murmelte ich es. Im Kaufhaus an der Friedrichstraße murmelte ich es. Es begleitete mich die Strandstraße entlang. Es huschte am Wellenbad hinaus. Es entwischte mir wieder und wieder vor der Musikmuschel. Es machte, was es wollte.

Nach einer Weile drehte sich eine runzelige Fledermaus verärgert um und zischelte meine Buntschatteneltern an. Die Haha bedeutete mir, still zu sein. Ich war machtlos. Das Wort Zipfelchen entschlüpfte meinem Mund, sooft es wollte. Meine Buntschattenfamilie räumte die Sitze und ging die Stufen hinunter. An der Seite des Dachses hüpfte ich über die Promenade und vergnügte mich an der niedlichen Silbenfolge. Die Haha und der Dachs nahmen an meinem Geplapper keinen Anstoß, was mich freute.

Am Nachmittag hatte mir ein Buntschattenkind den Unterschied zwischen Jungen und Mädchen erklärt. Jungen haben ein Zipfelchen und Mädchen ein Geräusch.

Im Vorjahr war die Schulwoche auf fünf Tage verkürzt worden. Für die dritte Klasse gab es sogar zwei Änderungen. Frau Dressel hieß die neue Lehrerin und das Klassenzimmer wurde in den Kreuzbau verlegt, der seit langem meine Blicke auf sich zog. Unzählige Male hatte ich mir ausgemalt, wie es im Gebäude wohl aussähe.

Jetzt im August war der Tag gekommen, wo meine Sehnsucht Erfüllung fand. Ehrfürchtig betrat ich das Gebäude. Überachtsam schritt ich in der Buntschattenschar die Treppe hinauf, erreichte als Letzter das oberste Stockwerk und blickte mich im Vorraum staunend um.

Aus dem neuen Klassenzimmer drangen bereits Trubel und Getue. Die Buntschattenkinder sicherten sich die besten Plätze und achteten im Gerangel darauf, einen Platz neben ihren besten Freunden zu ergattern. Peter und Wolfgang waren beste Freunde. Zu meiner Überraschung erlebte ich etwas, was ich so noch nicht kannte: Ich kam zu spät und ging nicht leer aus. Alle Plätze waren vergeben, bis auf einen. Meine Augen leuchteten. Es war der einzige Platz, um den ich mich bemüht hätte. Es war der Katzentisch hinten rechts am Fenster.

Nach der ersten Stunde gesellte sich das borkenhaarige Fledermausmädchen zu mir, das so neugierig auf den Beruf des Dachses gewesen war. Ich ging Ulrike seit zwei Jahren aus dem Weg, denn ihr Verhalten blieb rätselhaft. Immer war sie freundlich zu mir. Immer blieb ich misstrauisch. Ulrike sagte:

»Du Armer, jetzt wirst du das ganze Schuljahr über alleine sein.«

Der Sommer kühlte sich zum Herbst ab, und ein Stammgast im Hofhaus verabschiedete sich. Das Wolldeckenspiel kam nicht mehr so häufig zu Besuch. Ich saß öfter am Schreibtisch als darunter und lernte fleißig für eine sandkistensichere Zukunft und damit ich, wie die Haha sagte, den Sprung auf das Geräusch schaffte. Die Aussichten waren gut, da ich in der Schule immer besser zurechtkam. Die rote, gewürfelte Wolldecke lag gefaltet auf dem Sofa, sie verschwand nur dann und wann in meinem Kinderzimmer. Mein neues Höhlenspiel war wirkungsvoller. Da die Haha das Besenkammerspiel nicht noch einmal mit mir spielen mochte, versteckte ich mich in meinem Kleiderschrank. Das Gute an dem Spiel war, dass mich die Haha nun nicht mehr entdeckte. Leider saß ich dort auf dem Boden so unbehaglich, dass ich es nie so lange aushielt, wie ich es mir wünschte.

Eines Tages krabbelte ich aus meinem Kleiderschrank und rubbelte mein eingeschlafenes Bein wach. Als ich wieder leidlich stehen konnte, betrachtete ich mein hochklappbares Bett. Wäre es nicht möglich, sich dort zu verstecken? Ich öffnete das Bett zu $^2/_3$ und es sackte zu Boden. Ich dachte nach. Wenn ich das Bett nur zur Hälfte öffnete, müsste es in seiner Stellung verharren. Ich hatte Glück. Der Spalt blieb offen und war groß genug. Ich schlüpfte hinein. Von innen zog ich an der Matratze, das Bett schloss sich und Dunkelheit klappte zu. Ich machte es mir auf meinem Kopfkissen gemütlich. Es war viel schöner als in der Beseekammer. Das Dunkel herrschte unbehelligt in meiner kleinen Höhle. Betrübt stellte ich fest, dass ich keine Taschenlampe dabeihatte. Ich wischelte über mein senkrecht gespanntes Bettlaken. Angenehm kühl antwortete die Baumwolle. Meine linke Hand ertastete die Rückwand des Bettes und berührte auf einmal kühles Glas.

Lichtschauerfreuden später gab es einen leichten Knall.

Dunkelheit, die Lampe war kaputt. Mühsam krabbelte ich aus meinem Bett und suchte nach der Haha. Wenn eine Lampe kaputt war, konnte ich bei ihr Ersatz bekommen.

»Die Leselampe ist kaputt? Das ist wirklich ein schlechtes Fabrikat. Ständig brauchst du neue Röhren.«

Mit mattem Schein begrüßte die Wintersonne den ersten Tag des Jahres. Zerknirscht blätterte der Heimer im Märchenbuch, das ihm die Haha in die Hand gedrückt hatte. Im großen Kinderzimmer nahm ich am schnitzereiverzierten Schreibtisch Platz und wartete, dass der Heimer mit dem Diktat begönne. Die Haha hatte ihn zu einer der täglichen Nachhilfestunden verdonnert. Der Heimer hatte etwas ausgefressen, bekam aber kein Fellvoll und wurde auch nicht in die Beseekammer geschickt. Als der Heimer das Märchen gefunden hatte, fragte er lustlos:

»Welchen Satz hast du zuletzt geschrieben?«

Ich las vor, was in meinem Heft stand:

»›Spieglein, Spieglein an der Wand, wer ist die Schönste im ganzen Land?‹«

Der Heimer suchte mit dem Zeigefinger die Stelle und begann das Diktat:

»... so antwortete der Spiegel«.

»Die Satzzeichen musst du vorlesen.«

»Satzzeichen gibt es nicht. Das erste Wort wird kleingeschrieben.«

Buchstaben für Buchstaben kringelte ich aufs Papier. Der nächste Satz wurde vorgelesen:

»›Frau Königin, Ihr seid die Schönste im Land.‹«

Nach dem Komma hielt ich inne. Ich wusste nicht, wie sich das Wort Ihr schreibt. Die Haha war streng und half mir nie auf die Sprünge. Der Heimer würde mir gewiss helfen.

»Wie schreibt man das nächste Wort?«

»Das sage ich nicht.«

»Ach, bitte.«

»Wir schreiben ein Diktat!«

Der Heimer verhielt sich jetzt wie ein Lehrer.

»Sag es mir.«

»Rat mal.«

Das war gemein. Der Heimer äffte mich jetzt nach! Früher hatte ich das oft gesagt, doch die Zeiten waren lange vorbei. Ich flüchtete mich zu meinem letzten Freund:

»Entschuldigung?«

Der Heimer ahmte jetzt die Haha nach und sagte:

»Du sollst dich nicht immer entschuldigen.«

Ich schluckte meinen Unwillen hinunter und schrieb: ir. Der Heimer schaute sich die Lösung an und

... schüttelte den Kopf.

Ich fand eine andere Lösung: irr. Jetzt schmunzelte der Heimer und

... schüttelte den Kopf.

Ehrgeizig dachte ich nach und brachte eine Lösung zu Papier, von der ich wusste, dass sie richtig war: ier. Der Heimer lächelte und

... schüttelte den Kopf.

Enttäuscht wagte ich einen neuen Versuch: iir. Der Heimer wackelte leicht vor Lachen und

... schüttelte den Kopf.

Unverdrossen setzte ich die nächste Lösung hinter die ersten vier Fehlversuche: iirr. Mit jedem weiteren Fehlversuch wuchs meine Verzweiflung: irrr – ierr – ir.

»Das hatten wir schon!«

Ungläubig las ich die Zeile meines Scheiterns durch. Der Heimer hatte Recht. Weitere Versuche folgten. Plötzlich durchzuckte mich die Lösung. Warum war ich nicht schon früher darauf gekommen? Es war so einfach. Der Heimer trieb seinen Spaß mit mir! Ich schrieb noch einmal: ier. Diesmal bestand ich darauf, dass ich Recht hätte. Doch der Heimer wollte nicht zugeben, was ich zweifach sicher wusste: ier war richtig! Für mich war sein Starrsinn der Beweis, dass er mich zum Besten hielt.

Ich griff nach dem Buch. Der Heimer hob es schützend hoch. Vom Lärm im Kinderzimmer angelockt, erschien die Haha in der Tür. Sofort sagte ich ihr, wie gemein der Heimer war:

»Ich habe die richtige Lösung gefunden und er will das nicht zugeben!«

Der Heimer schwieg, was ich als Zeichen seiner Schuld wertete. Die Haha ließ sich vom Heimer den umstrittenen Satz zeigen und blickte in mein Heft. Zweieinhalb Zeilen mit lirs und leren prangten dort. Siegessicher sagte ich zu dem Heimer:

»Siehst du, ich habe Recht!«

Sie nahm ihm das Märchenbuch weg und gab es mir. Mein Blick fiel zuerst auf die Zeile: Spieglein, Spieglein an der Wand. Ich blickte tiefer und las den Satz meiner Niederlage. Die Wahrheit vor meinen Augen war schlimmer als alles zuvor. Der Heimer brüllte los vor Lachen, fiel vom Stuhl, jaulte auf, lachte wimmernd weiter und japste:

»Axel ist so dumm, das glaubt man nicht!«

Er schlug mehrmals die Hände vors Gesicht und stieß prustend die Worte hervor:

»Der lernt das nie!«

Ein Lachkrampf überwältigte ihn. Das war so gemein! Der Heimer sollte bestraft werden, nicht: ich.

Nach der Flucht in mein Zimmer verkroch ich mich in meiner Wolldeckenhöhle. Oft hänselten mich die Fledermäuse. Doch ihre Worte erreichten mich nicht in meiner Welt. Jetzt verklebte ein unbekanntes Gefühl mein Inneres. Es tat widerlich weh. Der Ihrschmerz benetzte mich. Der Heimer sagte, ich sei dumm. Zum ersten Mal verstand ich die tiefere Bedeutung seiner Worte. Zum ersten Mal verletzte es mich.

Anderentags suchte mich die Haha vergebens. Es war Zeit für meine sonntägliche Nachhilfestunde. Sie suchte mich im Wohnzimmer, im Büro. Sie öffnete den Schuhschrank und die Türen der Kinderzimmer. Sie trabte in den Keller, rief meinen Namen wieder und wieder, trabte zurück in den Flur und fragte dort den Dachs:

»Hast du Axel gesehen?«

»Nein, hast du schon im Keller nachgeschaut?«

»Im ganzen Haus habe ich schon gesucht. Nirgends ist er zu finden. Vorhin habe ich ihn noch gesehen.«

»Hast du schon in die Schränke gekuckt? Er versteckt sich dort gerne.«

Die leichtfüßigen Schritte der Haha klangen heller als die des Dachses. Sie kam in mein Kinderzimmer. Ich hörte, wie sie den Messingschlüssel im Schloss umdrehte und den Kleiderschrank aufsperrte. In meiner Betthöhle hielt ich den Atem an. Erstarrt lag ich auf dem Kopfkissen und lauschte. Der Kleiderschrank wurde geschlossen. Der Messingschlüssel knackte im Schloss. Der Dachs und die Haha standen in der Tür zu meinem Kinderzimmer. Die beiden unterhielten sich über die Nachhilfestunden. Am Ende des Gespräches sagte der Dachs:

»Der lernt das nie.«

Leidgeprüft fügte die Haha hinzu:

»Der lernt das nie.«

Für eine Weile konnte man im Hofhaus noch hören, wie die Haha den Dachsrat in die Tat umsetzte und alles öffnete, was sich öffnen ließ. Alles? Fast alles ... Das beschränkte Kind war nicht zu finden.

13

Der Frühling ließ am Groß Flottbeker Marktplatz die Bäume sprießen. Zwischen Tür und Angel sagte die Haha:

»Wir hören mit dem Flötenunterricht auf.«

»Nein! Nein! Nein! Nein! Das darfst du nicht tun!«

Die Haha stellte die marktgefüllte Einkaufstasche in der Küche ab und runzelte die Stirn. Wie irr zerrte ich an ihrem Mantel. Schroff gebot mir die Haha Einhalt und sagte:

»Seit drei Jahren gehen wir zu Herrn Starke. Seit drei Jahren versuche ich, euch das Flötenspiel nahe zu bringen. Jetzt gebe ich auf. Keiner von euch holt freiwillig die Blockflöte hervor, um zu üben. Keiner von euch zeigt Freude beim Musizieren.«

»Nein, das darfst du nicht tun!«

»Willst du wirklich weiter Blockflöte spielen?«

»Jajajajajajaja!«

»Dein Bruder und ich hören auf.«

»Nein! Das dürft ihr nicht tun!«

»Wir hören auf. Ich werde mir aber überlegen, ob du weiter zum Unterricht gehen darfst.«

Das war ihr letztes Wort. Es war fürchterlich, dass die beiden nicht mehr in die Osteresch gehen wollten. Eine uralte Regel wurde gebrochen. Eine Ordnung drohte einzustürzen. Das Blockflötenspiel war völlig unwichtig. Wichtig waren die Fußwege zum Flötenhaus und zurück. Dieser dreigute Teil meines Lebens durfte mir nicht genommen werden. Warum sollte ich bestraft werden? Ich hatte doch nichts ausgefressen.

Am Mittagstisch wartete ich auf eine günstige Gelegenheit, das Unheil doch noch abzuwenden. Als das Tischgespräch für einen Augenblick ruhte, fragte ich die Haha:

»Darf ich zum Flötenunterricht?«

Der Dachs sagte:

»Das Höhlenkind bittet um etwas, das größer ist als ein Keks? Das haben wir ja noch nie erlebt.«

Das Schweigen der Haha deutete ich als ein drohendes Nein. Der Verzweifelung nahe, wisperte ich:

»Entschuldigung?«

Gerührt musste die Haha lachen, dann nickte sie. Erleichtert schwieg ich für den Rest der Mahlzeit und freute mich auf die nächste Flötenstunde, auf die Dampfwalzenwiese und auf die Wischelhecken.

Die letzte Schulstunde war vorüber. Barbara mit den erddunklen Haaren sprach mich an:

»Wollen wir zusammen nach Hause gehen?«

Gerds Schwester besuchte dieselbe Klasse wie ich. Die Buntschattenkinder gingen oft gemeinsam nach Hause. Meine Antwort beseitigte jeden Zweifel:

»Ja.«

Dieser Tag war anders. Barbara wollte nur mit mir allein nach Hause gehen. War das ein neues Spiel? In der Seestraße fragte sie mich:

»Wo möchtest du leben, wenn du groß bist?«

Ein Bild flutete meinen Geist und ich antwortete:

»Auf einer Insel.«

Fröhlich redete Barbara los:

»Das ist toll. Dann können wir zusammen am Strand spielen.«

Ihre Worte nahmen sich bei den Händen und rannten los. Barbara malte in sonnenprallen Farben eine Zukunft aus, die nicht zu mir gehörte. Ausgelassen trällerte Barbara vor sich hin. Auf der kleinen Wiese am Vorbeckweg sagte sie:

»Später heiraten wir dann auf der Insel.«

Seltsam berührt, schaute ich Barbara an. War die nicht ganz bei Trost? Meine Insel war keine mare Insel. Für Buntschatten wäre dort – nun ja – kein Platz. An der Spielplatzreihe verabschiedete sich Barbara von mir. Sie legte fortan Wert darauf, dass ich sie auf dem Schulweg begleitete, morgens wie mittags.

Erleichtert umtänzelte ich das Bäumchen auf dem Hügellein an der Dampfwalzenwiese und schwenkte meinen Flötenbeutel. Gegenüber begrüßte mich ein prachtvolles Straßenschild.

»Urnenfeld – Urnenfeld – Urnenfeld.«

Ich spähte auf jede Hausnummer, an der ich vorüberging, und ich ließ mir Zeit, wie ich es mir schon immer gewünscht hatte. Einmal ein Näpfchen Wolkenkrem in aller Ruhe auslöffeln, einmal in aller Ruhe zum Flötenhaus schlendern.

Die Tönninger Straße war eine Sackgasse mit gut sichtbaren Reihenhäusern. Ich genoss jedes Schild, jede Hecke, jede Steinplatte auf meinem Weg in die Osteresch. Es war ein monopolyguter Nachmittag.

Das Flötenhaus lag auf dem Grundstück neben dem Kindergarten, den Peter und Wolfgang besucht hatten. Laubmächtig bewachte die hohe Birke den Eingang zur Doppelhaushälfte. Da war die Gartenpforte und da war wie immer die Enttäuschung. Für eine Stunde gäbe es keine Straßenschilder mehr und keine Wischelhecken. Die Klingel nahm das Fehlen der Haha und des Heimers nicht übel. Herr Starke begrüßte mich erfreut. Zum ersten Mal nahm ich allein Platz im Musikzimmer.

Beim Flötenspiel empfand ich keinen Schmerz und ich empfand keine Freude. Die Melodien waren wie weihnachtlich verpacktes Geräusch. Scheinbar hatten sie Klang. Scheinbar verdienten sie Aufmerksamkeit. Hörte ich jedoch genauer hin, waren sie lediglich Geräusch. Musik war wie eine Beseekammer ohne Besees.

Oft versicherte mir Barbara, ich sei ihr bester Freund. Auf dem Heimweg von der Windmühlenschule trällerte sie nahe dem Marktplatz:

»Ich mag Peter gerne.«

Dann schwieg sie. Nach ungezählten Schritten fragte ich in ihr Schweigen:

»Ja?«

Sie trällerte:

»AuchWolfgang mag ich gerne. Aber nicht so sehr wie Peter.«

Dann schwieg sie. Ich wusste wieder nicht, was ich sagen sollte. Für diese Art von Gesprächen war ich taub. Als Barbara sich im Schweigen erging, fragte ich:

»Ja?«

Sie trällerte:

»Wolfgang mag ich gerne, aber Peter mag ich noch ein wenig mehr. Dich mag ich auch. Ich mag dich sogar lieber als Wolfgang.«

Dann schwieg sie. Barbaras Worte hatten Klang, erreichten mich aber nicht in meiner Welt. Um mehr zu erfahren, fragte ich:

»Ja?«

Immer noch guter Laune trällerte Barbara:

»Wenn ich darüber nachdenke, habe ich Peter ein klitzekleines bisschen lieber als dich.«

Um mehr zu erfahren, fragte ich:

»Ja?«.

Barbara schwieg, bis das grüne Ampelmännchen an der Osdorfer Landstraße Guten Tag sagte:

»Vielleicht mag ich euch beide sogar gleich gerne.«

Unschuldig neugierig kam meine Frage:

»Ja?«

Im Vorbeckweg fragte mich Barbara:

»Stört es dich, wenn ich Peter mehr mag als dich?«

Barbara war ein Buntschatten, Peter war ein Buntschatten. Die Antwort lag auf der Hand:

»Nein.«

Barbara löste sich in Tränen auf und rannte fort. Warum weinte sie? Sie war doch gar nicht vom Rad gefallen. Verdattert schaute ich ihr hinterher, wie sie die Spielplatzreihe entlanglief, wie ihr erddunkles Haar im Wind flatterte, und hörte, wie die Haustür zugeschlagen wurde.

Im Wohnzimmer verwirrten sich die Stimmen der Haha und des Dachses zu einem Knäuel nie gehörter Sätze. Die Haha holte ihre Münzsammlung aus dem Geldschrank und zählte auf einem Zettel den Wert zusammen. Der Dachs saß auf der Marmorfensterbank und blätterte Sparbücher durch.

Marmorkuchen – Marmorkuchen – Marmorkuchen.

Schräg warf die Frühlingssonne den Schatten des Dachses ins Wohnzimmer. Ich fragte:

»Warum ist meines nicht dabei?«

»Deines brauchen wir nicht«, sagte der Dachs.

Ich hockte mich vor den geöffneten Geldschrank, holte den Axelordner hervor, wo alle meine Zeugnisse Unterschlupf fanden, und schaute nach, ob mein Sparbuch noch da wäre.

Die Haha erklärte mir, was gerade geschah. Das Finanzamt habe entschieden, dass der Dachs gar kein Journalist sei, sondern ein Geräusch. Außerdem sei die Steuernachzahlung für die letzten Jahre sehr hoch. Beides wären schlechte Nachrichten, da beides teuer käme. Für die nächste Zeit wäre das Geld knapp. Die Haha müsste deshalb ihre Münzsammlung verkaufen. Es sei aber nicht so schlimm, dass ich Angst um meinen Spargroschen haben müsste. Die Haha lächelte wie eine Fledermaus.

Als weder der Dachs noch die Haha hinschauten, schnappte ich mir besorgt mein Sparbuch, um es in meinem Zimmer zu verstecken – sicher war sicher. An meinem Schreibtisch blätterte ich in dem siegellackroten Heftlein. Lila Stempelzahlen vermerkten am 16. Juli 1963 die erste Einzahlung: 15 DM. Mit den Jahren war das Guthaben auf zweigute 147,23 DM angewachsen.

Stolz schnupperte ich an meinem Besitz. Vorne war mein Beruf eingetragen: Kind.

Sonnenstrahlen durchbrachen die Wolken, stickten Wärme auf die Haut. Ich wartete auf Barbara wie jeden Tag. Der Wind fragte schüttelnd die Äste. Raschelnd gab das Laub Antwort. Endlich kreuzte sie auf. Peter marschierte an ihrer Seite. Sie raunte ihm etwas zu, näherte sich mir und sagte:

»Du bist nicht mehr mein bester Freund.«

Auf dem Absatz machte sie kehrt und nahm Peter bei der Hand. Ich schloss mich den beiden an. Schnippisch sagte Barbara:

»Wir gehen allein nach Hause!«

Verdutzt blieb ich stehen und wartete eine Weile, bis die zwei Fledermäuse fortgeflattert waren. Mit einem Schulterzucken spazierte ich Richtung Vorbeckweg los. Jeder Versuch, das Verhalten der Fledermäuse vorauszusagen, war so sinnlos wie der Versuch, im Hofhausgarten nach Kartoffeln zu suchen.

Der Abend kroch über das Hofhaus. Ausgelaugt von der ungewohnt kühlen Mailuft, öffnete ich die Haustür und trat ein. Die Haha scherzte mit mir, erblickte die Fußspuren auf dem Teppich und sagte:

»Zieh auch deine Strümpfe aus. Sie sind feucht.«

Ich stöhnte:

»Ich kann nicht mehr.«

Meine wassergetränkten Gummistiefel standen auf der Fußmatte. Erschöpft lümmelte ich mich auf den Flurstuhl. Die Haha schritt zur Tat und sagte:

»Feuchte Strümpfe sind ungesund. Wo bist du nur gewesen?«

»Auf Spitzbergen. Am Teich Stichlinge fangen.«

»Hoch den Fuß!«, sagte die Haha fröhlich.

Ich tat wie befohlen. Die Haha zog am Strumpf. Die klamme Baumwolle klebte auf der Haut. Übermütig zog die Haha heftiger am Strumpf und riss mich – hui – vom Stuhl. Als mein rechter Fuß in übler Verrenkung unter mir lag, stöhnte die Haha auf und zuckte zusammen. Selten einmal zwang Schmerz einen Laut über meine Lippen. Diesmal entwischte mir ein Aua. Tröstend tätschelte die Haha meinen Knöchel und sprach:

»Heile, heile Regen, Schnee, bald tut es nicht mehr weh.«

Sie täuschte sich. Ein seltener Gast vergrub sich im Knöchel, arbeitete sich bei jedem Auftreten weiter vor. Klaglos humpelte ich umher. Das Zwicken im Knöchel ließ nicht nach. Als Gutenachtwort sagte die Haha:

»Schlaf nur, morgen ist es wieder gut.«

Dunkelheit umhüllte meine geöffnete Betthöhle. Ich wischelte die Daunendecke glatt und genoss die Ruhe vor der Nacht, die Albträume brächte. Für ein Rentier unter lauter Wölfen war es wichtig, seine Zähne zu schärfen. Jeden Abend wetzte ich mit der Zunge mein Gebiss. Wolfgangs kluger Rat war zu einer Ampelregel geworden, die mir Sicherheit gab. Bedachtsam schliff ich meine oberen Schneidezähne scharf, bedachtsam die unteren. An den Eckzähnen zog ich den Schmelz zu nadelfeinen Spitzen aus und an den Backenzähnen zu alles zermalmenden Kanten.

Leider wurde meine abendliche Ordnung empfindlich gestört: Blut gloste in meinem Fuß. Geschwollenes Gewebe entfaltete die Fußhaut, entwandte den Gelenken die Gelenkigkeit, entzog dem Schlaf die Schläfrigkeit, stopfte Matsch in einen Fuß, den ich nie als Fuß empfunden hatte. Verwirrt von so viel Anwesenheit unter meiner Bettdecke, richtete ich mich auf. Zwiegespalten saß ich auf der Bettkante. Zum ersten Mal spürte ich meinen rechten Fuß als Teil meines Lebens, zum ersten Mal verweigerte er mir seine Gefolgschaft.

Ich sank auf die Knie, drückte die Klinke, schwenkte die Tür ins Zimmer und krabbelte hinaus auf den Flur, krabbelte am Heimerzimmer vorbei, krabbelte an der Kellertreppe entlang, umkrabbelte den maikalten Kamin, erkrabbelte mir die Beseekammer, lugte durchs trübe Türglas ins lichtverwobene Wohnzimmer, empfing im Ohr das Gesäusel des Fernsehers, stieß die Tür auf und krabbelte weiter. Der Dachs drehte sich um und fragte:

»Wer kommt so spät zu Besuch?«

»Kann nicht schlafen.«

»Was hast du denn?«, fragte die Haha.

»Mein Bein ist heiß.«

Als ich das Sofa umkrabbelt hatte, sank ich auf den Rücken und streckte meinen Buntschatteneltern den roten Fleischklumpen entgegen.

Leer war der Flur im OP-Haus, funzelig das Licht. Die Haha mochte nicht mehr stehen, es war tief in der Nacht. Sie setzte sich zu mir auf die Liege. Als der Arzt endlich Nachricht brachte, gähnte die Haha zum elften Mal. Der Befund lautete: Knöchelbruch und Bänderschaden.

14

Ratternd fuhr die U-Bahn in die Haltestelle ein. Die augenfeine Ordnung der Kacheln begrüßte mich. Zur gekippten Fensterklappe strömte ein säuerlicher Geruch herein, der mich ein wenig an Paprikapfeffer erinnerte. Dem Geruch fehlte jedoch der zähnische Biss. Von den Kacheln las ich den Haltestellennamen ab:

»Lutterothstraße.«

»Noch eine Station, dann sind wir da«, sagte Opa.

»Gleich fahren wir aus dem Tunnel heraus«, sagte der Heimer.

Unruhig rutschte ich auf meinem Fensterplatz hin und her. Neben mir stand Omas Beutel mit dem würfelig geschnittenen Brot. Das würde ich alles verfüttern dürfen. Der Heimer hatte auch einen Beutel. Der Ausflug war eine Belohnung für die guten Zeugnisse. Opa fragte den Heimer:

»Freust du dich schon auf das Geräusch?«

»Ja.«

»Du musst dich dort gehörig anstrengen, damit du später studieren kannst.«

Im nächsten Jahr würde ich mit dem Heimer nicht mehr auf dem Windmühlenschulhof zusammen sein. Der Heimer war auf eine andere Schule versetzt worden. Die U-Bahn fuhr wieder los, brauste durch den Tunnel und kehrte kurz darauf ans Tageslicht zurück. Sonnig war der Tag und sonnig mein erstes Kreuzbauzeugnis. Keine einzige Sonne weinte in meinem Zeugnis, ein paar Sonnen lachten sogar. Eine Strahlesonne wie bei Wolfgang war mir leider verwehrt geblieben. Zum Glück gab es aber genügend fröhliche Sonnen in meinem Zeugnis für einen Ausflug in den Zoo.

Am Haupteingang von Hagenbecks Tierpark reihte sich Opa in eine lange Schlange ein, um Eintrittskarten zu kaufen. Ein Freigehege ließ sich auch vom Vorplatz aus einsehen. Der Heimer fragte:

»Warum bewegen sich die Bären nicht?«

»Sie sind müde«, antwortete Oma. »Erst gegen Abend werden sie munter.«

»Was für Bären sind das?«, fragte ich.

»Braunbären«, antwortete Oma.

Im Zoo kaufte Opa zwei Eis und ein Heft.

»Das ist der Tierparkführer. Wer möchte ihn haben?«

Der Heimer schüttelte den Kopf und lutschte an seiner Vanillewaffel. Tierparkführer: das hörte sich gut an. Ich nickte.

»Erst musst du dein Eis aufessen«, meinte Oma.

Bei den Flamingos leckte ich mir meine eisverschmierten Finger ab und mit Omas Taschentuch putzte ich meine Hände sauber. Opa reichte mir den Tierparkführer.

»Damit kannst du uns immer sagen, welchen Weg wir gehen müssen.«

Sofort vertiefte ich mich in die bunten Seiten. Es war wundervoll. Jedes Gehege hatte eine Nummer und der Rundweg schlängelte sich an den Nummern entlang durch den Tierpark und im Gehege am Hauptportal dösten Kodiakbären – keine Braunbären! Am Fuße des großen Felsens fragte Oma:

»Wo müssen wir jetzt hin?«

»Nach links zu den Löwen.«

Im Tierparkführer lesen war so schön wie Monopoly spielen.

Viele Gehege später stürmte der Heimer los. Der fledermausgefüllte Spielplatz lockte ihn. Mein Knöchel zwickte, dankbar setzte ich mich zu Oma und Opa. Der Heimer sauste von der Rutsche herab. Nicht einmal, viele Male. Der Heimer kam herbeigerannt. Opa fragte:

»Weißt du schon, welchen Beruf du später ausüben willst?«

»Ich will Lokführer werden!« Der Heimer war außer Atem. »Darf ich noch ein Eis?«

Oma nickte und gab ihm ein paar Münzen für den Eismann.

»Und was ist dein Beruf?«, fragte mich Opa.

»Kind.«

»Das ist kein Beruf.«

Ach? In meinem Sparbuch stand das aber.

»Warum nicht?«, wollte ich wissen.

»Lokführer ist ein richtiger Beruf. Kind ist kein Beruf.«

Eis lutschend kam der Heimer zurück.

»Hier für dich.«

Er reichte mir ein schokoladenüberkrustetes Stieleis. Das war genau das Richtige. Mein Knöchel zwickte und pochte, meine Knie waren weich und es war heiß. Opa fragte:

»Welcher Beruf würde dir denn Spaß machen?«

»Tierpfleger!«

Unendlich lange dürfte ich im Zoo meine Kreise ziehen. Unendlich lange könnte ich die Ordnung der Gehege bewundern. Unendlich lange würde ich im Tierparkführer schmökern und mich an den Wegschildern erfreuen. Vorbeckweg – Notkestraße – Osteresch: das klang dreigut. 1–2–3: das klang viergut.

Kokeleinarben zierten das Sandkistenholz wie Ringe und Ketten. Seit diesem Sommer verfügten einige Buntschattenkinder über Lupen. Ich hatte noch keine. Sorgsam strich Gerd auf dem Holz ein scharlachrotes Samttuch glatt. Anderthalb Dutzend Buntschattenfledermäuse aus dem Vorbeckweg hefteten ihre Blicke auf Christoph, wie er die ausgesetzten Gewinne auf dem Ehrentuch zur Geltung brachte. Ein goldfarbener Siegertopf, die zweiten und dritten Preise sowie die Trostpflaster bildeten die Ordnung für alle, die ihre Kräfte messen wollten. Feierlich wurde im August die erste Vorbeckiade eröffnet. Alle Kinder spendeten Beifall.

Die ersten Runden des Mehrkampfes trennten das Geräusch vom Klang. Die Flinken und die Wendigen übernahmen die Führung. Die Langsamen und die Plumpen fielen zurück. Nach dem Stangenlaufen auf der Fußballwiese – meine Zeit wurde durch die Ausrutscher zweier Fledermäuse aufgewertet – linste ich über Gerds

Schulter. Durfte ich mir Hoffnungen auf einen Gewinn machen? Vom Trostpreis in meiner Altersstufe war ich weit entfernt. Gerd zählte die Punkte zusammen. Ich lag an dritter Stelle! Die beiden Führenden waren weit enteilt. Traurig nahm ich Abschied vom goldfarbenen Siegertopf. Schielte aber bereits zum bronzefarbenen Kelch, worauf die Inschrift prangte: 3. Platz.

Ein letzter Wettbewerb stand noch aus. Christoph rief die Buntschattenläufer herbei. Gerd zog mit einem Backsteinstück den Startzielstrich. Die Spielplatzrunde führte über eine Strecke von vielleicht 80 Metern. Die Langsamen und die Plumpen starteten zuerst. Ausgepumpt stürzten sie am Hagebuttenbeet entlang die Stufen hinauf, hechelten ins Ziel. Nachsichtig stoppte Christoph die Zeiten. Eifrig schrieb Gerd die Ergebnisse auf. Feierlich verkündete er die neuen Ränge. Fast jedes Mal gab es einen Wechsel auf dem ersten Platz.

Jetzt wurde ich aufgerufen. Zitternd duckte ich mich über den Startstrich. Einige der Buntschattenkinder hatten die weiße Spielplatzmauer erklommen, um die ganze Strecke zu überblicken. Der Kelch, der Kelch, ich wollte den Bronzekelch! Christoph rief:

»Auf die Plätze!«

Mein Blick schabte im Backsteinrot des Zielstriches. Der Strich sah aus wie hingestottert.

»Fertig!«

Auf dem grauen Einerlei der Gehwegplatten ragten die Backsteinbröckchen wie Erdbeerborsten empor. Der mehlige Geschmack von Gestein rieselte über meine Zunge. Christophs Stimme knallte in meine Ohren:

»Los!«

Mein gut verheilter Knöchel nahm den Druck der Muskeln an, schnellte vor. Nach wenigen Metern erreichte ich den Vorbeckweg. Jetzt links übers Beet gesprungen! Dornen ritzten meine Haut. Vor mir rückte schon die Müllbox näher. Der Kelch, der Kelch, der Bronzekelch! Mit der linken Hand griff ich an die kieselige Steinkante der Müllbox, fand Halt, schwang mich um die Ecke in die Spielplatzreihe, wo Barbara und Wolfgang wohnten. Beim Aufsetzen des Fußes geschah es! Ein Stich durchfuhr meinen gut verheilten Knöchel. Dumpfer Schmerz wühlte im Gelenk, übertrug sich geschwind in meine Bewegungen. Von der Spielplatzmauer schrie der Heimer:

»Lauf, Dummbart, lauf.«

Der Schmerz schleuderte Sand in meinen Knöchel, trieb Gestalt in den Fuß. Die ungewohnte Anwesenheit dieses Klumpen Fleisches, der mir seine Gegenwart zukeifte, verschreckte mich. Mein Lauf zerhackte sich. Die Stimme des Heimers überschlug sich:

»Lauf! Gib nicht auf. Lauf!«

Unter der ersten Pergola kämpfte ich eiernd um meine Haltung. Unter mir rannten Fessel an Fessel ein rechter Fuß, den ich wahrnahm, und ein linker Fuß, den ich nicht wahrnahm. Plötzlich endete die weiße Mauer. Ich hatte nicht aufgepasst! Vom Kalkstein rutschte meine Hand ab. Ich wurde weit hinausgetragen. Um einen Sturz zu vermeiden, musste ich an das hölzerne Klettergerüst greifen. Ich verlor wertvolle Sekunden! Das Hagebuttenbeet zeigte mir Blüten und Blätter. Aufgestachelt pumpte mein Herz Blut durch meine Adern. Von der Fußballwiese herab feuerten mich die Buntschattenkinder an. Ihr Lärm fand in mir Widerhall: Kelch, Kelch! Mein Atem krümmte sich durch Kehle und Lunge. Schneller! Schneller! Jetzt noch die winzige Treppe hinauf. Nur nicht umknicken. Meine Schritte passten knapp. Ich rannte fast in die flachen Stufen hinein, musste früh abspringen, erwischte die oberste Stufenkante, strauchelte um ein Haar, rannte weiter bis zum hingestotterten Backsteinstrich, wo Anfang Ende wurde. Schwungvoll stoppte Christoph meine Zeit. Eifrig schrieb Gerd das Ergebnis auf. Feierlich verkündete er wie bei der Olympiade in München:

»Zweiter Platz!«

Der Heimer klopfte mir auf die Schulter.

»Pech gehabt, jetzt wirst du hinter Tom Vierter. Die fünf Zehntel hast du an der Müllbox verloren.«

Ich keuchte. Der Heimer redete weiter:

»Was ist nur mit dir los gewesen? Du bist ja fast stehen geblieben.«

Ich richtete mich auf. Mein Blick haschte nach den Preisen: Goldtopf, Silberbecher und Bronzekelch. Ich wagte ein paar Schritte. Die Anwesenheit des Fußes war so deutlich, als wäre der Knöchel gebrochen. Ich hob das Bein, schüttelte den aufdringlichen Besucher kräftig durch. Nichts änderte sich. Der Fuß zeigte Anwesenheit, die Anwesenheit ließ sich nicht vertreiben. Ich wusste nicht weiter, wackelte umher, lauschte in meinen Fuß hinein. Erleichtert nahm ich wahr, dass allmählich seine Anwesenheit abklang.

Ich horchte auf. Der vorletzte Buntschattenläufer erreichte das Ziel. Gerd verkündete feierlich:

»Erster Platz!«

Jetzt war ich nur noch Dritter. Der letzte Buntschattenläufer schritt zum Start. Sein Vorsprung war beträchtlich. Er würde den Goldtopf holen und mich auf den vierten Platz verdrängen. Ich kletterte bei der ersten Pergola auf die weiße Mauer. Christoph gab die Startbefehle:

»Auf die Plätze! … Fertig! … Los!«

Der Buntschattenjunge wetzte los, verschwand kurz hinter den Tannen, sprang übers Beet, sauste um die Ecke an der Müllbox und flitzte die Spielplatzreihe entlang. Der Heimer rief ihm hinterher:

»Dein Schuhband ist offen!«

Jetzt sah ich es auch. Wie Rattenschwänze flatterten die Senkel um seine Knöchel. Am Mauerende verkürzte der Buntschattenjunge seine Schritte, schlug leichtfüßig den Bogen, wurde kaum hinausgetragen. Doch er trat auf den inneren Rattenschwanz und stürzte koppheister über das Klettergerüst. Buntschattenkinder kreischten, sprangen von der Mauer, rannten auf die Fußballwiese.

Vorsichtig, auf meinen seltsam anwesenden Fuß Rücksicht nehmend, glitt ich von der Mauer. Der fast sichere Sieger kroch stöhnend über das Klettergerüst. Mit blutendem Knie stakste er weiter. Anfeuerungsrufe trieben ihn zum Hagebuttenbeet. Schwerfällig nahm er die flachen Treppenstufen und humpelte ins Ziel. Christoph schnappte mit der Stoppuhr zu und ratterte sogleich die Sekunden und Zehntel herunter. Geraune entschlüpfte den Buntschatten. Langsamer sei keiner gewesen. Aufgeregt sprang ein Teil der Buntschattenkinder in die Sandkiste, um zu sehen, wie Gerd das Ergebnis berechnete.

»Dritter Platz für Tom!«, rief er feierlich aus.

Stille zersplitterte in Jubel. Da stand der Bronzekelch und ich war nur Vierter.

Aus dem großen Dachsregal fingerte ich ein Tierbuch hervor und machte es mir auf dem Korbstuhl gemütlich. Bis zu meiner Verabredung mit Wolfgang auf dem Spielplatz war noch Zeit. Das Tierbuch war fast so schön wie der Tierparkführer. Mit dem Buch konnte ich den Zoobesuch so oft aufleben lassen, wie ich wollte.

Einen Zoobesuch später lehnte sich der Dachs in seinem Arbeitssessel zurück und fragte mich:

»Wie gefällt dir das neue Schuljahr?«

»Gut. Ich habe meinen alten Fensterplatz behalten.«

»Strengst du dich im Unterricht auch an?«

»Ja.«

»Wenn du dich richtig anstrengst, kommst du aufs Geräusch und kannst dort das Abitur machen, und mit dem Abitur darfst du auch auf die Uni.«

Uni klang fast so schön wie Juni und Juni klang so schön wie Juli und Juli klang so schön wie Geburtstag. Ich fragte den Dachs:

»Hast du das Abitur?«

Er nickte.

»Ich habe es erst als Erwachsener nachgeholt. Nach der vierten

Klasse bin ich auf die Realschule gekommen, weil wir nicht genügend Geld gehabt haben.«

Ich dachte an mein Taschengeld.

»Kostet das Abitur Geld?«

»Heute nicht mehr.«

»Dann will ich auch auf die Uni gehen.«

Geburtstag – Geburtstag – Geburtstag.

Ich stand auf und schaute auf den Dachstisch.

»Darf ich die Lupe haben?«

»Wofür?«

»Wolfgang hat auch eine.«

»Diese Lupe ist zu teuer. Für den Spielplatz kannst du eine andere Lupe haben.«

Der Dachs kramte aus der Schublade ein winziges Ledermäpplein hervor, klappte die Lupe hervor, überreichte sie mir.

»Ich schenke sie dir. Nun lauf los.«

Prall stachen die Sonnenstrahlen durch die Linse. Ein Rauchbausch zerkräuselte sich über dem schmorschwarzen Lichtfleck. Wolfgang kokelte Ringe und Ketten in das Sandkistenholz. Ich holte mein winziges Ledermäpplein hervor und machte es ihm nach.

»Darf ich einmal sehen?«, fragte Wolfgang.

Ich reichte ihm die Lupe. Wolfgang nickte anerkennend. So eine schöne Lupe hatte er nicht.

Kokelfreuden später sagte Wolfgang:

»Weißt du, was DESY heißt?«

»So heißt das Hochhaus oben an der kleinen Eiche.«

»Das ist nur das Gästehaus. DESY heißt Deutsches Geräuschgeräusch.«

»Kannst du das wiederholen?«

»Deutsches Geräuschgeräusch.«

Da war nichts zu machen. Es gab nette Wörter und es gab weniger nette Wörter. DESY war kein nettes Wort. Wolfgang redete weiter:

»Ich muss gleich weg.«
»Warum?«
»Ich treffe mich mit einem Mädchen.«
»Was für ein Mädchen ist das?«
»Ich bin mit ihm verheiratet.«
Für einen Moment schaute ich ihn überrascht an.
»Du bist verheiratet?«
»Ja.«
»Du bist doch gar nicht erwachsen.«
»Wenn man so viele gute Noten hat wie ich, darf man vorher heiraten.«
Alle Achtung. Dafür waren Strahlesonnen also auch gut.
»Ich muss jetzt gehen.«
Wolfgang verschwand Richtung Spielplatzreihe. Anerkennend schaute ich ihm hinterher.
Kokelfreuden später machte ich mich auf den Heimweg. Im Hofhaus lief mir die Haha über den Weg. Ich sagte zur ihr:
»Wolfgang ist verheiratet.«
»Wer sagt das?«
»Wolfgang.«
»Er hat dir einen Bären aufgebunden.«
»Nein.«
Die Haha kuckte mich streng an.
»Er hat dir einen Bären aufgebunden.«
»Was für einen Bären meinst du? Einen Kodiakbären oder einen Eisbären?«
»Rede keinen Unsinn.«
Die Haha hatte Unrecht. Wolfgang könnte mir nie und nimmer einen Bären auf dem Rücken festbinden. Nicht einmal einen Waschbären.
»Er ist nicht verheiratet«, sagte die Haha mit erhobenem Zeigefinger. »Kinder sind nie verheiratet.«
Ich glaubte dem Zeigefinger der Haha.

»Warum sagt Wolfgang das denn?«

»Wolfgang ist ein Lausebengel. Du musst nicht immer alles glauben, was er dir erzählt.« Die Haha schaute mich ganz seltsam an. »Wir müssen uns einmal unterhalten. Wie wäre es mit morgen Nachmittag?«

»Worüber willst du dich mit mir unterhalten?«

»Das kann man nicht in ein paar Worten sagen.«

Einige Zeit dachte ich darüber nach, worüber sich die Haha mit mir unterhalten wollte, fand jedoch keine Antwort.

Am nächsten Tag fragte ich Wolfgang in der ersten kleinen Pause:

»Warum hast du gesagt, dass du verheiratet bist?«

»Du hast das geglaubt?«

»Ja.«

Wolfgang lachte los und konnte sich nicht mehr einkriegen. Die Haha hatte Recht. Er war ein Lausebengel.

Murmel auf Murmel tropfte durch meine Finger, klackerte hinein in mein deckelloses Schatzkästlein, das immer noch leicht nach Zigarren duftete. Es war noch ein wenig Zeit, bis die Haha sich mit mir unterhalten wollte. Der beruhigende Klang der Murmeln legte ein Muster in meinen Geist, das Belohnung in sich selbst fand. Sicherheit war wichtig für das, was ich am Boden des Schatzkästleins unter einem sandgelben Taschentuch versteckte. Vor gierigen Blicken sicherten Murmeln und Taschentuch mein siegellackrotes Sparbuch. Sicherten sie es auch vor gierigen Griffen?

Es wäre ein Leichtes, die Murmeln auszuschütten und das Taschentuch fortzunehmen. Ungeschützt läge dann mein Sparbuch am Boden einer deckellosen Zigarrenkiste. Wo wäre ein geeignetes Versteck? Mein Kinderzimmer erschien mir nicht sicher genug. Bei Fledermäusen musste man auf alles gefasst sein.

Im Flur gegenüber der großen Heizung ragte die Garderobe empor. Hinter den Holzplatten wäre genügend Platz für ein Sparbuch.

Ich steckte es mehrmals hinein, doch es fiel immer wieder heraus, sobald ich an der Garderobe rüttelte.

Im Wohnzimmer boten sich die Sofapolster an. Nach einigen Versuchen gab ich es auf. Das Versteck zwischen den Polstern war zu öffentlich. Einer Eingebung folgend, steuerte ich die Kellertreppe an, blickte noch einmal zur Garderobe und strich sie endgültig aus der Liste der möglichen Verstecke.

Im Keller blieb ich vor dem ausgemusterten Kleiderschrank stehen. Die Glastüren mit ihren Vorhängen sahen aus wie Fenster, ohne Fenster zu sein. Magisch angezogen vom zwiespältigen Äußeren des Schrankes, öffnete ich ihn. Vielleicht fände sich in den Tiefen seiner Borde ein Schlupfwinkel für meinen bedrohten Schatz. Eine Wolldecke wölbte sich, der Ordnung des Schrankes abhold, über den Rand des oberen Bordes. Ich zupfte ein wenig am grasgrünen Stoff. Die Wolldecke gab nur einen Saum breit nach. Ich zupfte kräftiger und hielt eine Schlappe der Wolldecke in der Hand. In der Wolldecke schien etwas verborgen zu sein. Ich zog an der Schlappe. Die Wolldecke gab nicht nach. Ich vergröberte meine Anstrengungen, zog kräftiger, fing an zu zerren und verlor, als die Wolldecke nachgab, fast mein Gleichgewicht. Eine umhüllte Schachtel krachte auf den Boden. Die wiesenfarbene Wolldecke wallte mir über den Leib.

Der weiße Plastikbeutel war sorgfältig verschnürt. Ich fingerte an den Knoten herum, dröselte Schleife für Schleife auf, zwängte die Schachtel unter der verbleibenden Verstrickung hervor, streifte den Plastikbeutel ab und musste, von Glück gestochen, aufjauchzen. Was für ein Fund! Ungezählte Male hatte ich danach gesucht! Jetzt hielt ich die Schachtel, die tief begehrte, in den Händen! Selig wischelte ich über den zuckergussmatten Deckel des Kastens, zeichnete mit den Fingerkuppen Schrift und Muster nach.

Ich hob den Kasten an, um den Boden heraussacken zu lassen. Nichts geschah. Der zuckergussmatte Deckel umspannte straff den Boden und hielt ihn gefangen. Mühsam hebelte ich mit dem Zeigefinger Kante für Kante auf. Der Kasten gab seinen Inhalt preis: Zauberstab und Zauberbüchlein sowie allerlei magische Kleinode schlummerten in ihren Fächern. Atmend strichen meine Finger über die Sächelchen, erfrischten sich an dem Hauch, kosteten jeden Zug ihrer Gegenwart aus. Mein Daumen tippte das nachtschwarze Kanthölzlein an, wo die zwei Vollmonde beieinander ruhten. Niedlich wippte es in seinem Schachtelbett. Mir gefiel die beengte Bewegung und das scheue Geräusch von Holz auf Plastik.

Auf einmal erfüllte mich das alte Staunen über einen Zaubertrick, der mich verblüffte, ohne dass ich sein Geheimnis erraten konnte. Ich tippte das Hölzlein erneut an, diesmal ein klitzekleines bisschen kräftiger. Im Schachtelbett drehte es sich auf den Rücken, und die beiden Vollmonde stürzten auseinander! Vorder- und Rückseite waren bemalt. Wieder und wieder tippte ich das Hölzlein an. Die Monde stürzten aufeinander zu und die Monde stürzten voneinander fort. Es war kinderleicht, man musste nur den Dreh wissen!

»Axel, wo bist du?«, rief die Haha.

Es war verboten, den Zauberkasten anzufassen! Fellvoll, Fellvoll: die Gefahr gewann in mir Klang. Ich tütete die Schachtel ein, zwängte sie in die Verstrickung. Das Kellerlicht würde mich verraten. Übereilig wickelte ich die Wolldecke um das weiße Paket.

»Axel, bist du im Keller?«

Bevor ich antworten konnte, klapperten Sandalen auf der Kellertreppe. Ich rammte den grasgrünen Packen zurück ins Bord und rief über die Schulter:

»Ja.«

Als ich mich umdrehte, schritt die Haha die letzten Stufen herunter. Sie stutzte. Zwischen ihr und mir lag das Sparbuch.

»Was willst du mit deinem Sparbuch im Keller?«

»Ich suche dafür einen sicheren Platz.«

Die Haha bückte sich, nahm mein Sparbuch an sich.

»Wir legen es in den Geldschrank, dort ist es gut aufgehoben.«

Nachdem die Haha mein siegellackrotes Sparbuch wieder in den Axelordner gelegt hatte, holte sie ein weißes Buch hervor. Groß und schmal war es.

»Setz dich zu mir.«

Neugierig schaute ich auf das Buch. Die Haha fragte:

»Weißt du, wo die kleinen Kinder herkommen?«

»Nein.«

Die Haha öffnete das Buch, las daraus vor und fing an zu erklären, wo die kleinen Kinder herkommen und wo sie nicht herkommen. Vergnügt hörte ich zu. Was für die kleinen Kinder galt, galt auch für mich. $9^{1}/_{2}$ Monate hatte ich in der Haha zugebracht.

»Als kleines Kind bist du ganz lieb gewesen. Du hast kaum geschrien, bist immer glücklich gewesen. Dein Bruder ist dagegen ein richtiger Schreihals gewesen. Ich habe dich auf den Balkon stellen können und du hast geschlafen wie ein Murmeltier, bis ich wiedergekommen bin.«

Murmeltier – Murmeltier – Murmeltier.

»Das ist noch in der Eduardstraße gewesen?«

Die Haha nickte und blätterte und erzählte und blätterte und erzählte und ich schaute mir die bunten Bilder an und fragte dies und das. Nachdem die Haha ausgeblättert hatte, wollte ich etwas wissen:

»Wie lange hast du mich gestillt?«

»Sechs Monate.«

»Warum nicht $9^{1}/_{2}$ Monate?«

»Deinen Bruder habe ich auch so lange gestillt.«

»$9^{1}/_{2}$ Monate wären genau richtig gewesen. Hast du mich genau sechs Monate gestillt? Oder etwas länger?«

»Ungefähr sechs Monate.«

»Warum weißt du das nicht?«

»Das ist doch schon lange her.«

Da war nichts zu machen. Ich fragte nach und fragte nach und bekam immer die gleiche Antwort zu hören. Leider nahm die Haha es mit den Zahlen nicht so genau. Was für ein Jammer.

15

In allen Wacholdern und Tannen tropfte es. Mit den Zehen ertastete ich die Rippen der Heizung, während ich am Schreibtisch saß und meine Nachhilfeaufgaben löste.

Strahlesonne – Strahlesonne – Strahlesonne.

In meinen Füßen sammelte sich Hitze und ließ mich einen Abglanz von Anwesenheit spüren. Glutwarme Heizkörper erfreuten mich. In diesem Winterhalbjahr war die Heizung meines Zimmers stets voll aufgedreht.

Einige der Nachhilfeaufgaben löste ich zuerst allein. Später würde die Haha die Ergebnisse überprüfen und mir erklären, was ich nicht verstand. Ein Teil der Arbeit war getan. Mir war der Sinn nach ein wenig Abwechselung. Ich schlüpfte in meine Klapperlatschen, klapperlatschte im buntschattenleeren Hofhaus umher und genoss die Anwesenheit unter mir. Seit Monaten war dieses fremde Gefühl zu Gast in meiner Welt.

Auf dem Flur besuchte ich eine alte Freundin, die allmählich zu meiner besten Freundin wurde. In diesem Winter verhätschelte ich die große Heizung wie nie zuvor. Meine Hände waren zwar nicht so taub wie meine Füße. Unter Hitze oder Druck gewannen sie jedoch gleichfalls an Gestalt. Ich presste meine Finger zwischen die Heizflächen und überspannte die Handgelenke. Wohlig spürte ich, wie Gestalt in meine Hände schlüpfte. Ich genoss diese Art der Anwesenheit. Sie war nicht bedrohlich. Ich hatte sie im Griff. Angenehm plusterten sich die Hände in der Hitze auf. Als ich das Pulsen des Blutes in jeder Fingerspitze fühlte, als ich die Gegenwart der Hände schmerzlos wahrnahm, zog ich sie hervor. Auf der sparbuchroten Haut prangten die Druckstellen inschriftgleich.

Meine Holzsandalen klapperten gedämpft auf dem Teppich. Ich machte Halt vor der Beseekammer, drehte mich um, linste nach links zum Küchenschrank. Galt das Hahaverbot auch für die neue Keksdose? Meine Hände strahlten vor Anwesenheit. Unsicher knubbelte ich mit meinen Zehen am Sandalenholz. Innerlich wog ich ab, was die Haha gesagt hatte. Es kribbelte in meinen Fingerspitzen. Ich kletterte auf das Mauerblümchen und betrachtete die Dose. Dem Kribbeln gehorchend, nahm ich die Dose vom Schrank, stellte sie auf den Küchentisch, strich mit meinen hitzeprallen Fingern über die Rundungen des Bleches und öffnete die Dose. Der üppige Anblick der Kekse schenkte mir die Antwort auf meine Frage. Das Hahaverbot, die alte Keksdose anzufassen, bedeutete, dass ich immer nur einen Keks aus der neuen Dose nehmen durfte! Wenn die Haha mich belohnte, gab sie mir stets nur einen Keks. In der Dose verblieben also immer ungefähr gleich viele Kekse. Das war der höhere Sinn der Hahaworte, ich griff zu.

Glücklich mümmelte ich im Kinderzimmer meinen Keks. Heizungswärme floss durch den Sockenstoff in meine Zehen. Der beruhigende Geschmack des Kekses legte ein Muster in meinen Geist, das Belohnung in sich selbst fand. Ich wusste, was die Hahaworte bedeuteten! Himmelhoch glücklich, schlenderte ich in die Küche. Die Keksdose stand noch immer auf dem Küchentisch. Immer noch lagen ungefähr gleich viele Kekse in den Knisternäpfchen. Ich tippte einen Keks an. Ein zartkantiges Geräusch schmiegte sich in mein Bewusstsein. Ich nahm den Keks in die Hand und betrachtete die Näpfchenpracht. Obwohl ich einen zweiten Keks fortgenommen hatte, waren immer noch ungefähr gleich viele Kekse in der Dose!

Ich schnupperte am Keks. Der süße Duft schlich in meine Nase. Vorsichtig, ich mochte mein Glück noch nicht fassen, beknabberte ich die eingebackene Mandel. Ein Muster, das Belohnung in sich selbst fand, legte sich in meinen Geist. Behutsam bröckelte ich Stückchen für Stückchen aus dem Mandelmond, behutsam zerkauten meine gut gewetzten Zähne das Gebäck. Genüsslich sog ich den Keksbrei von einer Backentasche in die andere, genüsslich ließ ich die Süße im Munde versinken. Mit gefalteten Händen saß ich am Küchentisch und bestaunte mein Glück.

Schritte hallten in der Vorbeckwegreihe – ich horchte auf –, die Schritte erreichten das Hofhaus. Die Haha blickte zum Fenster herein. Ich hielt in der Hand eine halb verputzte Belohnung. Das Gesicht der Haha entnebelte sich. Sie stieß die Tür auf und schimpfte. Ich sackte in mir zusammen. Fauchend stellte die Haha ihre Einkaufstaschen ab. Das war ungerecht! Ich hatte doch alles richtig gemacht! Die Furcht vor einem Fellvoll griff nach mir. Ich stammelte:

»Ich habe immer nur einen genommen.«

Die Haha schwieg, zog Mantel und Stiefel aus, setzte sich neben mich. Satz für Satz zog sie mir aus der Nase. Als sie alles gehört hatte, was sie wissen wollte, erklärte sie mir ihr Verbot, die Keksdose anzufassen, so, wie sie mir die Bedeutung einer roten Ampel erklärt hatte. Am Ende ihres Vortrages gab sie mir den Deckel in die Hand. Schweigend verschloss ich die Keksdose. Aus der Keksdose in der Küche durfte ich keine Kekse nehmen, auch wenn sie noch so gut schmeckten. Aus meinen Händen war die Gestalt verschwunden. Die Inschrift war verblasst.

Auf dem Sportplatz erscholl die Stimme der Schiedsrichterin ein ums andere Mal. Meine Klasse spielte Fußball. Ich sah gespannt auf Peter, der Wolfgangs Zuspiel geschickt annahm und sich umblickte. Ich lief mich frei und Peter spielte den Ball steil. Das Zuspiel wurde lang und länger. Das letzte bisschen Raschheit quetschte ich aus meinen Beinen. Bedrohlich schnell rollte der Ball auf das Toraus zu. Ich kämpfte mich heran, befürchtete, zu spät zu kommen. Schwungvoll riss mich der Schuss von den Beinen. Ich stürzte ins Aus und schlitterte auf dem linken Knie meterweit. Bangend sah ich dem Ball hinterher, wie er in den Strafraum flog, sah, wie er abgefangen wurde.

Enttäuscht richtete ich mich auf. Meine Lungen pumpten Luft in den Rumpf. Ich humpelte los, blieb keuchend stehen. Unter mir spürte ich Anwesenheit. Erfreut blickte ich hinab, um einen Blick auf den seltenen Gast zu werfen. Rot war das Knie vom Grand, rot war es vom Blut. Ich humpelte ins Spiel zurück. Frau Dressel schaute meinen ungelenken Bewegungen zu. Sie pfiff in ihre Trillerpfeife, kam herbei, musterte mein verschmiertes Bein.

»Das sieht nicht gut aus. Geh schon einmal in den Umkleideraum. Die Stunde ist gleich vorbei. Ich fahre dich besser zu einem Arzt.«

In der Kühle des Waschraumes wässerte ich das Papiertuch und scheuerte den Schmutz von der Haut. Blut rann über mein Schienbein, tropfte auf das Grau des Waschbeckens. Ich wischte es fort und wusch meine anwesenden Hände im Wasserstrahl sauber. Grandkörner rieselten in den Abfluss. Abwesend klopfte ich mit dem Papiertuch meine Haut trocken. Inschriften prangten auf beiden Handballen. Inschriften waren zweigut. Der Arzt tupfte den Rotschaden ab. Der Grand hatte die Haut aufgefressen.

Im Fleisch steckten Sandkörner, und unter dem verkrusteten Schmutz sickerte Blut hervor. Bedachtsam pickte der Arzt die Steinchen aus der Wunde. Hie und da lüpfte er das Fleisch, um versteckte Körner aufzuspüren. Die Krankenschwester beobachtete sein Tun, und sie beobachtete mein stilles Dasitzen. Kein einziges Mal zuckte ich zusammen. Sie strich mir übers Haar und sagte anerkennend:

»Du bist aber tapfer.«

Der Arzt legte sein Greiferchen beiseite und sagte:

»Gleich ist es überstanden. Wir werden noch ein wenig Jod darauf tun, damit sich die Wunde nicht entzündet.«

Die Krankenschwester reichte ihm ein Fläschchen. Er beugte sich über die Wunde, blickte mich an.

»Das tut jetzt weh. Beiß am besten die Zähne zusammen.«

Einfache Anweisungen mochte ich gerne. Sie waren leicht zu befolgen. Eilfertig biss ich meine Zähne zusammen.

»So ist es gut«, sagte der Arzt.

Behutsam trug der Arzt sein Mittel auf. Er fragte mich:

»Na, brennt es?«

Ich stutzte. Was meinte er? Mein Knie stand nicht in Flammen. Kein Feuer züngelte. Glut war nicht zu sehen. Die Worte des Arztes hatten Klang und Bedeutung, doch erreichten sie mich nicht in meiner Welt. Ich ließ mir meine Verwunderung nicht anmerken und dachte hastig nach, was der Arzt meinen könnte. Das Jod bescherte mir pralle Anwesenheit im Knie. Vielleicht meinte der Arzt das: Feuer erzeugt Wärme und Wärme umfing mein Knie. Ich biss nicht länger die Zähne zusammen. Entspannt antwortete ich:

»Ja.«

Der Arzt stutzte.

»Brennt es wirklich?«

Vergnügt nickte ich.

Im Dachszimmer saß ich auf dem knirschenden Korbstuhl und ließ wieder einmal den Zoobesuch aufleben. Die Haustür klapperte, die Wohnzimmertür klapperte, Schritte kamen näher. Die Haha schaute zur Tür herein.

»Das ist ein Akt gewesen.«

»Die Besprechung mit dem Lehrer?«, fragte der Dachs.

»Genau. Das muss ich euch erzählen.«

Die Schulleitung hatte sich mit der Haha über mich unterhalten wollen. Ich klappte meinen Zoobesuch zusammen, stellte ihn wieder ins Regal und wechselte ins Wohnzimmer, wo ich es mir auf dem Sofa gemütlich machte. Die Haha mochte sich gar nicht zurücklehnen. Aufrecht saß sie da.

»Das hat gedauert. Dieser werte Herr Lehrer wollte Axel partout auf die Realschule schicken.«

»Warum? Er hat doch respektable Noten«, sagte der Dachs.

»Das hat er zugegeben.« Die Haha sah mich an. »Er meinte aber, dass deine sprachlichen Fähigkeiten nicht für das Geräusch ausreichen würden.«

Sollte ich nicht zu dem Heimer auf die Schule kommen? Die Haha redete weiter.

»Der werte Herr Lehrer wollte und wollte sich nicht von seiner Meinung abbringen lassen. Allein die Realschule wäre für dich angemessen.«

Der Dachs fragte:

»Hast du ihm gesagt, dass Axels Bruder bereits auf die Schleeschule geht?«

»Gleich am Anfang. Er hat das gar nicht zur Kenntnis genommen. Ich bin so wütend gewesen.«

»Hast du ihn auf die Orientierungsstufe hingewiesen?«

Die Haha nickte.

»Das hat ihn überzeugt. Er musste sich aber noch einen Ruck geben.«

»Was ist die Orientierungsstufe?«, wollte ich wissen.

»Das sind die 5. und 6. Klasse. In der Orientierungsstufe kannst du zeigen, dass du auf das Geräusch gehörst.«

Ich käme also auf die Schule des Heimers. Die Haha sagte:

»Das wird kein Zuckerschlecken. Wir werden dich noch im Sommer in der Bücherhalle anmelden. Du wirst dich gehörig auf den Hosenboden setzen müssen.«

Wenn das alles war, konnte ich dem Geräusch gelassen entgegensehen. Zuckerschlecken: das hatte es in der Windmühlenschule nicht gegeben. Und auf den Hosenboden setzen: ich verbrachte die Stunden nie im Stehen, außer beim Turnen, aber das wollten die Lehrer so.

Ich ließ mich über das Gelände der Grundschule Windmühlenweg treiben. Einige meiner Zeugnissonnen lachten, einige waren traurig, nur strahlen tat keine. Wehmütig besuchte ich die Ecken und Winkel, die Gänge und Flächen, denen ich in den letzten Jahren mein Herz geliehen hatte. Ich sammelte ein, was ich an Blicken und Bewegungen dort gelassen hatte. Es hieß nun Abschied nehmen von vertrauten Orten, deren Ordnung mir auch am letzten Schultag Sicherheit schenkte. Leb wohl, Klassenzimmer. Leb wohl, Treppenhaus. Leb wohl, Kreuzbau. Leb wohl, kleiner Flachbau. Leb wohl, Schulhof. Leb wohl, Flieder. Leb wohl, Turnhalle. Leb wohl, Sportplatz. Leb wohl, du hauthungriger Grand.

Als ich über den Schulhof schlenderte, kam das Fledermausmädchen auf mich zu, das so neugierig auf den Beruf des Dachses gewesen war. Ulrikes borkenbraune Haare flatterten im Wind. Sie hielt mir eine Tüte mit Gummibärchen hin.

»Möchtest du welche?«

Ich nickte und nahm mir ein paar. Unsicher kaute ich die bunte Masse, die sich zäh dagegen wehrte. Schön wie Zuckerschlecken war das. Wieder war es so, dass ich eine Bosheit erwartete, und wieder blieb sie aus. Ulrike fragte mich:

»Auf welche Schule kommst du?«

»Auf die Schleeschule.«

»Oh, das ist schade. Dann werden wir uns nach den Sommerferien gar nicht wiedersehen. Ich gehe nämlich auf das Hochrad.«

»Und ich gehe später auf die Uni«

»Weißt du schon, was du studieren willst?«

»Ja, Tierpfleger.«

Am Schultor trennten sich die Wege. Ulrike war so freundlich. Ich schaute der buntschattigen Fledermaus hinterher: Leb wohl, du bist immer nett zu mir gewesen und ich habe nie damit gerechnet.

Vergnügt bog ich in meine Reihe ein. Ich hüpfte über die Gehwegplatten und achtete darauf, nicht auf die Fugen zu treten. Am Hofhaus angelangt, lugte ich wie immer in die Küche, wo diesmal niemand saß. Unter dem Vordach klopfte ich meine wiesenschmutzigen Schuhe ab und klingelte. Der wolkenweiße Knopf ließ sich gut in seine Fassung drücken und belohnte meine Fingerfertigkeit mit einem erfrischenden Geklingel, das so lange anhielt, wie ich den

Knopf gedrückt hielt. Eine Sekunde Erfrischung durfte ich der Klingel abknöpfen, mehr erlaubte die Haha nicht. Das Gebot wurde ab:artig genau befolgt.

Ich wartete, dass einer der Hofhausbuntschatten die Tür öffnete. Ich klopfte weiter meine Schuhe ab und wartete. War niemand zu Hause? Ich öffnete die Briefkastenklappe und lauschte ins Hofhausinnere. Auf einmal hörte ich die Stimme der Haha. Die geschlossene Wohnzimmertür dämpfte die Worte. Ich verstand nicht, was die Haha im Arbeitszimmer redete. Nach Erfrischung lechzend, drückte ich den Knopf ein zweites Mal. Dankbar empfing ich den belebenden Klingelklang aus dem Hofhaus. Jetzt würde die Haha gleich die Tür öffnen.

Nichts geschah.

Ich lauschte am Briefschlitz und hörte die Haha reden. Das war ein Ding! Die Haha hatte mich immer noch nicht gehört. Durstig drückte ich den Knopf ein drittes Mal. Der Klingelklang benetzte mich.

Nichts geschah.

Ich ging unter dem Vordach auf und ab. Warum hörte mich die Haha nicht? Klanggefangen drückte ich abermals das Wolkenweiß. Gussgleich schickte die Klingel ihre Antwort herab. Ich ging unter dem Vordach hin und her und murmelte die Worte:

»Ich will rein.«

Die Wiederholung meiner Bewegungen, die Wiederholung des Klingelklanges und die Wiederholung meiner Worte erzeugten allmählich ein Muster, das Belohnung in sich selbst fand. Am Briefkasten angelangt, drückte ich den Klingelknopf und sagte findesicher die Worte:

»Ich will rein.«

Von dem Sicherheitsglas des Eingangs stieß ich mich ab, trabte am Küchenfenster vorbei zur schmalen weißen Hauswand und rief klagend die Worte:

»Ich will rein.«

Von den kühlen Kalksteinen stieß ich mich ab und lief jetzt, dem Muster nachspürend, auf das Sicherheitsglas zu, verfiel in den Singsang meiner Klageworte, ließ die Klingel erschallen, stieß mich ab und fand Gleichklang. Ab:gelöst von der Wirklichkeit, schaukelte ich mich in eine Pendelei hinein, aus der ich mich nicht mehr befreien konnte, die mich beschwingte und den eigentlichen Wunsch, ins Hofhaus zu gelangen, zerstäubte. Unzählige Male schmetterte die Klingel ihr metallisches Hallo durch das Hofhaus. Nach einem Nichts von Zeit riss die Haha die Haustür auf und fauchte:

»Was ist in dich gefahren? Bist du verrückt geworden? Hörst du nicht, dass ich telefoniere? Ich kann doch kein Kundengespräch unterbrechen!«

Versteinert blickte ich auf die Haustür. Die Worte der Haha zerrten mich aus einer mustergültigen Gegenwart. Ihre Worte taten weh, wie es immer wehtat, wenn ich ein Muster verlor, das Belohnung in sich selbst fand. Über meine Lippen bröckelten Worte der Entschuldigung:

»Ich habe die Klingel immer nur eine Sekunde lang gedrückt.«

Meine aufrichtige Antwort zeigte Wirkung. Das Fellvoll blieb aus. Später fiel der Haha eine schlagend einfache Lösung ein. Sie verpasste mir einen Schlüssel für die Haustür.

Einen schwanken Schatten warf die Haha auf die Steine Hofhausreihe. Die wolkenweißen Mauern leuchteten in der Sonne. Ich schlenkerte mit meinem Beutel, der gefüllt werden sollte. Das neue quittengelbe Auto der Haha stand gleich vor der Müllbox und heiß war es im Auto, so heiß wie bei Windstille in der Sylter Oasendüne.

»Kurbele das Fenster herunter. Wir fahren gleich.« Die Haha wendete und fuhr den Vorbeckweg hinunter. Strudelnd kühlte mich die Luft. Die Haha rauschte hoch zur Trabrennbahn, ordnete sich ein in den Kreisverkehr, rauschte weiter und Luft strudelte über meine Haut, verwirbelte die Hitze. Ich fragte:

»Ist es noch weit?«

»Gleich sind wir da.«

An einer Ampel hielt die Haha. Zähnisch biss ein Geruch in meine Nase. Was für ein Glückstag!

»Dampfwalze – Dampfwalze – …«

»Hör auf! Du bist doch kein Papagei!«

Überglücklich verdrehte ich meinen Kopf.

Dampfwalze – Dampfwalze – Dampfwalze.

Da war sie. Langsamer als langsam rollte sie vorwärts und asphaltierte die Fahrbahn. Paprikapfeffer wallte ins Wageninnere. Tief atmete ich ein.

Die Ampel sprang auf Grün. Fahrtwind zerstrudelte den Dampfduft. Ich schloss die Augen und genoss die letzten Zähnchen in meiner Nase. Eine Dampfwalze war so schön wie alle vier Bahnhöfe bei Monopoly zusammen.

In der Haydnstraße parkte die Haha. Groß waren die Fenster der Bücherhalle, gaben den Blick frei auf viele Regale. Einen Korbstuhl wie im Dachszimmer erspähte ich nicht. An der Buchausgabe beantragte die Haha einen Leseausweis für mich.

»Sieh dich schon einmal um und such dir ein paar Bücher aus.«

Das war leichter gesagt als getan. So viele Borde, so viele Bücher. Ich schlenderte zwischen den Regalen hin und her und konnte mich nicht entscheiden. Eine Buntschattenfrau kam auf mich zu.

»Kann ich dir helfen? Was für Bücher magst du denn?«

»Haben Sie ein Buch über Kodiakbären?«

Die Buntschattenfrau hatte ein Buch über Kodiakbären … und eines über Eisbären … und eines über Waschbären … und eines über Rentiere … und eines über Wölfe. Ich bestaunte den ansehnlichen Stapel, der in meinem Beutel verschwand. Eines würde noch hineinpassen. Die Gelegenheit war günstig.

»Haben Sie auch ein Buch über Dampfwalzen?«

Die buntschattennette Buntschattenfrau hatte auch ein Buch über Dampfwalzen.

16

Vorbeckweg, Notkestraße, Urnenfeld, Osdorfer Landstraße, Osdorfer Weg: Schleeschule. Die dreiguten Straßenschilder waren ein wundervoller Auftakt für meine weitere Schulzeit. Gleich neben dem winzigen Nordeingang befand sich der Flachbau für meine 5. Klasse.

Die neue Klassenlehrerin stellte sich mit einer gut hörbaren Stimme vor:

»Ich bin Frau Schröder.«

Zu Beginn mussten die Buntschattenkinder Namensschilder anfertigen. Papier wurde verteilt. Neben mir saß Peter. Wolfgang fehlte, er besuchte fortan das Christianeum. Und Barbara war nicht gut genug, um auf das Geräusch zu kommen. Als alle Schilder gefaltet auf den Tischen standen, sagte die Fledermaus:

»Wir werden uns sicherlich schnell kennen lernen. Und in zwei Wochen gibt es für euch bereits die erste Klassenfahrt. Eure neue Schule besitzt ein eigenes Schullandheim auf Föhr. Das Schullandheim befindet sich in einem hübschen kleinen Dorf. Weiß jemand, wo Föhr liegt und wie man dort hinkommt?«

Ein Junge neben mir, auf dessen Schild Frank stand, meldete sich und wurde drangenommen.

»Föhr ist eine Nordseeinsel. Man fährt mit der Fähre von Dagebüll nachWyk.«

»Deine Antwort ist richtig. Woher weißt du das so genau?«

»Wir haben in Nieblum ein Ferienhaus.«

»Bist du der Bruder von Daniel, der immer zu spät kommt?«

»Ja.«

Daniel: das musste der Junge sein, von dem der Heimer hin und wieder etwas erzählte. Frau Schröder schlug vor, dass jeder etwas über sich erzählen solle. Dazu gehörte auch, den Beruf des Vaters zu nennen. Die Reihenfolge, in der die Schüler erzählten, richtete sich nach der Sitzordnung. Es blieb mir ein wenig Zeit, darüber nachzudenken, was ich sagen sollte. Als ich aufgerufen wurde, war ich stolz, antworten zu können.

»Mein Vater ist Keinjornalist.«

Für einen Augenblick war Ruhe in der Klasse. Frau Schröder sagte:

»Ich habe in meiner Zeit als Lehrerin schon viele Antworten gehört. Deine Antwort ist sehr ungewöhnlich.«

Die Fledermauskinder kicherten. Ich schaute mich um. Das war kein Scherz. Meine Antwort war richtig. Das Finanzamt hatte entschieden, dass der Dachs gar kein Journalist sei. Frau Schröder fragte:

»Dein Vater ist also kein Journalist. Was macht er denn dann?«

Für mich war die Sache klar.

»Er ist Keinjornalist.«

Wieder kicherte die Klasse. Belustigt sagte Frau Schröder:

»Erzähle einmal, was dein Vater – der kein Journalist ist – bei der Arbeit so macht.«

Die Klasse lauschte. Ich schwieg, weil ich nicht verstand, was die Fledermaus wissen wollte. Die Fledermaus fragte nach:

»Nun?«

Ich wiederholte in Gedanken, was sie mich gefragt hatte, und – es durchzuckte mich – ich wusste auf einmal, was sie hören wollte. Ich leierte, anfänglich von Gekicher begleitet, herunter, was ich vor vier Jahren auswendig gelernt hatte. Jeder Satz der Haha lag noch unversehrt in meinem Kopf. Als ich fertig war, meinte Frau Schröder anerkennend:

»Das ist aber ein seltener Beruf. Du hast Recht. Dein Vater ist kein Journalist. Er ist ein Geräusch.«

Rollen ließ ich mein Rad. Die Osteresch fiel sanft ab. Ich gewann an Fahrt. Und kurz darauf zeigten sich Birke und Gartenpforte.

Ausgerollt.

So kurz war der Hinweg. Zu Fuß machte der Weg einfach mehr Spaß. Ich nahm meine Flötentasche und meinen Bücherbeutel ab. Das durfte ich nicht vergessen: Nach der Flötenstunde musste ich die Dampfwalzen und Kodiakbären in die Haydnstraße zurückbringen. Und ich durfte mich dabei nicht überfahren lassen. Das war immer noch wichtig. Ich klingelte, grüßte Herrn Starke, trat ein und nahm Platz, wo ich seit über fünf Jahren Platz nahm. Ich steckte meine Altblockflöte zusammen und legte die Telemannduette auf den Notenständer. Rasch waren Birke und Gartenpforte vergessen, das Altvertraute eines Jahrfünfts nahm überhand. Griff auf Griff drückte ich auf die Löcher der Flöte. Ton für Ton entschwebte aus dem hölzernen Leib. Note auf Note nahm Gestalt an aus meinem Atem. Auf einmal öffnete sich etwas. Die Töne klangen voller als zuvor. Die Töne verloren ihre Zähheit, wurden so kremig wie Wolkenkrem. Gebannt spielte ich weiter und spürte dabei zu meiner Verwunderung ein seltsames Gefühl. Die Musik hatte Klang. Die Musik machte Freude.

Auf dem Weg zur Haydnstraße trällerte ich eine Melodie. Die Dampfwalzen und Kodiakbären schlenkerten am Lenker.

Vor dem Nordeingang der Schleeschule parkte bereits der Reisebus, und jede Menge Koffer und Buntschatten standen herum.

Nieblum – Nieblum – Nieblum.

Die Haha half mir meine Sachen zu schleppen. Frau Schröder begrüßte mich und unterhielt sich dann mit der Haha.

»Axel ist so ein lieber, stiller Junge.«

»Redet er zu leise?«, fragte die Haha.

»I wo! Ich kann ihn gut verstehen.« Frau Schröder blickte sich um. »Ist Frank schon da?«

»Bis auf Frank sind alle Schüler da«, sagte ein anderer Lehrer.

»Der Vater von Frank ist auch immer zu spät gekommen«, meinte Frau Schröder zur Haha, »das liegt bei denen in der Familie.«

Viertel nach acht. Ein Wagen hielt dicht beim Bus. Von meinem

Fensterplatz aus hatte ich einen guten Überblick. Frank holte sein Gepäck aus dem Kofferraum und stieg eilig ein. Frau Schröder zischelte ihm etwas zu. Die Tür wurde geschlossen und der Bus fuhr los. Franks Vater winkte und sah dabei nicht anders aus als die Fledermausväter, bei denen das Zuspätkommen nicht in der Familie lag. Die Haha winkte ausgiebig. Sie konnte das genauso gut wie die übrigen Buntschatten und Fledermäuse.

Frank nahm am Gang auf der anderen Busseite Platz und begrüßte Peter, der neben mir saß. Frank erzählte fleißig, warum er zu spät gekommen war. Seine Mutter hätte den Rucksack zweimal packen müssen, weil beim ersten Packen nicht alles hineingepasst hätte.

Frank redete weiter, während ich nicht mehr zuhörte. Es war sinnlos, darüber zu reden, was alles in seinen Rucksack hineinpasste und was nicht. Frank kam zu spät, weil sein Vater auch immer zu spät gekommen war. Und sein Vater war immer zu spät gekommen, weil es in der Familie lag. Frau Schröder hatte es doch erklärt. Peter und Frank begriffen das nicht.

Im ersten Stock des Föhrer Schullandheimes tobte die Kissenschlacht. Ein Alarmruf unterbrach den Kampf. Frau Schröder sei im Anmarsch. Die Schüler der 5. Klassen stoben in die Schlafräume. Die Lichter erloschen. Staubstill lag ich in meinem Bett. Der erste Stock gab sich artig, als läge er in tiefem Schlummer. Durch den Flur hallten Frau Schröders Schritte. Die Tür zu ihrem Schlafzimmer wurde geöffnet, wurde geschlossen. Die nächste Kissenschlacht musste bis morgen warten, da das Zimmer der Fledermaus am Ende des Flures lag.

Geflüster und Gekicher erfüllten mein Zimmer. Frank sagte ein Gedicht auf, und die Buntschattenkinder machten es ihm nach. Ihre Fröhlichkeit verzauberte die Stimmen. Das Gedicht bestand aus einzelnen Zeilen, bestand aus einzelnen Worten, bestand aus einzelnen Silben. In den Reimen klang die Verschwiegenheit der

Nacht wider. In Nieblum lernte ich zum ersten Mal aus freien Stücken ein Gedicht auswendig.

Im Garten des Hofhauses umrundete ich das Rosenbeet ein ums andere Mal. Die Sonne ritzte Septemberwärme in meine Haut. Barfuß trampelte ich über die Steinplatten, über die grauen, glatten und über die weißen, kieseligen. Silbe auf Silbe glitt über meine Lippen. Reim auf Reim beschwor die Nieblumer Nächte herauf. In jeder Zeile schlief Fröhlichkeit, die erwachte, sobald ich den Worten Klang verlieh. Vom Arbeitszimmer her vernahm ich das Hochschnurren der Hallonie. Ich nutzte die Gelegenheit, um in das Arbeitszimmer zu schlüpfen, und setzte mich auf die sonnenwarme Fensterbank. Der Dachs fragte mich:

»Was hast du die ganze Zeit im Garten geredet?«

»Ich habe ein Gedicht aufgesagt.«

»Bis Weihnachten ist es noch eine lange Zeit. Was für ein Gedicht hast du denn aufgesagt?«

Behaglich drückten die Marmorkanten in meine Kniekehlen.

»Ich habe es in Nieblum gelernt.«

»Du hast von dir aus ein Gedicht gelernt? Alle Achtung! Bekomme ich es zu hören?«

Arglos begann ich das Gedicht aufzusagen. Der Marmor gab mir Sicherheit. Meine Hacken drückten gegen die kalten Heizungsrippen. Zeile für Zeile sagte ich auf. Stolz hangelte ich mich von Reim zu Reim. Es war schön, den Dachs an der heiteren Stimmung teilhaben zu lassen. Würde er mich loben? Zu meiner Überraschung verhielt sich der Dachs völlig anders als erwartet. Wortlos stand er auf und verließ das Büro. Bekäme ich gleich eine Belohnung? Einen Keks? Zwei Kekse?

Frohlockend trippelte ich durch das Wohnzimmer. Die Buntschatteneltern palaverten im Flur. Hatte ich etwas falsch gemacht? Der Dachs dackelte in sein Büro und brummte über die Schulter zu der Haha:

»Schatz, redest du mit unserem Sohnemann?«

Die Haha nahm mich beiseite. Ich rechnete weiterhin mit einer Belohnung. Die Haha nahm mich ins Gebet. Bass erstaunt, hörte ich, was die Haha mir einschärfte:

»Du darfst das Gedicht nie wieder aufsagen!«

»Wie nie?«

»Niemals! Niemals! Nie!«

Jedes Wort wurde von der rechten Hahahand zerfuchtelt. Die Haha meinte es ernst. Geknickt verdrückte ich mich in mein Kinderzimmer. Ratlos sprach ich die Zeilen des Gedichtes nach und scheiterte bei dem Versuch, aus den Worten herauszuhören, was der Haha und dem Dachs missfiel.

Warum hatten mich die Buntschatten in Nieblum nicht gewarnt? Warum war das Gedicht versaut? Niedergeschlagen vergrub ich mich in meiner Unwissenheit.

Behaglich drückte ich mich in die Sofaecke und ließ das Grauschattenspiel auf mich wirken. Dann und wann ließ ich meinen Blick über die Buntschattengesichter der Haha und des Dachses gleiten. Nasen, Wangen und Lippen verloren ihr Eigenleben. Sie hüpften nicht mehr quer über eine Möglichkeit, von der ich lediglich ahnte, dass man sie Gesicht nannte. Sobald sich die Buntschattenköpfe bewegten, waberte jedoch Nebel aus den Augenauen über die Gesichter.

Huch, es war unangenehm, wenn die Klarheit in Wabergrau umschlug. Unvermittelt hatte mir die Haha den Kopf zugewandt und fragte:

»Weißt du schon, was du dir zu Weihnachten wünschst?«

»Ja.«

»Du sollst nicht immer so einsilbig antworten.«

War die Haha anspruchsvoll! Sie wollte immer ganze Sätze hören. Da ich die gemütliche Stimmung nicht verkratzen wollte, kam ich ihrem Wunsch nach und sagte:

»Ja, ich weiß, was ich mir zu Weihnachten wünsche.«

»Muss man dir immer jedes Wort einzeln aus der Nase ziehen?!«, entfuhr es der Haha. Jetzt war sie leicht angekratzt. Ein wenig ruhiger fragte die Haha: »Was wünscht du dir zu Weihnachten?«

»Eine Jahreskarte für den Zoo.«

»Denk daran, dass du noch deinen Wunschzettel schreiben musst. Sonst kommt der Weihnachtsmann nicht.«

Hier war das Gespräch zu Ende. Nicht immer hatte ich so viel Glück. Manchmal wurde die Haha richtig unangenehm und ließ ungebremst Fragen und Ermahnungen auf mich los, ohne dass ich es ihr mit Worten recht machen konnte.

Der Dachs räkelte sich in seinem Ledersessel, die Haha zupfte die Wolldecke zurecht und ihr Gesicht sortierte sich zu einem zart umwölkten Ganzen, das ich gut von dem Dachsgesicht unterscheiden konnte. Ich widmete meine Aufmerksamkeit wieder dem Grauschattenspiel in der Schrankwand vor mir. So ein Schwarzweißfernseher war schon eine Bereicherung für das Hofhaus. Die Grauschatten beklagten sich niemals darüber, dass ich so schweigsam sei. Und wenn ich genug von ihnen hatte, konnte ich sie einfach ausschalten. Bei der Haha und dem Dachs war das nicht möglich. Leider gab es beim Fernsehen auch einen Nachteil. Es war mit Schmerzen verbunden.

Geraume Zeit später stöhnte ich auf und schlug die Hände vor dem Gesicht zusammen. Tat das weh! Die Haha und der Dachs schenkten mir keine Beachtung, mein Gejammer war nichts Neues. Bang linste ich zwischen meinen Fingern zum Fernseher, wo sich zwei Grauschatten ihrem Tun hingaben. Aufgeregt summte ich in meine Hände, um die Grauschatten aus meiner Welt fortzusummen. Es half nichts. Die Grauschatten setzten unerbittlich fort, wozu sie verdammt waren. Es wurde schlimmer. Ich konnte es nicht mehr ertragen. Schmerzverkleckst drückte ich das Kopfkissen vor mein Gesicht und verkroch mich unter dem Sofatisch.

Erst wehe Minuten später wagte ich mich auf meinen Platz in der

Sofaecke zurück. Wann immer sich zwei Grauschatten in einem Film zu küssen drohten, riss es mich von den Polstern. Die Haha und der Dachs schrieben es meiner Unreife zu, dass ich mich derart verhielt. Es war nicht die Unreife. Es waren die Gesichter. Sie verwölkten sich ineinander, was scheußlich aussah.

Die mandelbraune Markttasche stellte ich neben einen der Lesesessel. Die Bücherhalle Stellingen war an diesem Nachmittag fast leer. So mochte ich es. Zur Begrüßung umwanderte ich erst einmal die Borde in meinem Bücherreich. Eine Jahreskarte für Hagenbecks Tierpark hatte ich zu Weihnachten nicht bekommen. Dafür würde ich mich hier schadlos halten. Aus den Borden mit den Tierbüchern sammelte ich zusammen, was für ein zünftiges Tierwochenende unerlässlich war. Auf meinem Lesesessel stapelte sich bald ein ansehnliches Büchereinerlei. Ich pickte zwei weitere Naturkundebücher aus dem Regal. Die würden in der Markttasche noch Platz haben.

Vor der Bücherhalle klemmte ich die pralle Tasche auf den Gepäckträger. Bei der Autobahnbrücke fing es an zu regnen. Der stramme Westwind scheuchte mir die winterkalten Tropfen ins Gesicht. Bald waren meine Wangen angenehm betäubt.

Mit Schwung radelte ich das Urnenfeld hoch. Oben war die Notkestraße gerade frei. Ohne abzusteigen, fuhr ich weiter. Hinter mir klapperte etwas. Seltsam, was mochte das sein? Bevor ich mich umdrehen konnte, ratschte es ganz laut und ich verlor das Gleichgewicht. Hart schlug ich auf dem Gehweg auf. Bestürzt sah ich, was geklappert hatte.

Die mandelbraune Markttasche war an einer Seite aufgeschlitzt, der Gepäckträger verbogen, meine Hose aufgerissen und meine rechte Hand blutete. Zuhause verdrückte ich mich in mein Zimmer, zog mir trockene Kleidung an und breitete meine Bücherbeute auf dem Teppich aus. Glück gehabt. Nur ein Buchrücken war angeschrappt. Das würde in vier Wochen bei der Rückgabe der Bücher nicht auffallen.

Wenig später kam die Haha am Kinderzimmer vorbei:

»Hast du dir wehgetan?«

»Nein.«

Die Haha begutachtete meine aufgerissene Hand und fand es wichtig, dass sie verarztet wurde.

»Wie ist das passiert?«

»Ich bin hingefallen.«

»Wo?«

»Unten am Vorbeckwegschild.«

»Du bist mit dem Fahrrad gestürzt?«, fragte die Haha entsetzt.

Ich nickte und sagte kleinlaut:

»Deine Markttasche braucht auch ein Pflaster.«

Ich war mir nicht sicher, ob ich mich jetzt entschuldigen durfte oder nicht. Ich ließ es bleiben, obwohl es mir viel Freude bereitet hätte.

Die Haha begutachtete die ausgefranste Wunde der Markttasche und sagte dann:

»So schlimm ist das nicht. Du darfst nicht so viele Bücher ausleihen. Die Tasche wird zu voll. Das ist gefährlich.«

Klangen die letzten Worte streng oder böse? Ich war mir nicht sicher und fragte:

»Wie gefährlich?«

»Lebensgefährlich.«

Die Haha kuckte sich meine Bücherbeute an und fragte:

»Du bist aber fleißig. Liest du die Bücher wirklich alle durch?«

»Nein.«

»Was machst du dann mit den Büchern?«

»Ich leihe die Bücher nur aus.«

»Warum liest du die Bücher nicht durch?«

»Du hast doch gesagt, ich soll mir die Bücher ausleihen.«

Jetzt starrte mich die Haha fassungslos an. Es dauerte einige Augenblicke, bis die Haha weiterredete:

»In einer Bücherhalle leiht man sich nur die Bücher aus, die man lesen möchte. Wenn du die Bücher nicht liest, bringst du sie wieder zurück.«

»Nein! Nein! Nein! Das geht nicht. Ich muss mir erst die Bilder ankucken.«

Die Haha blätterte in den Büchern und sagte nach einer Weile:

»In Ordnung. Du darfst die Bücher behalten, wenn du zu jedem Bild auch die Bildunterschrift liest. Versprichst du mir das?«

»Ja.«

»Am Nachmittag wollen wir Reisepläne für den Sommer schmieden. Ich sage dir Bescheid, wenn es so weit ist. Lauf also nicht nach dem Mittagessen weg.

»Ich laufe nie weg.«

»Doch. Oft bist du von einen Moment zum nächsten verschwunden, ohne dass ich dich finden kann. Und dann tauchst du urplötzlich auf, als wärst du die ganze Zeit im Hause gewesen.«

Ich kicherte stumm. Das Versteck im Schrankbett war dreigut.

Die Haha legte Karten und Bilderhefte auf den Wohnzimmertisch. Vor dem Sylturlaub sollte noch eine Reise nach Korsika führen. Die Haha wünschte es sich so sehr. In der ersten Woche war eine Bergwanderung geplant, die in einer Besteigung des Monte Cintos gipfeln sollte. Für die zweite Woche wählte die Haha zur Erholung eine Unterkunft am Meer aus. Eigentlich war die Reise beschlossene Sache. Der Heimer war Feuer und Flamme. Die Aussicht, den höchsten Berg Korsikas, 2710 Meter hoch, zu besteigen, hatte bei ihm gezündet und auch in mir flackerte Begeisterung an der Unternehmung auf.

»In der zweiten Woche werden wir deinen Geburtstag in Porto Vecchio feiern«, meinte die Haha.

Was sagte die Haha da? Für einen Lidschlag starrte ich auf die Karten und Bilderhefte, die den Wohnzimmertisch bedeckten. Feindlich schlug mir die Farbenpracht ins Gesicht. Ein Gedanke dampfte in mein Bewusstsein. Wann sollte die Reise stattfinden?

Zugestimmt hatte ich der Reise nur, weil ich den wichtigsten Tag des Jahres für unantastbar hielt. Eine Geburtstagsfeier auf Korsika wäre wie Quarkspeise mit Pfeffer. Nie und nimmer hatte ich damit gerechnet, dass die Haha vorhatte, diese Regel zu missachten. Es gab wichtige Regeln und weniger wichtige Regeln. Diese Regel war wichtiger als alle anderen.

»Nein!«

Die Köpfe der beiden zuckten hoch. Meine anfängliche Begeisterung war gelöscht. Dieses Nein hatte Verweigerung zum Kern.

»Mein Geburtstag muss in Hamburg gefeiert werden!«

Nach einigem Hin und Her gab die Haha auf und herrschte mich an:

»Dann bleibst du eben in Hamburg. Und wir fahren alleine in den Urlaub!«

Das war ein guter Vorschlag. Erleichtert nickte ich.

Ungestüm fegte der Heimer in mein Kinderzimmer, klopfte mir auf die Schulter und sagte:

»Komm schon, Dummbart. Sei kein Frosch.«

Er wollte mich für einen Ausflug in den Volkspark begeistern. Ich steckte in der Zwickmühle. Ich wollte kein Frosch sein und ich wusste nicht, ob ich mich an dieser Unternehmung beteiligen wollte. Neckend wiederholte der Heimer seine Worte und tätschelte meine Schulter. Ich mochte es nicht, wenn er mich so berührte. Erbost kam meine Antwort:

»Nein!«

Der Heimer legte los, reihte gute Gründe mitzukommen aneinander und zupfte fordernd an meinem Ärmel. Alles hatte er schon einmal gesagt, alles hatte ich schon einmal gehört. Jetzt sagte er etwas Neues:

»Würdest du mitkommen, wenn wir alle gehen?«

Eigentlich wollte ich nicht mitkommen. Andererseits wusste ich, dass er keine Ruhe gäbe.

»Wer auf die Uni will, muss mindestens einmal im Volksparkstadion gewesen sein.«

»Stimmt das?«

»Ja.«

Ich schwieg.

»Los, sei kein Frosch.«

Dann nickte ich doch. Zum Dank für meine Gutmütigkeit gab es einen brüderlichen Klaps auf den Hinterkopf. Der Heimer wusste, dass ich das nicht mochte.

Schnurstracks trabte er in den Garten, wo der Dachs in der Sonne döste. Der Heimer stupste ihn an und sagte:

»Papi, ich habe mit Axel gesprochen.«

Der Dachs brummte.

»Axel möchte auch, dass du mitkommst. Er wäre fürchterlich enttäuscht, wenn du zu Hause bliebest.«

Verwundert hörte ich die Worte des Heimers. Das hatte ich doch gar nicht gesagt! Der Heimer redete weiter:

»Wäre das nicht toll, wenn wir uns alle das Spiel im Stadion ansähen?«

Der Dachs brummte.

Der Heimer machte eine Pause und fragte dann:

»Würdest du mitkommen, wenn wir alle gingen?«

Der Dachs brummte.

»O Papi, dankedanke, vielen Dank!«

Im Flur lief die Haha dem Heimer in die Arme.

»O Mami! Ich habe mit Axel und Papi gesprochen«, sprudelte es aus ihm heraus. »Axel möchte das Spiel unbedingt sehen und Papi fände es schön, wenn wir alle gingen.«

»Ach, Fußball«, stöhnte die Haha.

»Mami! Das ist nicht irgendein Fußballspiel! Das ist eine Fußballweltmeisterschaft!«

Inbrünstig betonte er das letzte Wort. Die Haha mochte nicht zustimmen. Der Heimer sagte:

»Wenn wir dieses Spiel verpassen, bekommen wir nie wieder die Gelegenheit, ein WM-Spiel der deutschen Mannschaft zu sehen!«

»Die Spiele werden doch im Fernsehen übertragen.«

»Pah, Fernsehen! Die Stimmung im Stadion ist unvergleichlich. Fernsehen ist nichts dagegen. Bist du schon einmal im Volksparkstadion gewesen?«

Die Haha blieb die Antwort schuldig. Der Heimer redete weiter:

»Du bist noch nie dort gewesen und willst dir dieses Erlebnis entgehen lassen? Eine WM in Hamburg wird es nie wieder geben. Stell dir nur vor, wie das aussieht. Wir drei sind im Stadion, und du sitzt zu Hause vor dem Fernseher.«

Die Haha schwieg. Der Heimer schlug vor:

»Wäre es nicht toll, wenn wir als Familie ins Stadion gingen? Axel wäre furchtbar traurig, wenn du nicht mitkämest. Ich besorge auch die Karten.«

»Wenn alle gehen, komme ich mit«, meinte die Haha.

Jubelnd schwang sich der Heimer in mein Zimmer und verkündete, was ich bereits wusste:

»Alles klar für Deutschland gegen Australien!«

Am nächsten Tag zückte der Dachs seine Geldbörse, drückte dem Heimer zwei Hundertmarkscheine in die Hand und beauftragte ihn, die Karten zu besorgen. Noch vor dem Mittagessen machte sich der Heimer auf den Weg.

Pünktlich zum Glockenläuten der Haha war er zurück. Am Esstisch legte er dem Dachs das Wechselgeld neben den Teller. Erstaunt über die vielen Scheine fragte der Dachs:

»Sind die Karten billiger gewesen?«

Der Heimer schüttelte den Kopf. Der Dachs beschwerte sich:

»Du solltest doch gute Plätze besorgen.«

Der Heimer sagte kaum hörbar:

»Habe ich auch.«

Die Haha deckte die letzte Schüssel auf. Hungrig füllte ich mir von den dampfenden Kartoffeln auf. Der Dachs fragte:

»Warum bekomme ich dann so viel Geld zurück?«

Der Heimer legte die Antwort, gut sichtbar, auf den Tisch. Überrascht sagte die Haha:

»Das sind aber nur drei Karten.«

Der Dachs fragte:

»Sind die Karten bereits ausverkauft?«

»Nein, Karten gibt es genug«, antwortete der Heimer.

Der Rosenkohl sah köstlich aus, ich nahm noch einen zweiten Löffel voll. Die Haha fragte:

»Warum hast du nur drei Karten gekauft?«

Der Heimer meinte:

»Ich komme nicht mit.«

»Wie bitte?«, entfuhr es der Haha und dem Dachs.

»Die drei Karten sind für euch«, sagte der Heimer.

»Das ist ein Hammer!«, rief der Dachs aus.

»Das gibt es nicht!«, stieß die Haha hervor.

Unbeeindruckt kaute ich meinen Bissen – die Petersilie veredelte den Geschmack der zarten Kartoffeln auf das Feinste – und liebäugelte mit einem Nachschlag. Die Haha und der Dachs wollten unbedingt wissen, warum der Heimer nur drei Karten gekauft habe. Die beiden erwachsenen Buntschatten ließen ihrem Ältesten während der Mahlzeit keine Ruhe. Zu ihrer Verärgerung schwieg sich der Heimer aus.

Als der Nachmittag des Fußballspieles gekommen war, zeigte sich das Wetter von seiner besten Seite. Der Dachs nahm die Gelegenheit wahr und machte der Haha einen Vorschlag:

»Gehen wir zu Fuß?«

Der kurzatmige Dachs war dafür bekannt, dass er sich selbst für kürzeste Wege ins Auto setzte. Immerhin lag das Stadion über zwei Kilometer entfernt im Volkspark. Ein Lächeln rieb die Verblüffung aus dem Gesicht der Haha. Vergnügt sagte sie:

»Gerne.«

Um das DESY herum führte der Weg über die Hochfläche Spitzbergens. Ich hatte vor kurzem ein DESY-Buch mit seltsamen Bildern und noch seltsameren Wörtern durchgekuckt. Die Anlage für den Teilchenbeschleuniger (ein näpfchennettes Wort) lag nördlich des Vorbeckweges, zwischen dem Volkspark und dem Aufschüttungsgelände (ebenfalls ein näpfchennettes Wort) vom Elbtunnelbau. Das Gelände wurde von allen Vorbeckwegkindern ehrfürchtig Spitzbergen genannt. Am Dahliengarten vorbei strömten die Buntschatten zum Stadion. Der Dachs war guter Laune, was der Haha gefiel. Sie fragte mich:

»Freust du dich, dass du nicht alleine zum Spiel gehen musst?«

»Ich komme mit, weil ich kein Frosch bin.«

Der Dachs meinte:

»Dein Bruder hat gesagt, du wärst furchtbar enttäuscht, wenn wir nicht mitkämen.«

»Das habe ich nicht gesagt«, klärte ich ihn auf.

Die Haha blieb stehen und fragte:

»Gehen wir jetzt zu diesem dummen Spiel, obwohl es keiner von uns will?«

Der Dachs brummte.

Um die beiden Buntschatten aufzuheitern, sagte ich:

»Ich freue mich auf das Spiel.«

Meine Worte zeigten Wirkung. Die Haha und der Dachs fingen an zu plaudern. Seit einiger Zeit erlebte ich das häufiger. Buntschatten lassen es sich gerne gefallen, wenn man etwas sagt, was gar nicht stimmt.

Abertausende Zuschauer strömten zum Stadion. Die Stadionstraße war zugeparkt und Buden säumten den Fußweg. Die Haha und der Dachs verweilten an einem der Stände und betrachteten die Auslagen. Fahnen aller Art zierten den Stand. Aufkleber, Anstecker und Aufnäher zeigten ihre Farben. Die Haha und der Dachs schauten sich die Sächelchen ausgiebig an, was mich verwunderte. Die beiden fragten mich:

»Möchtest du eine Fahne?«

Das hatte ich noch nie erlebt. Üblicherweise beachteten sie solche Stände überhaupt nicht. Und nun wollten sie mir eine dieser Fahnen kaufen! Die Haha nahm eine Fahne in die Hand und fragte in mein Staunen:

»Gefällt sie dir?«

Ich schüttelte den Kopf und zeigte auf eine, die ich mochte. Der Dachs wies mich auf etwas hin:

»Das ist eine australische Fahne. Du musst dir eine deutsche aussuchen.«

Die Haha hielt mir eine andere Fahne hin. Wollten die beiden Buntschatten mir wirklich eine Fahne kaufen? Probehalber nickte ich. Der Dachs zog seine Geldbörse hervor, deutete auf eine Fahne und fragte die Frau am Stand:

»Was kostet die hier?«

Die Fahne war viel größer als die kleine der Haha. Ungläubig sah ich zu, was der Dachs machte. Einen Augenblick später hielt ich einen tuchgeschmückten Holzstab in der Hand. Keine hundert Meter weiter überraschte mich die Haha mit einer Frage:

»Möchtest du ein Eis?«

Ich konnte mich nicht daran erinnern, an einem Erfrischungsstand je diese Frage von der Haha gehört zu haben. Wenn ich ein Eis wollte, musste ich betteln. Verzückt nickte ich. Der Dachs fügte hinzu:

»Such dir das schönste Eis aus, das es gibt.«

Die Wahl fiel mir nicht schwer. Einen Augenblick später lutschte ich eine Erdbeerwaffel. Wuchtig überragten die Flutlichtmasten das Volksparkstadion. Die massige Südtribüne sog die herbeiströmenden Buntschatten auf. Der Dachs erspähte das Zeichen für den richtigen Block. Vor dem Aufgang verlockte ein farbenprächtiger Andenkenstand die Haha stehen zu bleiben. Ausgiebig schaute sie sich die Sächelchen an. Der Dachs kam hinzu und tat es ihr gleich. Aus Erfahrung wusste ich, dass es Stände gab, bei denen sich das Betteln und Bitten lohnte. Der Stand, wo die Haha und der Dachs verweilten, war von jener Sorte, wo sich das Betteln und Bitten nicht lohnte. Unvermittelt richtete die Haha eine Frage an mich:

»Möchtest du einen Wimpel haben?«

Der Dachs stockte meine Verwunderung weiter auf:

»Such dir den schönsten Wimpel aus, den du finden kannst.«

Probehalber zeigte ich auf einen winzigen Wimpel mit Ständer, der gut in meinem Bücherbord Platz fände. Der Dachs und die Haha waren mit meiner Wahl unzufrieden. Sie einigten sich auf einen riesigen Wimpel, auf den zu zeigen ich mich niemals getraut hätte. Seltsam beglückt, stapfte ich die Stufen der Haupttribüne hinauf und staunte abwechselnd die beiden unverhofften Geschenke an. Die Haha fragte mich:

»Möchtest du noch eine Waffel?«

Die Haha stand bei einem Eismann. Zwei Eis hintereinander hatte mir die Haha noch nie spendiert. Das widersprach ihrer Art. Tief erfreut, nahm ich kurz darauf zwischen den beiden Buntschatten Platz. In der Halbzeitpause fragte mich der Dachs, ob ich ein Eis möchte. Allmählich kam ich auf den Geschmack. Waren die Haha und der Dachs in Spendierlaune? Nach dem Spiel bot mir die Haha als Stärkung für den Heimweg eine vierte Waffel an. Wie sollte ich da Nein sagen?

Im Hofhaus fragte mich der Heimer, wie mir das Spiel gefallen habe. Meine Antwort gab seinen Worten in jeder Hinsicht Recht. Die Stimmung im Stadion sei einmalig, eine Fernsehübertragung ließe sich nicht damit vergleichen. Ein Gewinn sei es auch, dass Australien 0 : 3 verloren habe. Als ich ihm von der Großzügigkeit der Haha und des Dachses erzählte, machte er neidische Augen: vier Eis an einem Nachmittag und eine Fahne und einen Wimpel?

Während sich der Heimer ärgerte, begriff ich, wie ich das Verhalten der Haha und des Dachses deuten musste. Die Haha und der Dachs hatten mich benutzt, um den Heimer zu ärgern. Es war eine stillschweigend ab:gemachte Strafe.

PS Die Gründe für sein Verhalten sind dem Heimer bis heute ein Rätsel.

Die Oma verstand nicht, wie ich auf eine so schöne Reise nach Korsika verzichten konnte. Zum Ausgleich für das Entgangene lud sie mich zu einem Tagesausflug in Hamburg ein. Die Oma sagte, sie werde nicht auf die Mark schauen. Die Wahl fiel mir leicht. Ich liebte es, Tiergärten zu besuchen. Schon oft hatte ich mich auf die Ausflüge nach Stellingen gefreut, wo sich Hagenbecks Tierpark hinter hohen Zäunen versteckte. Seit einigen Jahren war mir bekannt, dass es in Hamburg noch einen zweiten Zoo gab. Häufig hatte ich die Verwandten davon berichten hören. Nie jedoch hatte ich ihn besuchen dürfen. Es musste ein wunderbarer, geheimnisvoller Zoo sein. Ich rätselte, welche außergewöhnlichen Tiere ihre Gehege dort hätten, und konnte es kaum erwarten, bis es losging.

Von Langenhorn fuhr die U-Bahn bis Hauptbahnhof-Süd. Ein weißes Türmchen erhob sich rechts vom Eingang. Eine Zeile flacher Bauten erstreckte sich links davon. Eine Treppe führte hinein in den Tierpark. Gleich würde ich die ersten Gehege erblicken. Wären es Bären wie bei Hagenbecks Tierpark? Oder Flamingos? Oder Löwen und Zebras? Wo befände sich das Affenhaus? Und würde mich die Oma auf dem Elefanten reiten lassen? Meine Schritte wurden hastiger. Als ich nichts ausmachte, was einem Tierpark ähnelte, leerte sich mein Blick.

Wo war ich hier?

Zahllose Busse standen herum. Einer fuhr gerade ab. Viele Buntschatten warteten neben ihren Taschen und Koffern. Meine Spannung entlud sich:

»Wo sind die Tiere?«

»Hier gibt es keine Tiere«, antwortete Oma.

Ich wollte es nicht wahrhaben und fragte ein zweites Mal im Glauben, die Oma hätte einen Scherz gemacht:

»Wo sind denn die Tiere?«

In jedem Wort japste meine Vorfreude nach Luft.

»Siehst du die vielen Busse? Der ZOB ist der Zentrale Omnibusbahnhof. Tiere gibt es hier keine«, sagte Oma.

Entgeistert blickte ich mich mehrmals um, bis ich der Wirklichkeit Glauben schenkte. Dieses alte, zweigute Gefühl, dass im ZOB etwas ganz Besonderes verborgen sein müsste, löste sich augenblicklich in nichts auf. Es war ein Busbahnhof, wovon die Verwandten immer redeten. Die Begeisterung, die ich in ihren Worten spürte und an der ich so gerne teilhaben wollte, rührte von den Reisen her, zu denen sie vom ZOB aus aufbrachen. Der Ort selbst war für sie ohne Bedeutung.

Begriffe, die ich nicht verstand, erklärte ich mir auf meine Art: Was gleich klang, war gleicher Bedeutung. Ungeachtet der vielen Missverständnisse, die ich erlebte, hatte sich bisher in mir kein Zweifel an der Brauchbarkeit dieses Verfahrens geregt. Versteinert ließ ich die karge Fläche auf mich wirken. Seit Jahren war ich davon überzeugt, dass es im ZOB Tiere gäbe.

Hagenbecks Tiergarten war der älteste Zoo in Hamburg. Wenn man ihn als Zoo A bezeichnete, müsste der zweite Tierpark Zoo B heißen, was aber wie ZOB ausgesprochen wurde. Meine Enttäuschung schlug in Beschämung um. Ich fühlte mich unsäglich dumm. Ich hatte mir etwas Außergewöhnliches gewünscht und etwas Nichtiges erhalten, weil ich die Bedeutung eines Wortes nicht kannte.

Die U-Bahn ratterte zurück nach Langenhorn. Schweigend hockte ich auf der Sitzbank und verlor mich in einer kläglichen Stimmung.

Bedrückt saß ich im Sessel, die ZOB-Enttäuschung vom Vormittag steckte mir noch im Kreuz. Ich starrte auf den Farbfernseher, wo ein Buntschattensprecher Nachrichten über Fledermaustaten mitteilte. Das war nicht meine Sendung. Das war Opas Sendung. Meine Sendung würde in ein paar Minuten beginnen. Sie würde nicht schmerzhaft sein, wie ich mir ausrechnete. Ich wollte zwar nicht darauf schwören, doch war ich mir ziemlich sicher. Ich war gerade dabei, in den Sendungen eine Ordnung zu entdecken. Nicht in jeder Sendung lauerten Fledermäuse mit ihren Kussüberfällen. Es gab Ausnahmen. So zum Beispiel heute Abend.

Oma kam aus der Küche in die gute Stube, stellte mir ein Näpfchen mit Wolkenkrem hin. Meine Erstarrung löste sich. Ich schnupperte am Zitronenduft. Oma löschte das große Licht und die gute Stube bereitete sich auf einen gemütlichen Fernsehabend vor.

Die Erkennungsmelodie meiner Sendung ertönte. Der Name der Sendung wurde eingeblendet: Expeditionen ins Tierreich. Jetzt war ich mir sicher. Tiersendungen waren schmerzfrei. Ich könnte um ein Näpfchen Wolkenkrem wetten und würde gewinnen. Opa fragte mich:

»Krabbelst du heute Abend wieder unter den Tisch?

»Nein.«

Ich behielt Recht.

Tage später stand braun gebrannt der Heimer in der Hofhaustür und schüttelte seine blonden Haare aus der Stirn. Die Haha und der Dachs trugen gerade die Koffer herein. Die tief stehende Sonne ließ die erblondeten, ehemals roten Haare der Haha glänzen. Am Abend saßen die Buntschatten beisammen und tauschten ihre Erlebnisse aus. Neugierig hörte ich zu, was der Heimer alles zu erzählen hatte:

»Die Besteigung des Monte Cintos ist toll gewesen.«

Und der Quellbach sei toll gewesen und das Zeltlager sei toll gewesen und noch viel mehr sei toll gewesen. Außerdem hätte sich die Haha auf der Reise von ihrer spendablen Seite gezeigt. Die Haha musterte mich. Kein Neid zuckte in mir.

17

Die Deutschstunden plätscherten dahin wie jedes Jahr. Geschichten wurden vorgelesen und die Geschichten ließen mich so kalt wie zwei Quellbäche auf Korsika. Frau Schröder ließ wieder einmal eine Kurzgeschichte vortragen. Ich lauschte den Sätzen und bemerkte plötzlich, wie sich die Handlung ballte und an Kraft gewann. So etwas hatte ich vorher noch nie erlebt. Ich saß still, ohne mit dem Stuhl zu kippeln, ohne zu lichteln.

Ein Junge stromerte durch die Gegend. Auf einer Lichtung entdeckte er ein Erdloch, äugte hinein und spürte das Verlangen hinabzusteigen. Das Erdloch war tiefer als erwartet. Am Boden angelangt, bemerkte er, wie schwierig es war, wieder hinaufzugelangen. Selbst springend konnte er den Rand des Loches nicht erreichen. Er rief um Hilfe. Seine Schreie verhallten in der Waldeinsamkeit. Die Geschichte endete, ohne dass der Junge gerettet wurde.

Frau Schröder begann, mit den Fledermauskindern über die Kurzgeschichte zu reden. Mitgenommen von den Ereignissen, bemühte ich mich, wieder festen Boden unter den Füßen zu spüren. Ich fing an, die Wände des Erdloches abzutasten, beschnupperte jedes Sandkorn in der Grube, schwebte hinauf zur Lichtung, durchmaß den Wald, schwebte zurück zum Erdloch, ließ mich wie der Junge ein ums andere Mal hinabgleiten und wurde jäh vom Schellen der Pausenglocke aus meinen Gedanken gerissen.

Die nächsten Wochen wühlte ich täglich im Erdloch herum, um ein Fluchttor ausfindig zu machen. Nach unzähligen Stunden, die ich in der Geschichte verlebt hatte, verdichtete sich eine Erkenntnis. Der Junge hätte nicht in das Erdloch hinabsteigen dürfen. Das Loch hielt ihn gefangen, das Loch war vollkommen. Eine Frage blieb ungelöst. Was sollte der Junge tun, wenn er, seit er denken konnte, in dem Erdloch gefangen war?

Vor der Bücherhalle kettete ich mein Fahrrad an und zurrte die mandelbraune, mit einem Lederriemen genähte Markttasche los. Einen Stoß Bücher brachte ich zurück, einen Stoß Bücher würde ich ausleihen. Hin und wieder schwindelte ich beim Durcharbeiten der Bücher. Ich tat nur so, als läse ich die Bildunterschriften, in Wirklichkeit huschte ich durch den Buchstabenverhau, ohne dem Sinn der Worte nachzuspüren. Ich war dabei so geschickt, dass mir die Haha bisher nicht auf die Schliche gekommen war.

Bevor ich den Rückgabetisch erreichte, schreckte ich zusammen. Warum war diese Fledermaus hier? Die hohe Gestalt mit den braunen Haaren sprach mich an:

»Hallo, Axel. Was machst du hier?«

»Ich will in den Zoo.«

Frau Schröder lachte und sagte:

»Jetzt bist du wieder albern. Besonders lustig ist, dass du dabei immer eine so ernste Miene zur Schau trägst.«

Ich stapelte die Bücher auf den Rückgabetisch und wusste nicht, was ich sagen sollte. Frau Schröder fuhr fort:

»Du bist ja eine richtige Leseratte. Kein Wunder, dass deine Leistungen in der Schule besser werden. Du musst dich nur mündlich noch mehr beteiligen, dann kannst du ein richtig guter Schüler werden.«

Strahlesonne – Strahlesonne – Strahlesonne.

Kurz darauf war die Fledermaus, die so nett war wie ein Buntschatten, verschwunden. Ich stellte die Markttasche neben meinen Lesesessel, wo ich sie immer hinstellte, und ging auf die Bücherhallenfrau zu, die gerade Bücher zurück ins Regal stellte.

»Können Sie mir bitte helfen?«

»Ja, gerne.«

»Ich suche ein Buch über Leseratten.«

Die Buntschattenfrau lachte.

»Das gibt es nicht. Die Leseratte bist du.«

Ratlos setzte ich mich erst einmal auf meinen Lesesessel, der sich knisternd darüber freute. Wie sah eine Leseratte aus? Vielleicht wie eine Wasserratte. So nannte mich die Haha häufig auf Sylt am Strand. Das Bild einer Wasserratte hatte ich vor Augen. Das Bild einer Leseratte jedoch nicht. Vielleicht hatten Leseratten zitronengelbes Fell und kirschrote Ohren und spitze Zähne, mit denen sie an den Buchstaben knabberten wie ich an Russischbrot.

Es gab so viele unbekannte Wörter, die mir Buntschatten an den Kopf warfen. Immer dröhnte es in mir, immer hallten sie wider, ohne sich zu enträtseln. Gab es da einen geheimen Kniff, wie man die unbekannten Wörter einfangen konnte, oder machten sich die Buntschatten heimlich über mich lustig? Eine Fledermaus konnte auf einmal so nett sein wie ein Buntschatten. Ein Buntschatten konnte auf einmal so böse sein wie eine Fledermaus. Waren manche Buntschatten, die immer so nett waren wie Buntschatten, insgeheim Fledermäuse?

Die Haha rief aus dem Keller:

»Axel, komm bitte. Ich will das Gästebett abbauen.«

Wie gewünscht war ich kurze Zeit später zur Stelle. Die Haha wuchtete gerade die grüne Matratze beiseite. Ich fragte:

»Ist das Bett nicht zu schwer?«

»Gemeinsam schaffen wir das«, meinte die Haha.

Gesagt, getan. Vier Hände packten den Metallrahmen und hoben ihn aus dem Gestell. Die Haha hatte ihre Kräfte überschätzt und ließ los. Das Gewicht des Bettes riss an meinen Fingern, bog mich vornüber. Die Kräfte schwanden aus meinen Fingern. Knackend krachten die Dornen auf die Halterungen und rutschten ab. Schwer sackte der Rahmen zu Boden. Ich fühlte, wie er aufschlug. Die Haha machte einen Schritt zurück und unterdrückte einen Schrei. Ich spürte lastende Schwere auf meinem Schuh. Es sah grässlich aus. Der Metalldorn des Rahmens hatte sich halb in meinen rechten Spann gebohrt. Das Leder des Halbschuhs wölbte sich dort, wo es durchschlagen war, kratergleich nach unten.

Die Haha versuchte, ihre Fassung wiederzugewinnen. Sie sah auf meinen festgenagelten Fuß und rief:

»Was ist mit dir los?«

»Soll ich die Zähne zusammenbeißen?«

»Wir müssen das Bett hochheben, dann kannst du den Fuß hervorziehen.«

Gesagt, getan. Am Metalldorn schimmerte Blut. Ich zog den Fuß hervor. Ein Gefühl durchspülte den Spann, flutete Ferse und Zehen. Von der Anwesenheit überrascht, humpelte ich zur Treppe. Bei jedem Schritt drang ein leises Schmatzen an meine Ohren. Im Badezimmer schnürte die Haha die Senkel auf und zog behutsam den Schuh vom Fuß. Dabei schmatzte es viel lauter als beim Gehen. Die Haha zuckte zusammen, bevor sie die blutgetränkte Socke abstreifte. Die Haha fragte:

»Hast du keine Schmerzen?«

»Nein.«

Aus ihrer Stimme hörte ich etwas heraus. Sie meinte, ich müsste welche haben. Weil ich nicht wusste, was ich machen sollte, fragte ich:

»Entschuldigung?«

Ich hatte bei dem Wort ein schlechtes Gewissen. Ich wusste genau, dass die Haha es nicht mochte, wenn ich mich aus Verlegenheit für etwas entschuldigte, was ich nicht verstand. Die Haha quälte sich ein Lächeln ab und sagte dann:

»Du musst dich nicht entschuldigen. Ich hätte auf dich hören sollen. Dein Fuß sieht nicht gut aus. Wir fahren zum Arzt.«

Der grantige Bettstahl hatte ein Loch in den Spann gefressen. Der Arzt beruhigte die Haha. Ich hätte Glück gehabt. Es sei nur eine Fleischwunde. Der Arzt sagte zu mir:

»Ich werde die Wunde noch mit Jod behandeln, damit sie besser verheilt. Das wird etwas wehtun.«

Ich fühlte mich wohl. Was der Arzt sagte, war nicht neu, war nicht bedrohlich. Der Arzt fragte:

»Brennt es?«

Meine Erinnerung war zur Stelle. Der Arzt wollte mit dieser Frage lediglich wissen, ob jetzt Wärme in meinem Fuß zu Hause sei. Ich sagte:

»Ja.«

Mein Fuß lag völlig entspannt in der Hand des Arztes. Kein Schmerz trieb ein Flackern in die sandweichen Muskeln. Der Arzt spendete mir ein Lob:

»Du bist tapfer.«

Der Heimer ging zurück in den Flur um Anlauf zu nehmen.

»Dann zeig einmal, wie hoch du springen kannst. Wenn du es schaffst, bekommst du 10 Mark«, rief der Dachs.

Der Heimer rannte los, sprang am Sofa in die Höhe, streckte sich und versuchte mit den Fingern, die Wohnzimmerdecke zu berühren. Er verfehlte sie deutlich.

»Axel, jetzt bist du an der Reihe.«

Ich ging zurück in den Flur, blickte ins Wohnzimmer und schätzte die Höhe der Zimmerdecke ab. Eine Berührung und ich wäre um 10 Mark reicher. Das müsste zu schaffen sein. Ich rannte los. Mein Fuß mit der Bettstahlnarbe meldete sich nicht zu Wort. Am Sofa sprang ich in die Höhe, meine Finger schabten durch die Luft, verfehlten die Zimmerdecke deutlich. Der Dachs sagte aufmunternd:

»Na, ihr müsst noch größer werden, bis ihr die Decke erreicht.«

»Wie ist das, wenn man groß ist?«, fragte der Heimer.

»Dann geht einem vieles leichter von der Hand«, meinte der Dachs schmunzelnd. Er streckte sich, sprang hoch und berührte leichthändig die Zimmerdecke.

Während ich an die Zimmerdecke starrte, redeten der Heimer und Dachs weiter miteinander. Unablässig starrte ich an die Zimmerdecke. So viel Spaß hatte mir das Betrachten der Zimmerdecke schon lange nicht mehr bereitet. Aus dem Einerlei der Buntschattenworte hörte ich auf einmal eine Frage des Heimers heraus:

»Wie ist das, wenn man verliebt ist?«

Der Dachs sagte:

»Du lernst ein Mädchen kennen. Ihr mögt euch, verbringt viel Zeit miteinander. Ihr zählt auf einer Wiese Butterblumen.«

Das hörte sich gut an. Ich schaute mich im Wohnzimmer um. Leider war im Hofhaus kein Platz für eine Butterblumenwiese.

Seit einiger Zeit liebte ich es, bei Tisch herumzualbern. Kichernd machte ich Worte. Lachende Buntschatten entnebelten sich immer und zeigten mir ulkige Gesichter. Vergnügt begutachtete ich die Näpfchen mit dem Nachtisch, um herauszufinden, ob ich vielleicht eine größere Portion als der Heimer erhaschen könnte. Stets musste ich mir beim Vergleichen die Augen aus dem Kopf zwängen, da sich die Haha standhaft weigerte, einen ihrer Söhne zu bevorzugen. Manchmal füllte sie aber aus Unachtsamkeit einen Löffelrand mehr auf.

Heute boten sich verheißungsvoll zwei Hügel Wolkenkrem dar. Die Haha war nicht unachtsam gewesen, die Näpfchen ähnelten sich grammhaft. Ich plapperte ein paar Worte, um meiner fröhlichen Stimmung Luft zu machen. Die Haha fühlte sich von mir aufgezogen. Ich wusste nicht, warum. Leichthin sagte sie:

»Ironie trifft mich nie.«

Der Spruch der Haha war nicht neu. Sie sagte ihn öfter. Nur hatte er mich bisher nicht in meiner Welt erreicht. Jetzt schoss mir Röte ins Gesicht. Ich schluckte einen Löffelberg Wolkenkrem hinunter. Die Worte der Haha waren überaus peinlich für mich. Ich war gewohnt, als blöd zu gelten, als verrückt, als schwer von Verstand, als bekloppt, als dämlich, als der Junge mit dem Brett vor dem Kopf. Was die Haha da sagte, ging jedoch weit über das hinaus, was ich marerweise hörte, wenn ich gehänselt wurde. Ich war mir ganz sicher, ihren Vorwurf verstanden zu haben, obwohl darin ein Begriff vorkam, den ich nicht kannte. Das Wort Ironie war mir nur in seiner verstümmelten Fassung geläufig: Urin.

Schamhaft weigerte ich mich, der Haha zu widersprechen. Mit meinen elf Jahren machte ich schon lange nicht mehr in die Hose. Ich fühlte, wie der Vorwurf schmerzhaft in meinem Gesicht zu brüten anfing. Gleich würde der Heimer mich hänseln. Ich schaute mich um. Der Dachs löffelte an seinem Nachtisch. Die Haha nahm wieder Platz. Der Heimer wölbte seine Lippen über einen Schlag Wolkenkrem. Alles blieb ruhig. Hatte ich etwa Glück?

Um nicht aufzufallen, wandte ich mich meinem Näpfchen zu, worauf sich mittlerweile deutlich mehr befand als auf dem des Heimers. Ich freute mich aufrichtig über diese Bevorzugung. Schweigend saß ich bis zum Schluss des Mittagessens auf meinem Stuhl und hätte mich doch lieber in meiner Betthöhle verkrochen.

Was gleich klang, war gleicher Bedeutung. Ich war mir sicher, zu wissen, was die Haha meinte. Dennoch trieben sich Zweifel in mir herum. Könnte ich mich vielleicht verhört haben? Um den fürchterlichen Vorwurf, ich wäre nicht stubenrein, zu entkräften, schwor ich mir, fortan genau darauf zu achten, was ich zu den Buntschatten sagte.

Mein Verhalten veränderte sich in den folgenden Wochen. Mein übermütiges Herumalbern, meine fröhlichen Neckereien verschwanden. Wo ich früher, für meine Verhältnisse, viele Worte gemacht hatte, geizte ich nun mit den Sätzen. Ich überlegte vorher, was ich sagte, und beobachtete abwartend die Wirkung meiner Sätze.

Sachlichkeit übernahm die Herrschaft in meiner Welt.

Der Winter entledigte sich der Fröste und erwärmte sich allmählich für blumigere Zeiten. Im Arbeitszimmer des Dachses stöberte ich in den Borden, griff hie und da an Buchrücken, wo sie mich zur Berührung einluden, fingerte in Entdeckerlaune wuchtige Bände hervor und blätterte überall, wo die Schildworte verheißungsvoll klangen. In einem Bord lagerten Sammelbände mit Denksportaufgaben und, zu meiner Freude, zwei Büchlein mit Zauberkunststücken. Zuletzt hatte der Heimer mit einigen verblüffenden Kartentricks, die nicht in seinem gut versteckten Zauberkasten erklärt wurden, Eindruck gemacht. In einem der Büchlein wurden unzählige Kartenkunststücke beschrieben. Das musste ich lesen. Sofort!

Ich stahl mich davon und mir gingen die Augen über, als ich die ersten Seiten überflog. Ältlich knisterte das vergilbte Papier. Jeder Trick, der mich hatte staunen lassen, war dort in allen Einzelheiten erklärt. Es musste wundervoll sein, wenigstens einmal als Zauberkünstler Beifall genießen zu dürfen. Ich besorgte mir ein Kartenspiel und arbeitete während der nächsten Tage das Büchlein Seite für Seite durch.

Am nächsten Wochenende war die Stunde meines Auftrittes gekommen. Der Heimer lümmelte auf dem Sofa. Ich fragte ihn:

»Möchtest du bei einem Zauberkunststück zukucken?«

Bewegung verscheuchte die Trägheit des Heimers. Brüderlich freundlich sagte er:

»Dummbart, lass es sein. Du wirst niemals einen Zaubertrick beherrschen, den ich nicht kenne.«

Ich war mir meiner Sache völlig sicher. Ich würde ein Kartenkunststück vorführen, das im Hofhaus noch keiner zu Augen bekommen hatte. Ich trumpfte auf:

»O nein! Dieses Kartenkunststück ist ganz neu.«

Es war so angenehm, den Stolz zu fühlen, dass ich meine Nase deutlich höher trug als sonst. Ich hatte mir einen Kartentrick ausgesucht, den der Heimer noch nie vorgeführt hatte. Er konnte ihn also nicht kennen. Trotzdem sagte er dann:

»Jedes Kartenkunststück, das du kennst, kenne ich auch.«

Wütend stampfte ich mit dem Fuß auf und legte los:

»Gib nicht so an. Ich bin klüger, als du denkst!«

Den letzten Satz kostete ich Silbe für Silbe aus. Es war zu schön, diese Worte auszusprechen.

»Mein Kartentrick ist etwas ganz Besonderes.«

»Das glaube ich dir nicht. Wollen wir wetten?«

»Ja!«

»Um wie viel?«

»Um 20 Mark!«, rief ich aus.

Für einen Augenblick blitzte auf, worauf ich verzichten müsste, wenn ich die Wette verlöre: Es gäbe keine Gummibärchen mehr, die ich so gerne in der Tankstelle am Flottbeker Markt kaufte, keine Wundertüten mehr, die ich mir bei Pucki in der Flottbeker Drift einmal im Monat gönnte, keine Päckchen mit Briefmarken mehr, die ich im EEZ aufstöberte, und auch keine Vanillewaffeln mehr, die ich bei Fiffi an der Seestraße aus der Tiefkühltruhe klaubte. Falls ich die Wette verlöre, würde ich auf all das nicht nur eine Woche lang verzichten müssen, das wäre Bestrafung genug, sondern einen Monat lang.

Für einen Lidschlag dachte ich daran, den Wetteinsatz auf fünf Mark zu verringern. Dann wischte ich die Bedenken fort. Spielend einfach gewönne ich die Wette. Der Heimer zögerte. Für ihn waren 20 Mark ebenfalls das Taschengeld eines Monats. Dann stimmte er zu. Ich ging in mein Zimmer und holte den Wetteinsatz. 20 Mark waren wirklich sehr viel Geld.

Im Arbeitszimmer des Dachses setzte ich mich auf die Marmorfensterbank und legte die vier 5-Mark-Stücke auf die Tischplatte. Der Dachs wurde zum Schiedsrichter erkoren. Der Heimer gab seinen Einsatz dazu. Während ich die Karten mischte, glitzerten die Münzen auf der ausgebleichten Tischplatte. Ich malte mir aus, was ich mir alles damit würde leisten können: einmal ausführlich eezen, den üppigen WM-Eistag aufleben lassen, nach Lust und Laune in der Kinovorschau des Flokis und des Elbekinos stöbern, mich mit einer Packung Butterkekse selbst belohnen. Ich sagte zum Dachs:

»Du kennst den Trick auch nicht. Du darfst helfen.«

Der Dachs meinte:

»Während meiner Studentenzeit habe ich mich mit Kartentricks beschäftigt. Ich kenne einen ganzen Stapel von Kunststücken auswendig.«

»Dieses Kunststück kennst du nicht«, sagte ich dem Dachs.

Ich war mir völlig sicher. Schließlich hatte er meinen Kartentrick noch nie vorgeführt. Der Dachs erwiderte:

»Du kennst einen Kartentrick, von dem du meinst, dass ich ihn nicht enträtseln kann?«

Der Dachs zückte seine Geldbörse, fingerte einen 2O-Mark-Schein hervor und gab die Bedingungen der Wette vor:

»Wenn dein Bruder den Trick erklären kann, gehört das ganze Geld ihm. Wenn er scheitert, ich aber den Kniff herausfinde, teilt ihr euch das Geld. Solltest du wirklich einen Trick beherrschen, den ich nicht kenne, bekommst du das Geld.«

Ganz aufgeregt dachte ich an die unermesslichen Vergnügungen, die in den nächsten Wochen auf mich warteten. Feierlich schichtete ich die gemischten Karten zu einem Stapel auf und sah mir dabei heimlich, wie das Zauberbüchlein es vorschrieb, die unterste Karte an. Der Heimer durfte nun eine Karte nehmen und sie dem Dachs zeigen. Im Verlauf des Kunststückes kam es für mich darauf an, den Kartenstapel so raffiniert umzuschichten, dass die unterste Karte über der gesuchten zu liegen kam, um mir als Hinweis zu dienen. Ich teilte das Kartenspiel in drei Stapel auf und wollte gerade die Karten in anderer Reihenfolge zusammenlegen, als mich der Heimer fragte:

»Darf ich die Karten selbst zusammenlegen?«

Im Zauberbüchlein war nicht vermerkt, ob ich das erlauben durfte. Gutmütig gewährte ich dem Heimer seinen Wunsch. Der Heimer umkrallte die Kartenhaufen und legte sie zusammen. Die Reihenfolge war falsch! Ich wollte ihm Einhalt gebieten, doch die Worte blieben mir im Halse stecken. Grinsend hielt der Heimer den verkehrt zusammengelegten Stapel in den Händen. Die gesuchte und die gemerkte Karte waren auf Nimmerwiedersehen verschwunden. Ölig unterwürfig fragte der Heimer:

»Darf ich den Stapel mischen?«

Mein Taschengeld glitzerte auf der ausgebleichten Tischplatte.

Für einen Lidschlag begriff ich, welch unmöglich hohe Summe ich gesetzt hatte. Ein Kloß drückte in meinem Hals. Die Wette war verloren. Warum wurde im Büchlein nicht erklärt, wie man einen älteren Bruder daran hinderte, den Zaubertrick auffliegen zu lassen?

Der Heimer legte die zermischten Karten auf den Tisch und befahl:

»Mach weiter.«

Radierstaubwürmer wanden sich auf dem sonnengebleichten Holz. Die Kringel einer Seltersflasche waren noch feucht. Ich wollte gerade aufgeben, als ich eine Eingebung hatte. Ich spaltete den Kartenblock in zwei Teile, die ich übergenau auf dem Tisch anordnete. Ich hieß den Heimer, von den zwei Stapeln erneut abzuheben, damit der Dachs dann die vier Stapel zusammenlegen konnte. Als der Dachs den Packen in der Hand hielt, bekam er die Anweisung, gut zu mischen. Ich wollte Zeit gewinnen. Vom Stapel nahm ich zwei Karten ab und legte sie auf denTisch. Die restlichen 30 Karten händigte ich dem Heimer aus. Ich sagte zu ihm:

»Gut mischen. Du darfst erst aufhören, wenn ich es sage. Das ist wichtig.«

Ich atmete tief durch, um besser nachdenken zu können. Jetzt kam es darauf an, mir eine Schmach zu ersparen. Ich hatte vor, den gescheiterten Trick so lange auszudehnen, bis meine beiden Zuschauer die Augen verdrehten. Am Ende würde ich eine Karte auswählen und wider besseres Wissen verkünden, das wäre sie. Da der Heimer meinen Trick nicht nachahmen könnte, wäre mein Scheitern keine Schande.

Sorgfältig mischte der Heimer die Karten. Ich wies ihn an aufzuhören. Bedeutungsvoll steckte ich nun die beiden ungemischten Karten in den Stapel zurück. Fröhlich hielt ich dem Dachs die Karten hin und fragte unschuldig:

»Möchtest du noch einmal mischen?«

Der Dachs ließ diese Möglichkeit nicht verstreichen. Auch der Heimer durfte noch einmal mischen: sogar unter dem Tisch! Ungläubig schaute mich der Dachs an. Äußerst angespannt kam der Heimer meinem Wunsche nach. Weihevoll sprach ich:

»Der große Zaubermeister bereitet sich nun darauf vor, die gesuchte Karte aufzudecken.«

In ersterbender Langsamkeit näherte sich meine Hand dem Stapel. Ich berührte den Stapel, tippte zweimal mit den Fingerkuppen auf das Rankenwerk und drehte die oberste Karte mit den Worten um:

»Das ist die gesuchte Karte.«

Dies war nun der Augenblick meiner Niederlage. Das Geld war futsch.

»Nein!«, entfuhr es dem Dachs, sein Kiefer klappte nach unten.

»Das gibt es nicht!«, röhrte der Heimer und japste nach Luft.

Was war los? Ich konnte das Verhalten der beiden nicht einordnen. Für einen Lidschlag fragte ich mich, ob ich mich entschuldigen sollte. Immer wieder rief der Dachs aus:

»Nein, unmöglich!«

Derweil raufte sich der Heimer den blonden Schöpf und stöhnte:

»Das kann nicht sein!«

Was war los? Innerlich spürte ich, was sich gerade ereignete. Ich wehrte mich dagegen. Das konnte nicht wahr sein. Ich wollte eine Bestätigung für das, was ich fühlte, und fragte:

»Ist das die gesuchte Karte?«

Der Heimer fuhrwerkte mit seinen Händen übers Gesicht. Sein Blick zuckte hin und her zwischen der Karte und den 60 Mark.

Der Dachs brummte:

»Das ist die gesuchte Karte.«

Meine Kopfhaut kribbelte. Der Karokönig thronte auf dem ausgebleichten Eichenholz. Speckig schimmerte der zerknitterte Zwanziger. Die zerkratzten Heimermänner glänzten. Ich durchlebte zugleich Niederlage und Gewinn. Der Heimer zerrte seine Antwort hervor:

»Du hast gewonnen.«

Bettelnd blickte er mich an und fragte:

»Verrätst du mir den Trick?«

Sogleich wies mich der Dachs auf meine Verpflichtung hin:

»Ein guter Zauberkünstler behält seine Kunststücke für sich!«

Ich rappelte mich auf, klaubte den Gewinn zusammen und trollte mich. Benommen vor Glück, suchte ich Ruhe. Ich krabbelte in meine Betthöhle und wischelte über die kühle Baumwolle. Die Münzen drückten in meiner Hosentasche. Mühsam rang ich meinem Verstand eine Erklärung ab. Es gab 32 Karten. Eine davon war der Karokönig. Der Zufall hatte mir eine Schmach erspart. Ich hatte mich so nach Beifall gesehnt und nun, wo Anerkennung auf mich herabstürzte, kam er mir unheimlich vor. Wie konnte ich mir Linderung verschaffen? Ich dachte nach und schwor dann, nie wieder einen Zaubertrick zu wagen. Es wirkte. Mein Bauch beruhigte sich.

Die Haha läutete zum Abendbrot. Ich ging zu Tisch und kam als Erster ins Wohnzimmer. Wo waren der Dachs und der Heimer? Neugierig hüpfte ich zum Arbeitszimmer, öffnete die Tür. Der Dachs blätterte in dem Büchlein über Kartenkunststücke und der Heimer mischte den Kartenstapel. Der Anblick berührte mich. Die beiden versuchten seit einer Stunde, einen Zaubertrick zu enträtseln, der keiner war.

Frau Schröder lächelte buntschattennett, als sie mir mein Zeugnis aushändigte. Das zweite Jahr auf der Schleeschule war vorüber und in meinem Zeugnis war ein Schwung ordentlicher Noten versammelt. Nur die Strahlesonnen hatten sich nicht in meine Schulhefte verirrt. Wenn es dabei einen Kniff gab, so hatte ich ihn bisher nicht entdeckt.

Peter erzählte, dass Wolfgang auf dem Christianeum unverändert sehr gute Noten einheimste. Der Abschied von der Schule Windmühlenweg war schon zwei Jahre her. Bevor ich in meiner Erinnerung weiter zurückgleiten konnte, war Frank neben mir an der

Reihe. Frau Schröder ermahnte ihn, in Zukunft pünktlicher zu sein. Frank gelobte es. Ich hatte da meine Zweifel, ob er dieses Versprechen auch in die Tat umsetzen würde. Das Zuspätkommen lag bei Frank ja in der Familie.

Zusammen mit Peter radelte ich den Osdorfer Weg zurück, dann das Urnenfeld hinauf. Beim Überqueren der Notkestraße achtete ich wie jedes Mal darauf, dass ich nicht zu Fall käme. Es war wichtig, dass ich nicht überfahren wurde.

Stolz hielt die Haha mein Zeugnis in den Händen. Sie sagte:

»Die Orientierungsstufe ist vorüber und du bist in die 7. Klasse versetzt worden. Ich habe dich zwar in das Gymnasium eingeschmuggelt, bisher hat sich von der Schulleitung aber keiner darüber beschwert.«

Ich wusste nicht, was ich sagen sollte. Die Haha schärfte mir immer wieder ein, dass ich nicht ausplaudern dürfe, von wem meine Deutschhausaufgaben stammten. Es gab viele Gebote, an die ich mich halten sollte. Dies war eines der Gebote, die zu beachten mir leicht fiel.

Der Dachs sagte:

»Wenn du weiter solche Fortschritte machst, wird die Uni für dich das Richtige sein.«

Glücklich schaute mich die Haha an. Mit einem Blick auf das Zeugnis sagte sie:

»Schau nur, letztes Jahr hat Frau Schröder deine Sprachschwäche bemängelt, jetzt tut sie das nicht mehr.«

Das war ein dickes Eigenlob der Haha. Seit anderthalb Jahren beteiligte sich die Haha fleißig an Frau Schröders Deutschunterricht und heimste reihenweise ordentliche Noten ein.

Am späten Nachmittag schnürte ich mein Sportbündel. Wie immer nahm ich die Abkürzung über den Spielplatz. Im Maschendrahtzaun klaffte ein Loch, durch das ich schlüpfte. Am großen Spielfeld vorbei schlenderte ich zum Klubhaus der GFSV. Gerne spielte ich Fußball auf dem weiten Spielfeld. Es war immer genügend Raum um mich herum. Kam der Ball in meine Nähe, tobte ich ausgelassen hinterher.

Nach dem Training trottete die Mannschaft erschöpft zum Klubhaus. Ich wartete am südlichen Fußballtor des Platzes, da mir der Trainer etwas Wichtiges mitteilen wollte. Zuerst unterhielt er sich mit einer fremden Fledermaus. Die beiden Trainer tauschten Worte aus, ein paar erreichten mich in meiner Welt. Allmählich begriff ich: Sie redeten über mich. Mein Trainer hatte eine gut hörbare Stimme und ein dunstiges Gesicht, das aufklarte, wenn er seine Lippen bewegte. Der andere Trainer versteckte sich hinter Schwaden und zischelte so, dass es im Ohr kniff. Auf einmal sagte mein Trainer:

»Du kommst in eine neue Mannschaft.«

Die schwadige Fledermaus zischelte:

»Ich weiß bereits, wo ich dich einsetzen werde.«

Erschrocken starrte ich auf die Fledermaus. Hatte ich mich verhört? Nein, die Fledermaus wiederholte ihre Drohung. Warum sollte ich in einem Gefängnis einsitzen? Ich hatte doch nichts verbrochen.

Mein Trainer sagte zu der Fledermaus:

»Axel ist ein stiller Junge.«

Die Fledermaus zischelte mir ins Gesicht:

»Dann weiß ich schon, wie ich dich behandeln muss.«

In mir plapperte der kleine Papagei nach: Behandeln – behandeln – behandeln. Jetzt begriff ich. Die Fledermaus wollte mich in einem OP-Haus einsperren! Mühsam brachte ich ein Wort hervor:

»Wann?«

»Nach den Sommerferien«, zischelte die schwadige Fledermaus.

Ich fragte:

»Kann ich gehen?«

Mein alter Trainer nickte. Ängstlich schlich ich ins Klubhaus und wechselte hastig meine Sachen.

Die Abendsonne tönte den Junihimmel gelblich rot. Wieder einmal hieß es Abschied nehmen. Nie wieder würde ich beim Fußballtraining aufkreuzen. Das wäre zu gefährlich. Lichtlos ragten die schlanken Flutlichtmasten am Spielfeldrand empor. Mein Blick schweifte über das Klubhaus, über die geliebten Grandplätze, über die Pappeln und über das mehrstöckige DESY-Gästehaus.

Teilchenbeschleuniger – Teilchenbeschleuniger – Teilchenbeschleuniger.

Hinter dem Strauchwerk im Westen verbarg sich das Hofhaus. Warum wollte mich der neue Trainer einsperren? Ich hatte doch nichts ausgefressen. Ein letztes Mal kroch ich nach einem Fußballtraining durch den Zaun und wünschte traurig den weißen Mauern des Hofhauses einen Guten Abend.

18

Seit Tagen kroch die Hitze über den Strandabschnitt »Oase zur Sonne«. In den Dünen verdunstete der letzte Rest Nordseefrische. Der Abend brachte keine Linderung. Über dem Teich des Südwäldchens drängte sie sich zusammen und walzte über den verdorrten Rasen in der Theodor-Heuss-Straße. Im Kinderzimmer war Schlafenszeit, ohne dass ich an Schlaf denken mochte. Prall drückte die Luft auf meine Decke. Der Heimer richtete sich beim Fenster auf und schloss es. Sofort war ich hellwach und fuhr ihn an:

»Lass es gekippt! Das Fenster muss offen bleiben!«

»Immer mit der Ruhe«, sagte der Heimer, als er den Vorhang beiseite zog.

Misstrauisch verfolgte ich seine Handlungen. Der untere Hebel am Fenster klemmte. Kraftvoll drückte der Heimer zu. Knarrend kam die Antwort der Verriegelung. Der Heimer schwang das Fenster sperrangelweit in den Raum. Entsetzt sah ich, was der Heimer vorhatte. Das Fenster sollte die ganze Nacht über wie aufgerissen ins Zimmer ragen! Es gab Regeln, die wichtig waren, und Regeln, die weniger wichtig waren. Ein Fenster darf nicht klaffen. Diese Regel war weit davon entfernt, weniger wichtig zu sein. Ich begehrte auf. Da Worte nicht halfen, bedrängte ich den Heimer. Ich wollte das Fenster gewaltsam schließen und ließ erst davon ab, als sich der Heimer machtvoll dagegen wehrte. Der Heimer schlief am bevorzugten Fensterplatz. Der Heimer gab vor, was im Kinderzimmer gemacht wurde. Ich wimmerte vor Verzweiflung in mein Kissen. Der Heimer fragte:

»Warum soll bei der Bullenhitze das Fenster geschlossen bleiben?«

»Das Fenster muss gekippt sein. Es darf nicht ins Zimmer ragen. Sonst tut es weh.«

»Warum tut dir das Fenster weh?«

»Offene Türen beißen.«

Der Heimer richtete sich im Schrankbett auf und kuckte um die Betthöhlenwand. Nachsichtig sagte er:

»Das ist Omas Schnack. Sie sagt das immer, wenn Schränke offen stehen. Offene Schranktüren stören ihren Sinn für Ordnung.«

»Offene Türen beißen«, erwiderte ich.

»Ein Fenster ist keine Tür.«

Der Satz des Heimers drückte sich in meine Ohren, zwängte sich in mein Bewusstsein und trat dort die Herrschaft an. Ich steckte in einem Zwiespalt, ohne mir mit Worten helfen zu können. Ich wusste, dass der Heimer Recht hatte, und ich wusste, dass meine Regel nicht gebrochen werden durfte. Davon war ich bis zum Elend überzeugt. Verschmitzt fragte der Heimer:

»Stimmt es oder habe ich Recht?«

Ich sah, wie er mit bloßem Oberkörper im Bett hockte. Ein Schwall Luft kühlte meine aufgeheizte Haut. Der Heimer weidete sich daran, dass ich nicht zustimmen mochte. Er sagte:

»Die Abkühlung tut gut.«

Ein Fenster war keine Tür und die warme Nachtluft verschaffte

Linderung. Ich ärgerte mich, weil der Heimer Recht hatte, und gleichzeitig quoll das Elend in mir auf, weil eine wichtige Regel gebrochen wurde, weil meine Ordnung gestört wurde, weil ich keine Worte fand, um zu sagen, was ich fühlte.

Der Heimer sank zurück auf seine Bettdecke, sank hinein in den ersten Schlaf des Abends. In der Nacht krempelte ich wie der Heimer meine Schlafanzughose bis zu den Knien herunter. Die Hitze war unerträglich.

Am Morgen – kühle Sommerluft wehte ins Zimmer – weckte mich der Heimer. Er zeigte mir seinen Rücken und seinen Po. Beide waren übel zugerichtet. Die weiße Tapete der Zimmerdecke war übersät mit schwarzen Punkten: Mücken. Einige Dutzend Biester schliefen ihren nächtlichen Rausch aus.

Der Heimer jaulte. Er kratzte seinen zerstochenen Po, er kratzte seinen zerstochenen Rücken. Der Heimer fragte:

»Warum jucken deine Mückenstiche nicht?«

»Sie jucken«, antwortete ich.

»Warum kratzt du dich nicht?«

»Das Jucken stört mich nicht.«

Noch vor dem Frühstück verarztete die Haha meinen zerstochenen Körper mit Salbe. Der kleine Papagei murmelte einen Satz, den er ungestraft murmeln durfte:

»Offene Türen beißen.«

Ein strammer Westwind verwirbelte die Hitze und trieb Wolken landeinwärts. Ferien bedeuteten für mich keine Befreiung vom Lernen. Wie jeden Morgen beorderte mich die Haha ins Kinderzimmer und zwang mich zu einer Aufgabe, der ich am liebsten abgeschworen hätte: Aufsätze schreiben. Ein Aufsatz piesackte mich schlimmer als den Heimer ein Zimmer Mücken.

Die Haha gab mir nicht vor, worüber ich schreiben sollte. Mein erster Versuch nahm sich immer kläglich aus. Die Haha wies mich auf die Mängel hin, ohne sie zu verbessern. Diese Aufgabe blieb mir vorbehalten. Der zweite Versuch nahm sich nicht mehr so kläglich aus wie der erste. Die Haha schien meine Aufsätze nur anschauen zu müssen, um einen halben Schock Mängel zu entdecken. Seit Jahren erlebte ich es Woche für Woche, dass ich nichts entdeckte, wo die Haha aus dem Entdecken nicht mehr herauskam. Für mich gab es zwischen dem ersten und dem vierten meiner Versuche keinen Unterschied. Jede dieser Fassungen erschien mir wohl geraten. Nicht ein einziges Gefühl japste beim Lesen in mir nach Luft.

Die Haha schaute zur Tür herein und sagte streng:

»Du sitzt da wie ein Ochs vorm neuen Scheunentor. Fang an. Von allein wird die Seite nicht voll.«

Manche Worte erreichten mich in meiner Welt, manche Worte erreichten mich nicht in meiner Welt. Warum war ich ein Ochse? Warum saß ich vor einem Scheunentor? Warum war das Scheunentor neu und nicht alt? Es war sinnlos, die Haha nach der Bedeutung ihrer Worte zu fragen. Ich würde keine der Erklärungen verstehen.

Missmutig nahm ich den neuen Aufsatz in Angriff. Die Linien zogen sich wie Stacheldraht über das lichtelschöne Papier. Wieder einmal musste ich ein Erlebnis einfangen, das sich nicht einfangen lassen wollte.

Vielleicht Hamburg? Der Vorbeckweg tauchte vor meinem inneren Auge auf. Ich dachte an Tom, der mich bei der Vorbeckiade geschlagen hatte, und an sein Erlebnis mit dem Pommfrittmann. Eine Ermahnung der Haha klingelte in meinem Kopf: Du musst immer nach links und rechts schauen, bevor du über die Straße gehst. Es gibt wichtige Regeln und es gibt weniger wichtige Regeln. Das war eine wichtige Regel.

Schneller als auf der Vorbeckiade wetzte Tom von der Sandkiste zum Spielplatzausgang. Er jagte über den Parkstreifen, den Blick zu den weißen Garagen gerichtet, wo seine Buntschattenfreunde spielten. Kein Klingeln ließ ihn nach links und rechts blicken. Das war ein Fehler. Tom schoss zwischen den geparkten Autos hervor. Und der Fledermausmann sagte, er habe Pommfritt auf dem Rücksitz für einen Kindergeburtstag, deshalb sei er so schnell gefahren. Er habe noch versucht, rechtzeitig zu bremsen, aber es gebe keinen Platz zum Ausweichen.

In mir hallten das Gequietsche der Reifen und die Schreckensschreie der Buntschattenkinder nach. Toms herbeigerufene Buntschattenmutter herrschte den Fledermausmann an, er könne doch ihr Kind nicht überfahren, nur weil er Pommfritt im Auto habe. Der Fledermausmann versuchte sich zu rechtfertigen, er müsse sich beeilen, sonst würden die Pommfritt kalt, und auf seinem Kindergeburtstag gäbe es Tränen. Toms Buntschattenmutter wurde zornig. Sie schrie den Fledermausmann an, der betreten schwieg. Tom kam mit einem blauen Auge davon. Er musste nicht einmal ins OP-Haus umziehen.

Mühsam versuchte ich, das Geschehene zwischen die Linien zu zwängen. War das anstrengend. Warum waren Worte so widerspenstig? Zum Glück duldete die Haha meine Marotte, durchgestrichene Sätze mitzuzählen. Sonst hätte ich den ganzen Vormittag benötigt, um die eine Seite zu füllen.

Erleichtert machte ich mich auf zum Westerländer Südstrand. Oben auf der Dünentreppe genoss ich die steife Brise. Der Westwind wuchtete Wellenberge an den Oasenstrand. Am Holzhäuschen des Strandkorbwärters war ein Warnball gehisst. Noch war das Baden unter Aufsicht erlaubt.

Nach England schwimmen? Das durfte ich nicht. Ein Loch nach Australien buddeln? Das durfte ich nicht. Baden, bis meine Haut blau wurde? Das durfte ich.

Wasserratte – Wasserratte – Wasserratte.

Silben summend, hüpfte ich die Holzstufen hinunter.

Sobald meine erste Sonnenuhr erblondet war, sprang ich ausgelassen in die brandungsweiße Nordsee.

Braun gebrannt hockte ich auf dem Klettergerüst und schwatzte mit Gerd, der zu meinen Buntschattenfreunden gehörte. Gerd erzählte gerade einen Witz, den er von Barbara gehört hatte. Ich wusste, worauf es bei Witzen ankam. Witze waren Geschichten, die ich nie behalten konnte, die aber als lustig galten. Meist wusste ich nicht, worüber ich genau lachen sollte, deshalb lachte ich einfach auf gut Glück los. Nach dem Lachen sagte ich immer, der Witz hätte mir gefallen. Buntschatten freuten sich immer, wenn ich ihre Witze lobte.

Manchmal verstand ich, warum ein Witz lustig sein sollte, was meinem Lachen sogleich ordentlich Schwung verlieh. Dieses Manchmal durfte ich jedoch nur selten genießen. Ganz gleich, ob ich einen Witz verstand oder nicht, es gab nur eine Gewissheit, die mir in der Zeitspanne des Lachens blieb: Ich würde den Witz Augenblicke später wieder vergessen haben. Die Witze schienen auf geheimnisvolle Weise von der Vier gelernt zu haben, wie man mich foppen konnte.

Nach dem Witz hörte Gerd zu schnitzen auf und fragte:

»Willst du noch einen Witz hören?«

Ich nickte, obwohl ich mit Gerd allein war. Ein solcher Fall war immer heikel. Ich konnte mich beim Lachen nicht nach den Buntschatten richten. Ich musste selbst den richtigen Augenblick für mein Lachen abpassen. Der sicherste Hinweis für diesen Augenblick war ein erwartungsvolles Schweigen. Mit den Jahren hatte ich mich zu einem Fachmann in der Abschätzung dieser Augenblicke entwickelt. Oft bekam ich zu hören, bei mir fiele der Groschen pfennigweise. Da ich wusste, was Groschen und Pfennige waren, wertete ich die Bemerkung als ein Lob dafür, dass ich mit Eifer bei der Sache war.

Die Nachmittagssonne wärmte meine oasenbraune Haut. Gerds Worte reihten sich aneinander. Satz für Satz näherte sich der Witz seinem Ende. Auf einmal wurde ich das Opfer eines unbekannten Tieres. Ein Zucken bemächtigte sich meines Bauches, steigerte sich zu einem Schütteln, griff auf meine Brust über, packte meinen Hals und kitzelte meine Kehle. Ich wusste nicht, wie mir geschah. Lauthals lachte ich los auf eine Art, die ich bisher nicht kannte. Das wilde Tier schüttelte mich auf dem Klettergerüst nach Belieben durch, ließ mich zucken und mit den Armen rudern. Als ich ausgelacht hatte, bat ich Gerd, den Witz noch einmal zu erzählen. Bereitwillig kam er meiner Bitte nach. Das wilde Tier suchte mich, wenn auch zahmer, erneut heim. Prustend tauschte ich mit Gerd die Stellen aus, die mich am stärksten durchschüttelten.

Ausgelassen hüpfte ich auf dem Heimweg über die Steinplatten der Hofhausreihe. Im Flur lief mir ein Hofhausbuntschatten über den Weg. Ich fragte die Haha, ob sie einen Witz hören wolle. Sie wollte. Ich fing an zu erzählen:

»Zwei Freunde kennen sich bereits lange. Sie haben alle Witze, die sie sich erzählen, nummeriert. Der Ältere gibt gerade seine Lieblingswitze zum besten und sagt:

›2!‹

Der jüngere kichert. Der Ältere erzählt den nächsten Witz:

›5!‹

Sein Freund hält sich vor Lachen den Bauch. Der Ältere hat noch einen Witz auf Lager.

›8!‹

Sein Freund macht ein enttäuschtes Gesicht.

»›Den hast du schlecht erzählt.‹«

Fröhlich hahate die Haha.

»Das ist das erste Mal, dass du mir einen Witz erzählst.«

Nachdenklich ging ich in mein Zimmer. Warum freute sich die Haha darüber, dass ich ihr mit 12 Jahren zum ersten Mal einen Witz erzählte? Das war höchst merkwürdig. Zugleich überkam mich die Furcht, dass ich diesen Witz wie alle anderen Witze vergessen könnte. Er handelte von Zahlen, ich wollte mit ihm Freundschaft schließen. Bis zum Abend erzählte ich mir den Witz viele Male, um ihn nicht aus dem Gedächtnis zu verlieren. Vor dem Einschlafen bat ich inständig darum, dass sich mein neuer Freund nicht verflüchtigen möge wie einst die Vier. Ohne sicher zu sein, ob sich mein Wunsch erfüllen würde, versank ich in Schlaf.

An einem Nachmittag im August, die Schule hatte gerade wieder begonnen, drängte mir die Haha ein Gespräch auf. Überrascht fragte sie:

»Warum bist du noch nicht aus dem Haus? Es ist höchste Zeit.«

Ich schüttelte den Kopf. Die Haha fragte nach:

»Immer muss ich dir jedes Wort einzeln aus der Nase ziehen. Warum gehst du nicht?«

»Ich will nicht«, antwortete ich.

»Das verstehe ich nicht. Es hat dir bisher immer viel Spaß gemacht und du solltest doch in eine andere Mannschaft aufrücken«, sagte die Haha.

Da ich nicht wusste, was ich sagen sollte, druckste ich herum.

»Warum willst du nicht gehen?«, fragte die Haha.

Ich konnte nicht ausdrücken, was ich empfand. Aus Verlegenheit sagte ich:

»Ich habe keine Lust.«

Buntschatten hörten gerne einmal die Unwahrheit. Vielleicht freute sich die Haha über meine Antwort. Neugierig schaute ich sie an. Sie schwieg, dann schüttelte sie den Kopf und sagte:

»Das erlebe ich häufig mit dir. Jahrelang bist du mit Begeisterung bei einer Sache und dann lässt du sie von heute auf morgen sein. Warum tust du das?«

Da ich mich von den Hahaworten in die Enge getrieben fühlte, grummelte ich:

»Weiß nicht.«

»Hast du wieder etwas in den falschen Hals gekriegt?«, wollte die Haha wissen.

Warum hatte ich einen falschen Hals? Für einen Lidschlag spielte ich mit dem Gedanken, die Haha danach zu fragen, was ein falscher Hals sei, ließ es dann aber bleiben. Mit solchen Fragen hatte ich zu viele schlechte Erfahrungen gemacht.

»Ich weiß zwar nicht, warum du mit dem Fußball aufhören willst. Ich erlaube es dir aber unter der Bedingung, dass du dir eine andere Sportart aussuchst. Höre dich am besten in deiner Klasse bei deinen Mitschülern um.«

Am nächsten Tag wurde ich schon in der ersten großen Pause fündig. Joachim war ein gut sichtbarer Buntschattenjunge. Er spielte Handball bei der SV Blankenese. Alle nannten ihn Jogi, er wurde ein neuer Buntschattenfreund.

Früh tünchte der Abend die Elbvororte dunkel. Der Herbst rupfte noch nicht das Laub aus den Bäumen. Zügig radelte ich mit Jogi die Osdorfer Landstraße entlang. Der Fahrtwind vergrub sich in meinem Pulli. Dummerweise hatte ich den Schal vergessen. Die Parkflächen am EEZ leerten sich und an der Julius-Brecht-Straße stauten sich die Autos der Fledermäuse. Im Zwielicht schimmerten die Buchstaben auf dem nächsten Straßenschild wolkengrau. Still wünschte ich der Püttkuhl einen Guten Abend. Die Straße führte hinunter zum Ziegeleiteich, wo ich im Sommer mit Peter und Gerd Flöße baute.

Vor dem Iserbrooker Kasernentor wartete schon die halbe Mannschaft. Der Trainer war noch nicht da. Zwar durfte die SV Blankenese die Sporthalle der Bundeswehr nutzen, die Wachen ließen jedoch die Handballmannschaft erst passieren, wenn der Trainer den Soldaten einen netten Gruß zusteckte. Geduldig lehnte ich auf meinem Rad an der Backsteinmauer. Der Abendwind umkrallte meinen Hals. Die Mannschaft war jetzt vollzählig. Der Trainer ließ sich immer noch nicht blicken.

Jogi gab einen kürzlich aufgeschnappten Witz zum Besten. Aufmerksam hörte ich zu. Seit dem Erlebnis auf dem Klettergerüst hoffte ich stets, dass mich ein Witz erneut so durchschütteln würde wie der Zahlenwitz. An diesem Abend blieb meine Hoffnung unerfüllt. Jogis Witz riss mich nicht vom Sattel. Warum war der Witz lustig? Anstandshalber lachte ich und lobte Jogi sodann für die Güte seines Witzes. Jogi fragte mich, ob ich auch einen Witz erzählen könne. Ich konnte!

Gute Freunde wie den Zahlenwitz erkennt man daran, dass sie einen nicht im Stich lassen.

Wärme krabbelte von der Heizung über mein Bett. Mein Blick verlor sich im Wacholdergewirbel des Gartens. Der Hals muckte bei jedem Schlucken auf, hinter der Stirn klopfte es und etwas Fremdes zerrte an den Gliedern. Benommen genoss ich die Weichheit meiner Daunendecke, während Wind das Fenster mit Kälte schlug. Leider waren meine Arme nicht lang genug, um das herbstkühle Glas zu berühren. Dreimal täglich musste ich mit Hexenwasser gurgeln. Die siegellackrote Flüssigkeit sollte dem Durcheinander in meinem Körper ein Ende bereiten. Ohne zu murren, gurgelte ich ausgiebig. Die Haha gab ein Zeichen und fragte:

»Brennt dir das Hexenwasser nicht im Rachen? Schmeckt es denn gar nicht bitter?«

»Das Hexenwasser brennt im Rachen und schmeckt bitter.«

»Dein Bruder spuckt das Hexenwasser immer schnell wieder aus«, sagte die Haha.

Sie fragte nicht nach, da sie im Keller an den Maschinen Geld verdienen musste. Am liebsten hätte ich das Hexenwasser schnell wieder ausgespuckt. Es brannte im Rachen und schmeckte buchstäblich bitter. Das Hexenwasser besaß aber noch eine weitere Eigenschaft. Es riss ein Gefühl in mir auf, das ich so nicht kannte. Ich gurgelte mit dem ekeligen Zeug und verspürte zum Ausgleich Anwesenheit in Hals und Mund. Wenn der Hals aufmuckte, war das unangenehm. Wenn Fieber hinter der Stirn herumstocherte, war das unangenehm. Wenn Krankheit Besitz von mir ergriff, war das verstörend schön. Sie beschenkte mich mit Anwesenheit, wo ich sonst nur Ab:geschiedenheit spürte.

Der Frühling geizte nicht mit Wärme. Die Kleidung wurde luftiger, die Winterstiefel verreisten in den Keller. Die Morgensonne durchbrach das Strauchwerk am Hofhaus. Ich holte mein Fahrrad aus dem Schuppen und blieb wehmütig im Bauwich stehen. In diesen Wochen wurde das Fußballtraining immer aus der Halle ins Freie verlegt. Warum hatten mich die Fledermäuse von dem geliebten Sportplatz Wilhelmshöh vertrieben? Ohne eine Antwort zu finden, rollte ich das Urnenfeld hinunter.

Frau Schröder unterrichtete die 7c zwar weiterhin in Deutsch, der Klassenlehrer hieß jetzt aber anders. Herr Elvers malte Bilder, trug schwarze Kleidung und unterrichtete Kunst und Englisch. An diesem Vormittag gab Frau Schröder die Klassenarbeiten zurück. Jahr für Jahr schrieb Anne, die Klassenprima, die besten Aufsätze. Sie wurde mit Einsen überhäuft, wo ich mich mit Vieren und Dreien begnügen musste. Heute war wieder so ein Tag. Ohne die Hilfe der Haha war es um meine Aufsatzfähigkeiten düster bestellt. In der Pause fragte ich Anne um Rat. Sie war nett und lieh mir ihr Deutschheft.

Im Hofhaus las ich es in aller Ruhe durch. Dann las ich meines durch. Warum waren bei mir die Aufsätze mit roter Tinte verunstaltet? Lag es an der zierartigen Mädchenhandschrift, dass Annes Aufsätze keinen Rotschaden erlitten? Warum stand unter meinem ab:geschürften Aufsatz der Kommentar:

Axel, deine Schrift ist eine Schande! Lies beim nächsten Mal die Frage genauer durch, du hast sie offensichtlich falsch verstanden!

Bei der Prima fehlte so eine Ermahnung. Ich dachte einige Zeit nach. Wie liest man eine Frage genauer durch? Ich war maßlos verwirrt. Annes Aufsätze wirkten auf mich, als hätte ich sie selbst geschrieben. Nicht den geringsten Unterschied im Inhalt entdeckte ich. Wie sollte ich je herausfinden, was ich falsch machte, wenn ich nicht einmal bemerkte, dass ich etwas falsch machte? Ernüchtert hakte ich das Thema Aufsatz ab.

Hörte das denn nie auf? Jetzt ließ sogar unser Biologielehrer Aufsätze schreiben. Ich sollte über Tiger schreiben. Dafür hätte ich zwei Wochen Zeit. Am Wochenende grübelte ich beim Bücherbekucken darüber nach, was ich schreiben sollte. Eine gute Note wollte ich gerne haben. Wie sollte ich das nur anstellen? Die Haha fragen? Aber ich würde das gerne alleine hinbekommen.

Ich zog den wuchtigen Säugetierband von Grzimeks Tierleben hervor und trudelte zurück in mein Zimmer. Ich las den Abschnitt über Tiger. Es war ein sehr langer Abschnitt und es war ein sehr guter Abschnitt.

Besser hätte ich das auch nicht hinbekommen. Ich könnte den Aufsatz einfach aus diesem prachtvollen Tierbuch abschreiben. Dann bekäme ich für meinen prachtvollen Aufsatz eine prachtvolle Eins.

Ich machte mich sogleich an die Arbeit und schrieb fein säuberlich jede einzelne Zeile ab. Der kleine Papagei hatte daran seine wahre Freude.

Strahlesonne – Strahlesonne – Strahlesonne.

Viele Wochen später gab der Biologielehrer die Aufsätze zurück. Voller Hoffnung auf eine Eins konnte ich es kaum abwarten, meinen Aufsatz wieder in den Händen zu halten. Ganz aufgeregt schaute ich auf die letzte Seite meiner Tigerarbeit.

Es prankte dort eine prachtvolle Drei.

Der Mai entledigte sich seiner Tage. Die nächste Taschengeldzahlung stand kurz bevor. Im Arbeitszimmer schnurrte die Hallonie nach oben. Der Dachs spazierte zur Liege vor meinem Fenster. Die Sonne lockte ihn wohl zu einem Schläfchen in den Garten. Als er sah, dass ich mein Sparschwein plünderte, fragte er:

»Willst du dein Geld auf den Kopf hauen?«

Das Kauderwelsch des Dachses war kaum besser als das der Haha. Ich wollte mein Geld vereezen, auf den Kopf hauen wollte ich es nicht. Wie stellte er sich das vor? Einmal hatte ich es ausprobiert. Es bereitete mir keinen Spaß. Die Münzen machten auf meinen Kopf plockplock, die Geldscheine knisterten. So kannte ich die Buntschatten. Sie redeten oft Unsinn.

Nach dem Eezen gönnte ich mir einen Umweg. Ich strampelte die Flurstraße entlang, bog in den Stiefmütterchenweg ein und schob mein Fahrrad auf den Himmelsberg. Das ist der höchste Hügel auf Spitzbergen. Im Norden wogten die frisch belaubten Volksparkwipfel, überragt von den Flutlichtmasten des WM-Stadions. Oft redeten die Fledermäuse Unsinn. Fast alle Wörter besaßen jetzt Klang, leider erreichten mich viele Wörter nicht in meiner Welt. Ein besonders klanghaftes Wort hörte ich in den letzten Monaten häufig. Viele Fledermauskinder sagten das Wort zu mir. Ich musste dann immer lachen, weil das Wort so lustig dudelte. In der Einsamkeit Spitzbergens wagte sich der kleine Papagei hervor. Vergnügt plapperte er das dudelige Wort nach. Ich rollte den Himmelsberg hinunter und dann Richtung Vorbeckweg. Der kleine Papagei plapperte fröhlich weiter und beschenkte mich mit einem Muster, das Belohnung in sich selbst fand.

Im Hofhaus hörte ich die Stimme des Dachses:

»Sag das nicht.«

Wegen des dudeligen Musters brauchte ich eine Weile, bis ich fragen konnte:

»Warum darf ich nicht Mongo sagen?«

»Das ist ein böses Schimpfwort.«

»Warum?«

Der Dachs erklärte es mir.

Ich wollte nicht hinnehmen, dass mich Fledermäuse als blöd oder dumm beschimpften. In der Sprache konnte ich mich nicht wehren. Ich wehrte mich auf meine Weise. Im Vorbeckweg ließ ich mich nicht mehr blicken. Den Fledermäusen in meiner Klasse wich ich aus. Bald redete ich nur noch mit wenigen Buntschattenkindern. Ich wollte nicht als dumm bezeichnet werden. Ich hatte Erfolg. Ich wollte nicht als Mongo bezeichnet werden. Ich hatte Erfolg. Meine Lösung war schweigend einfach.

Der Heimer trudelte ins Wohnzimmer. Er fand sich damit ab,

dass ich nicht mehr mit den Fledermäusen spielte. Anfangs hatte er mir noch den neuesten Klatsch aus dem Vorbeckweg berichtet. Mit jeder Woche wurde es weniger. An diesem Sommertag jedoch sprudelte er los. Christoph habe auf dem Spielplatz erzählt, er wolle Schriftsteller werden. Neugierig hätten ihn die Fledermäuse gefragt, worüber er denn schreiben wolle. Christoph habe verraten, er wolle ein Buch über den Vorbeckweg schreiben. Sogleich habe es ein Gerangel unter den Vorbeckwegkindern gegeben. Jeder habe sich ein Plätzchen in dem Buch sichern wollen. Nach langem Hin und Her habe Christoph versprochen, über alle Kinder zu schreiben. Selbstzufrieden lümmelte der Heimer auf dem Sofa und schwelgte in seiner Zukunft als Buchkind.

Ich dachte an einen Tag zurück, der tief in meiner Vergangenheit ruhte. Vor meinem vierten Geburtstag hatte mich Christoph nicht ausgelacht. Seitdem besaß sein Name einen guten Klang. Sonst war in mir kein Gefühl. Christoph war ein Buntschatten, der Heimer war ein Buntschatten, ich war kein Buntschatten. Warum fühlte sich der Heimer gebauchpinselt? Ein, zwei Überlegungen verschwendete ich an diese Frage. Als der Heimer begann, in der Tageszeitung zu blättern, verabschiedete ich mich in die Küche und besuchte das Mauerblümchen.

Auf der Rückfahrt von Sylt nahm sich die Haha diesen Sommer Zeit für einen Abstecher. Im Schleswiger Heimatmuseum schlenderte ich durch die staublosen Räume. Kaum einmal griff etwas nach meiner Aufmerksamkeit. Das mächtige Wikingerschiff im Saal ließ mich nur kurz staunen. Erst im Hauptsaal zog mich ein Schaukasten magisch an. Lange verweilte ich dort vor der Glasscheibe. Auf einmal war mir das Museum nicht mehr gleichgültig. Eine Moorleiche zeigte hinter dem Glas ihr verkrümmtes Äußeres. Wie verbrannt wirkte die junge Frau nach den Jahrtausenden im Moor.

Diese Moorleiche griff tief in meine Brust und zog Gefühle

hervor, die mich verwirrten. Verzaubert starrte ich durch das Glas auf den lederigen, schrumpeligen Leichnam. Die Haha wollte den Saal verlassen. Der Heimer war bereits bei ihr, während ich immer noch wie angekettet vor dem Schaukasten stand. Die Haha sagte ein paar Worte zu mir, die mich nicht erreichten. Die junge Frau war von ihrer Familie zur Bestrafung ins Moor geworfen worden. So las ich in der Legende. Die Schrift griff nach mir. Ich spiegelte mich in dem Glas des Schaukastens, als eine Hand an meinem Ärmel zupfte. Die Worte der Haha waren wieder Geräusch – wie früher. Erst nach einer Weile gewannen die Worte Silbe für Silbe Klang. Ich solle endlich mitkommen. Widerstrebend raffte ich zusammen, was von mir übrig war, und trug verstörende Bilder von Moor und Strafe in mir fort.

Erschöpft fragte der Heimer:

»Kommt jetzt etwa noch ein Museum?«

»Für heute habt ihr genug besichtigt«, sagte die Haha, »jetzt gehen wir Eis essen.«

Nach einer kürzeren Autofahrt parkte die Haha ihren Wagen an der Ostseeküste. Sie wies auf eine umzäunte Anlage hin. Ein Schild am Kassenhäuschen pries ein zehnminütiges Vergnügen an. Fledermauskinder standen bereits Schlange. Die Haha fragte:

»Wer hat Lust auf Trampolin?«

Weil der Heimer nickte, nickte ich auch. Die Rest der zehn Minuten war um. Am Einlass öffnete sich das Tor und die Fledermauskinder drängelten hinein.

»Hier sind die Karten«, sagte die Haha.

Ein Katzentischtrampolin wartete auf mich. Über einer flachen Grube spannten Gummizüge ein Sprungtuch. In dem Blau der Polsterung ballten sich die abgescheuerten Stellen wolkengleich. Unsicher betrat ich das Trampolin. Der flüchtige Untergrund war mir nicht ganz geheuer. Bei jedem Hüpfer sog er mich moorgleich nach unten. Die Haha, vom Heimer herbeigerufen, setzte sich auf eine Bank, um seine Sprungkünste zu würdigen. Die Fledermauskinder – Gejauchze überschlug sich – flatterten bereits durch die Luft.

Vorsichtig fasste ich Vertrauen zu dem schwanken Untergrund. Zu meiner Verwunderung war es ganz leicht. Es war neu und es war nicht bedrohlich. Gespannt empfing mich das Sprungtuch und wirbelte mich empor. Unbefangen sprang ich auf und nieder. Mein Blick kletterte über den Maschendrahtzaun, rannte über die Promenade auf den Strand hinaus, rannte über kabbelige Ostseewellen, sprang hinein in die nachmittägliche Bläue.

19

Der Herbst überschüttete Hamburg mit Regen. Gedankenverloren wanderte ich durch die leeren Räume des Hofhauses. Im Arbeitszimmer des Dachses spielte ich einige Zeit mit der Hallonie. Seltsamerweise verweigerte mir die Hallonie ein Muster, das Belohnung in sich selbst fand. Hatte die barbarahafte Hallonie einen neuen besten Freund? Enttäuscht zeigte ich ihr die kalte Schulter.

Wuchtig ragte das Bücherbord bis unter die Decke. Gedankenverloren strich ich über die Buchrücken. Oft sagten Fledermäuse, meine Sprache sei schlecht. Ich wusste nicht, warum sie das sagten. Ich verstand immer sehr gut, was ich sagte. Unter meinen Fingern erstreckte sich ein Schildwort, an dem mein Blick hängen blieb. Neugierig griff ich danach. Meine Sprache war schlecht? Vielleicht fände ich in dem Aussprachewörterbuch eine Antwort. Für ein Anblättern im Stehen war es zu dickleibig. Ich würde die achthundert Seiten im Sitzen lesen müssen.

In meinem Zimmer fing ich an, darin zu blättern. Das Buch war ein Fund. Bis ins Kleinste wurden die einzelnen Laute der deutschen Sprache vorgestellt. Auf Zeichnungen wurde exakt angegeben, wie jeder Laut hervorgebracht werden musste. Es dauerte bis zum Abendbrot, ehe mir klar wurde, was ich da las. Bei fast allen Lauten machte ich etwas falsch. Meine Zunge lag schief im Mund: das war die Antwort, die ich seit langem suchte.

Als ich das Kapitel über die Aussprache durchgelesen hatte, war ich von dem Verlangen erfüllt, makellos sprechen zu können. Tatenfroh wagte ich mich an einen Zahnreibelaut. Die Zunge sollte sich hinter den Schneidezähnen befinden? Verwirrt las ich die Beschreibung erneut. Wie machten die Buntschatten das nur? Meine Zunge büxte bei jedem Versuch nach links aus, um den gut gewetzten Backenzähnen Gesellschaft zu leisten.

Wieder hieß es Abschied nehmen. Ich schloss die Pforte zum Wirtschaftsweg, zupfte am verwitterten Lederlappen, der das Schloss vor Tropfen schützte, schlenderte zum Komposthaufen und verweilte dann einen Augenblick an den Himbeerspalieren. Ich blickte auf das Beet, wo ich immer nach Möhren und Kartoffeln suchen durfte.

Weitläufig war der Garten in Langenhorn. Ihn in Ordnung zu halten, machte viel Arbeit. Zu viel Arbeit für einen Opa, der bald seinen 80. Geburtstag feiern würde. Seit einigen Wochen renovierten die Hahaeltern ihre zukünftige Wohnung an der Tangstedter Landstraße.

Leb wohl, Terrasse. Leb wohl, Kirschbaum. Leb wohl, Birnbaum. Lebt wohl, ihr Möhren und Kartoffeln.

In der guten Stube feierten die Buntschattenverwandten feuchtfröhlich ihr Beisammensein. Ich setzte mich an den Kachelofen und ließ mir den Napfkuchen schmecken. Stumm murmelte der kleine Papagei:

Näpfchen – Näpfchen – Näpfchen.

Hilde, eine Omaschwester, fragte mich:

»Hast du schon eine kleine Freundin?«

Verdutzt schaute ich vom Kuchenteller auf. Was meinte Hilde mit dieser Frage? Oma und die Großtanten kicherten artig. Werner, der Hahabruder, setzte sein Glas ab und sprach mit kräftiger Stimme:

»Axel hat Schlag bei Frauen.«

Fassungslos starrte ich meinen einzigen Onkel an. Das ging zu weit. Das war nicht meine Art. Ich verprügelte niemals Mädchen. Beleidigt schwieg ich für den Rest des Tages.

Im Hofhaus hatte ich Glück. Die Haha war mit meinen guten Noten im Januarzeugnis der 8. Klasse zufrieden. Sie holte aus dem Geldschrank die Axelmappe. Ich nutzte die Gelegenheit, um in meinem lackroten Sparbuch zu schmökern. Mein Guthaben betrug jetzt: 811,51 DM. Nachdem ich mich ausgiebig an meinem Besitz erfreut hatte, holte ich meine alten Zeugnisse hervor und blätterte in den Beurteilungen. Auf einmal wurde ich neugierig. Da war etwas, was ich gerne wissen wollte. Ich fragte die Haha:

»Warum schreibt Frau Franke nach dem ersten Schuljahr, dass ich sehr leise spräche?«

»Früher hast du wirklich sehr leise gesprochen.«

Viele Erlebnisse drängelten sich in mein Bewusstsein. Oft hielten Fledermäuse mir meine schlechte Aussprache vor. Fragen purzelten in mein Bewusstsein. Gab es einen Zusammenhang zwischen tauben Lippen und Buntschattenohren? Konnte es etwa sein, dass die Buntschatten meine Worte anders hörten, als ich es tat? Zum ersten Mal wollte ich mehr von der Haha wissen:

»Können andere mich denn jetzt verstehen?«

»Ach ja, wenn du nicht gerade Silben verschluckst«, sagte die Haha, »du musst jedes einzelne Wort klar und deutlich aussprechen und jedem Buchstaben die Beachtung schenken, die er verdient. Wer den Pfennig nicht ehrt, ist des Talers nicht wert.«

Perplex schaute ich die Haha an. Was hatten Pfennige und Taler mit meiner Aussprache zu tun?

Die Haha redete weiter:

»Ein großer Schauspieler hat einmal erzählt, was man tun müsse, damit die eigene Stimme einen ganzen Saal füllen könne. Im Theater gib es keine Mikrofone und die Zuschauer in den hinteren Reihen möchten auch noch hören, was auf der Bühne gesprochen wird. Als Schauspielschüler war seine Stimme zu schwach. Er stellte sich ans Meer, nahm ein paar Kiesel, steckte sie in den Mund und redete gegen die Brandung an. Er gab nicht auf, bevor er mit den Steinen im Mund das Meer übertönte.«

Der Winterabend sandte Kälte durch das Fensterglas in mein Zimmer. Eingemummelt genoss ich die Wärme der Bettdecke. Mein Blick schweifte im Dunkeln von Wand zu Wand. Es müsste wundervoll sein, eine brandungslaute Stimme zu haben. Während ich wischelte, machte ich mir Vorwürfe. In den letzten Jahren hatte ich Wolfgangs guten Rat nur nachlässig befolgt. Länger als eine Minute hatte ich mich nie dem Wetzen der Zähne gewidmet. Bewunderte die Haha an Schauspielern nicht immer die geschliffene Aussprache?

Geschliffen!

Wie leichtfertig hatte ich die Bedeutung des Zähneschärfens unterschätzt. Alles hing zusammen. Meine Lippen waren taub? Meine Zunge lag schief im Mund? Schuld waren meine schlecht geschliffenen Zähne!

Das Putzen der Zähne war wichtig. Das Wetzen der Zähne war wichtiger. Ich gelobte Besserung. Nur eines ließ mir keine Ruhe. Das Hofhaus lag nicht am Meer. Es gab im Vorbeckweg weder eine Brandung, die ich übertönen konnte, noch gab es Kiesel, die ich mir in den Mund stopfen mochte. Die schwarze Gartenerde sah einfach zu unappetitlich aus.

Ich schlug die Bettdecke zur Seite, krabbelte zum Fußende meines Bettes, öffnete die Schreibtisch-Schublade, wo ich meine Schätze versteckte, und griff in die Zigarrenkiste. Ob der Schauspieler mir erlaubte, meine Kleinode zu benutzen? Ich griff eine Hand voll Murmeln und stopfte sie in den Mund. Angenehm drückten die kühlen Murmeln in meinem Mund. Dieser Ratschlag gefiel mir. Eigentlich hätte ich meine Murmeln schon viel früher in den Mund nehmen sollen.

Nach einer Weile versuchte ich, dem Schauspieler nachzueifern, und redete los. Oje! Wie spricht man mit einem Mund voller Murmeln? Meine Aussprache war jetzt so schlecht, dass ich selbst nicht mehr verstand, was ich brabbelte. Ich staunte. Der Schauspieler redete mit einem Mund voller Kiesel. Er übertönte sogar das tosende Meer.

Warum hatte er sich Kiesel und keine Murmeln in den Mund gestopft? Nach einer Weile wusste ich die Antwort. Er hatte es sich leicht gemacht. Ich hingegen traute mich sofort an die schwere Aufgabe heran. Mit meinen runden Hamsterbacken kauerte ich auf der Bettkante und fühlte mich bühnenreif.

Meiendorfer Weg, Volksdorf, Buchenkamp: die U-Bahn ließ die letzten Hamburger Bahnsteige hinter sich und rollte klackernd über die Stadtgrenze. Ich vergewisserte mich auf der HVV-Karte über die nächsten Haltestellen: Ahrensburg-West, Ahrensburg-Ost und Schmalenbeck. Drei Stationen noch.

Die vielen fremden Fledermauskinder in der Kirchenklasse waren mir nicht geheuer. Ich hielt mich an die vertrauten Buntschatten aus der Schleeschule. Deren Geplapper und Getuschel klang nicht so unheimlich. Vom Schmalenbecker Bahnhof zog der Pastor vorneweg mit den Fledermäusen Richtung Kirchenlandheim. Meine Buntschatten nölten hinterher, was mir lieb war. So hatte ich den wilden Schwarm weit vor mir.

Eingepfercht zwischen Bäumen empfing mich meine Unterkunft für die nächste Woche. Kuckig war die Anlage nicht. Das sah gut aus.

Am nächsten Tag wurde ich nach dem Mittagessen für den Küchendienst eingeteilt. Der Pastor betonte, es gebe auch Pflichten. Das sah nicht gut aus.

Schnuppernd betrat ich die schmucklose Küche. Es roch nach

Saft und Mahl. Bevor ich mich verdrücken konnte, reichte mir der Pastor ein Geschirrhandtuch und verließ die Küche mit den Worten:

»Viele Hände machen der Arbeit schnell ein Ende.«

Wasser gluckerte, Teller klapperten, Schaum bauschte sich auf. Besondere Sorgfalt legte ich beim Abtrocknen und Wienern der Bestecke an den Tag. Der Buntschatten mit der Bürste röhrte:

»Axel, bist du langsam. Wir sind schon fast fertig.«

Die anderen Buntschatten lachten.

Sollten sie ruhig lachen. Wer den Glanz der Messer und Gabeln nicht zu schätzen weiß, dem ist nicht zu helfen. Zum Schluss lag da noch der triefende Löffelhaufen, um den ich mich kümmern musste.

Nach getaner Arbeit schenkten sich die Buntschatten Saft ein und verzogen sich aus der Küche. Ich war fast fertig. Als ich den letzten Metalllöffel abgetrocknet auf den Haufen legte, rutschte er in die blank gerubbelte Edelstahlspüle: klackerabong.

Ei, hörte sich das gut an! Ohne Zeit zu verlieren, stupste ich den Löffelhaufen an. Zwei muntere Gesellen rutschten in die Löffelgrube: klackeraklackbongbong.

Von dem Geräusch musste ich mehr haben. Mit beiden Händen fuhrwerkte ich den Löffelhaufen in die Löffelgrube: ein näpfchenguter Klang erreichte mein Ohr. Zwei Dutzend Löffel feierten mit mir das Klackeraklack und das Bongbong in der Löffelgrube. Kurz darauf war ich umringt von Buntschatten. Unablässig rührte ich den Löffelteig um und berauschte mich am Löffelklang. Einer meiner Buntschattenfreunde brüllte ins knalllaute Klackeraklack:

»Darf ich auch mal?«

Ja, gerne. Nickend trat ich zur Seite. Das Löffelfest fand massig Anklang. Die Küche füllte sich. Alle wollten am Krach naschen. Stolz schaute ich dem Treiben zu.

»Aufhören! Aufhören!«, schrie der Pastor. Hoch bis zum Rahmen stand er in der Tür.

Ein paar Löffel vereinigten sich zu einem letzten Klackbong. Dann herrschte Stille.

»Was ist in euch gefahren, dass ihr einen solchen Heidenlärm veranstaltet?«

Streng forschte der Pastor in den Gesichtern.

»Wer hat damit angefangen?«

»Axel war das«, sagte ein Fledermausjunge.

Jetzt war ich dran. Ahrensburg-Ost, Ahrensburg-West, Buchenkamp: innerlich fuhr ich mit der U-Bahn fort.

»Was hast du dir dabei gedacht?«, fragte der Pastor.

»Nichts.«

»Das sieht dir ähnlich.«

Der Pastor wandte sich wieder an die Runde. Er atmete einige Male durch. Sagte dann mit eindringlicher Stimme:

»Diese Woche in Schmalenbeck ist für euch eine ganz wichtige Woche auf dem Weg ins Leben. Ihr seid dabei, erwachsen zu werden und eure Kindheit hinter euch zu lassen. Wir sind hier, um die Ruhe dieses Ortes für die innere Einkehr zu nutzen.«

Zwar schwieg ich fleißig und bemühte mich, den Worten des Pastors zu folgen. Da war aber noch dieser näpfchengute Klang von vorhin. Es dröhnte und hallte in mir wider, dass es eine Wonne war.

Am Abend hatte ich bereits Küchenverbot. Enttäuscht verzog ich mich in mein Zimmer. Eine Woche Küchenverbot hieß eine Woche kein Löffelfest. Bevor ich traurig wurde, dachte ich an das Hofhaus, an die Küche und an einen Löffelberg, der Klackerabong machen würde, wie ein Löffelberg nur Klackerabong machen kann.

Es regnete. Der Pastor stapfte hinaus, um zu wandern.

Die Sonne schien. Der Pastor stapfte hinaus, um zu wandern.

Wo immer er hinstapfte, sah ich Löffel. Löffel über Löffel. Löffel ohne Ende. Löffel in rauen Mengen. Ich hatte Küchenverbot? Pah! Meine Stunde würde kommen. Hofhaus und Küche: ich würde feiern.

Die Tage der Einkehr waren Tage der Vorfreude. Sie rauschten vorüber und die Stunde der Heimfahrt rauschte herbei. Steif vor Glück starrte ich zu den Fenstern hinaus. U-Bahn, S-Bahn und Bus: sie brachten mich zurück zu einer Spüle voller Löffel nur für mich.

Ein Klinkenhallo und einen Schlüsselgruß später war ich heimgekehrt. Der Dachs kam auf mich zu und fragte:

»Wie steht's, wie geht's?«

»Gut.«

»War es schön in Schmalenbeck?«

»Ja.«

Ich sauste in die Küche. Nur keine Zeit verlieren. Ich riss die Geschirrschublade auf, schaufelte die Löffel in die Edelstahlspüle und rührte gierig den Löffelteig um. Wundervoll! Ich walkte und knetete die Löffelmasse, bis es dröhnte und tönte. Ich konnte nicht aufhören. Rühren und schaufeln, rühren und schaufeln. Die Löffel trommelten auf den Stahl. Eine Woche Regen und Sonne, Gestapfe und Saft waren vergessen. Nur das Klackeraklackbongbong in diesem zutiefst kostbaren Augenblick zählte.

Der Dachs packte meine Schulter. Ich war im Rühren und Schaufeln gefangen, konnte nicht aufhören. Der Dachs zog mich von der Spüle weg. Ein letztes Klackerabong wisperten die Löffel mir zu. Dann hörte ich die aufgebrachte Stimme des Dachses:

»Wenn du nicht mehr richtig tickst, hängst du dir besser ein Schild um.«

Jetzt tauchte die Haha in der Küche auf.

»Was für ein Höllenkrach ist das hier?«

»Bei unserem Filius ist eine Sicherung durchgebrannt.«

Der Dachs ließ mich los. Die Gelegenheit war günstig. Ich stürzte zur Löffelgrube und knallte meine Hände in den Löffelteig. Bevor ich im Klackerabong verschwand, brüllte die Haha:

»Aufhören!«

Ganz verwundert starrte ich die Löffel an. Ich konnte aufhören.

»Mach das nie wieder! Das ist fürchterlich laut!«

Nun gab es auch im Hofhaus ein Löffelverbot. Wie niederträchtig.
»Mach das nie wieder! Du bist kein Baby mehr. Verstanden?«
»Ja.«

Beschämt räumte ich die Küche und verzog mich in mein Zimmer. Ich wollte kein Baby sein. Ich wollte an die Decke springen können und 10 Mark einstreichen. Bis in den Abend hinein kämpfte ich mit mir. Ich musste ein Opfer bringen, auch wenn es mir schmerzhaft schwer fiel:

Ich gelobte, niemals wieder Klackerabong zu feiern.

Glücklich setzte ich mich an die geschmückte Tafel. Es war wieder einmal Jahresmitte. Eine wichtige Regel wurde eingehalten. Der AB-Tag wurde in Hamburg gefeiert und alle Hofhausbuntschatten waren anwesend. 14 Kerzen flämmelten auf meiner Geburtstagstorte. Die Haha schnitt ein köstlich anmutendes Stück ab und reichte es mir. Der letzte Groll über jenen fernen Korsikaurlaub zerschmolz. Torte und Kakao: jetzt, nach drei Jahren, war alles wieder gut. Die Hofhausfamilie musste vollzählig sein. Nur dann beschenkte mich die AB-Tags-Regel mit jenem dreiguten Gefühl der Ordnung, das ich über alles schätzte.

Auf der Fensterbank zeigten zahlreiche Geschenke ihr buntes Papier. Ein Paket war darunter, das ich an seiner Größe erkannte. Der Inhalt übertraf an Wert alle Geschenke, die ich jemals zuvor erhalten hatte. Das Geschenk sei der Lohn für die letzten neun Jahre, die ich durchgehalten habe, wie es die Haha nannte. Ich packte es zum Schluss aus. Die Freude beim Auspacken unterschied sich deutlich von der Freude zuvor, als ich nicht wusste, was in den Paketen verborgen war. Ich öffnete den schwarzen Kasten und schaute stolz auf die metallisch glänzende Querflöte, die auf eine Weise erwachsen wirkte, dass ich glücklich war.

Ein böiger Westwind schubste das Meer in die Sennenbucht. Prachtvoll übergoss die Sonne den Strand mit Helligkeit. Ich wählte eines der Bretter aus, lauschte den englischen Anweisungen der surfkundigen Fledermaus und stakste dann zum Atlantik hinunter. In der auslaufenden Brandung schäumte ein Bild herauf. Ich schaute auf den appetitlichen Strandsand und überlegte kurz, ob der Hahaschauspieler auch weißen Sand erlaubte statt Kieseln. Immerhin toste die Brandung viel versprechend. Kann man mit Sand im Mund reden?

Bei den Sprachstunden in Penzance kam es mir oft so vor, als hätte ich Sand im Mund. Schwer lagen die englischen Silben auf meiner Zunge. Zusammen mit dem Heimer verlebte ich den ersten Urlaub ohne die Haha. Sechs Wochen Sommerurlaub sollten das Englisch der Hofhauskinder verbessern. Zweimal die Woche rumpelte der Bus auf Heckenstraßen zur Sennenbucht im äußersten Westen Cornwalls. Es war wieder einer dieser strahlend schönen Surftage, wie sie es diesen Sommer viele gab. Die Fledermäuse warteten an der Haltestelle auf den Bus zurück nach Penzance. Der 11-jährige Jan aus Frankfurt wartete ebenfalls. Oft unterhielt er sich mit mir. Jetzt fragte er mich etwas, womit ich nicht gerechnet hatte:

»Hast du schon eine Freundin?«

Was für eine Frage! Freundlich gab ich Antwort:

»Nein.«

Für den Abend lud Jan den Heimer und mich zu einer kleinen Feier ein. Mädchen wären auch da. Ich wusste seine Andeutung nicht zu deuten, sagte jedoch erfreut zu.

Der Bus rumpelte auf der hügeligen Heckenstraße zurück in die kleine Stadt am Ärmelkanal. Ich schlenderte heimwärts in meine Straße, wo ich bei einer englischen Gastfamilie wohnte. Bis zum Abend war noch viel Zeit. An der winzigen Brücke kurz vor meinem Zuhause hielt ich inne. Das Bächlein war an den Ufern dicht mit Gras bewachsen. Die Halme zappelten in der leichten Strömung, ohne recht voranzukommen. Hin und wieder schnippte ich einen Kiesel ins Wasser. Das Glitzern der Wasserspritzer verzückte mich.

Ich dachte an die Küche meiner Gasteltern. Sie besaßen eine kleine, aber feine Löffelsammlung. Die Versuchung, ein Klackerabongfest zu feiern, war strömend stark. Bevor ich ins Schwelgen geriet, rief ich mich zur Ordnung. Ich war kein Baby mehr, sprang bereits über 9 Mark hoch und würde in ein bis zwei Jahren die fehlenden Groschen bis zur Wohnzimmerdecke meistern. Ich hatte der Haha und dem Dachs versprochen, dass ich mich in England benehmen würde. Ich wollte mein Wort unbedingt halten.

Am Abend saß ein Dutzend Fledermäuse ausgelassen beisammen. Es wurde gekichert, gelacht und geprustet. Nach und nach verrutschten die Gespräche. Es wurde ausgelassener gekichert, gelacht und geprustet, nur wusste ich nicht mehr worüber. Ehe ich mich versah, hatte ein Spiel begonnen, das »Lüge oder Wahrheit« hieß. Worum es bei diesem Spiel ging, war mir rätselhaft. Nur so viel hatte ich verstanden: Ich war Teil des Spiels und sollte jemanden küssen, wenn ich zu den Verlierern gehörte.

Mehr als unwohl fühlte ich mich inmitten der Fledermäuse. Während ich wahllos ein paar Worte sagte, um nicht zu schweigen, machte ich mich innerlich auf den Heimweg. Ich schnippte bereits in Gedanken die ersten Kiesel ins Wasser, als alle Fledermäuse auf mich zeigten und loslachten:

»Du hast verloren!«

Warum ich verloren hatte, war mir nicht klar. Ein Fledermausmädchen sagte:

»Axel, jetzt musst du Jan küssen.«

Vor Schreck wäre ich am liebsten schreiend unter den Tisch gesunken. Leider saß ich eingeklemmt in einer Ecke, aus der ich mich nicht verdrücken konnte. Ich stammelte:

»Das kann ich nicht.«

Es wurde gekichert, gelacht und geprustet. Ab:scheu ließ mich erstarren. Das Fledermausmädchen sagte:

»Ein Zungenkuss wäre schön, ist aber nicht nötig.«

Erstarrt saß ich da. Unfähig, Worte aneinander zu reihen, ließ ich das Gekicher über mich ergehen. Wie käme ich hier nur heraus?

»Mein Bruder«, sagte der Heimer zu dem Fledermausmädchen, »wird für die nächste Zeit nichts mehr sagen. Wenn er so schweigt, schweigt er richtig.«

»Er hat aber verloren. Spielschulden sind Ehrenschulden. Er muss Jan küssen.«

»Können wir nicht eine Ausnahme machen, weil er der Jüngste in unserer Runde ist?«, fragte der Heimer.

»Na, gut«, sagte das Fledermausmädchen zum Heimer, »wir machen eine Ausnahme. Du kannst Jan anstelle deines Bruders küssen.«

Alle Fledermäuse johlten. Den Heimer schien das nicht zu stören. Er beugte sich über den Tisch.

»Jan, komm her, lass dich abknutschen.«

Benommen sah ich, wie der Heimer mich auslöste.

Elendig lange dauerte es, bis ich aus der Runde entfleuchen konnte. Auf dem Heimweg gönnte ich mir eine ausgiebige Ruhepause an der winzigen Brücke. In der Dämmerung waren die zappeligen Grashalme nur noch schwarze Schlieren. Löffel und Kiesel waren leichter einzuschätzen als Fledermäuse.

Ich war dem Heimer unendlich dankbar.

Seit dem Sommer hatte meine 9. Klasse eine neue Klassenlehrerin. Frau Spangenberg besaß ein nur leicht dunstiges Gesicht und eine gut hörbare Stimme. Die Deutschstunden hielten jedoch weiterhin viele unliebsame Begegnungen bereit. Neben Gedichten verursachten Dramen den meisten Verdruss. Von Schuljahr zu Schuljahr suchte diese Sorte von Plage den Unterricht heim. Mit einer Leidensmiene nahm ich jedes Mal die Ankündigung zur Kenntnis, dass ein Drama für die nächsten Wochen auf dem Lehrplan stünde. Das Verhalten der Gestalten verwirrte mich und glücklich war ich nur dann, wenn ich die letzte Seite umblättern konnte.

Dramen spielten mir übler mit. Die spärlichen Angaben im Text waren keine Hilfe. Obwohl mir klar war, dass in den Dramen verschiedene Gestalten redeten, erschien es mir jedes Mal, als wäre es nur eine einzige. Bei Romanen gelang es mir, die handelnden Gestalten auseinander zu halten. Bei Bühnenstücken schaffte ich es nicht. In Romanen spendeten mir die Beschreibungen zwischen den Gesprächen Sicherheit. Außerdem fand ich in Romanen Hinweise, die ich in Dramen vergeblich suchte. Manche Gestalten fluchten und polterten, andere bettelten und winselten. Sand war feucht und Blüten verwelkten. Brandung rauschte und Regen plätscherte. Eine Fülle von Einzelheiten beschenkte mich mit einer Ahnung, wie die geschilderten Räume und Landschaften aussahen. Bei Dramen blieb mir dieser Eindruck verwehrt. Öde blieb die Bühne ihrer Welt.

An einem Lebkuchen knabbernd, schmökerte ich in meinem neuen Länderlexikon, das ich zu Weihnachten bekommen hatte. Sechs Bände fassten das Wissen über die Länder der Welt zusammen. Das Buch war voller Bilder und leicht zu lesen. Stolz blätterte ich in dem eindrucksvollen Werk.

Im Arbeitszimmer saß der Dachs an einem Auftrag, der noch vor Silvester erledigt werden musste. Ich ging zu ihm und sichtete die neuen Zeitschriften, die es immer bei ihm zu finden gab. Mit einer Auswahl meiner Lieblingshefte machte ich es mir im Korbstuhl gemütlich. Ein Artikel hatte es mir angetan. Er handelte von Diplomaten. Schnell reimte ich mir zusammen, was Diplomaten so machten. Sie waren weltgewandt. Das Wort gefiel mir. Es wäre schön, wenn ich als weltgewandt gölte. Ich nahm mir vor, in den nächsten Monaten mein Länderlexikon durchzulesen, das würde meiner Weltgewandtheit gut tun.

Der Dachs reckte und streckte sich. Sein Drehstuhl knarrte. Das waren untrügliche Anzeichen dafür, dass er seine Arbeit beendet hatte. Er räumte seinen Schreibtisch frei und wandte sich mir zu:

»Was liest du gerade?«

»Einen Artikel über Diplomaten.«
»Und vorher hast du in deinem Weihnachtsgeschenk gelesen?«
»Ja.«
»Und was hast du gelesen?«
»Den Europaband.«
»Über welche Länder?«
»Osteuropa mit Russland.«
Der Dachs nickte nur. Ich hatte eine Frage:
»Stimmt es, dass du Russisch kannst?«
»Nicht viel.«
»Wann hast du das gelernt?«
»Als Soldat. Ich war 19, als der Feldzug gegen Russland begann. Die ersten Wochen war ich dabei. Dann kam die Verwundung.«
Der Dachs zeigte auf die große Narbe an seinem Hals.
»Bei dem Halsdurchschuss hatte ich riesiges Glück. Hätte mich der Granatsplitter einen Fingerbreit weiter oben erwischt, wäre es mit mir aus gewesen.«
»Dann hättest du Mutti nie kennen gelernt?«
»Du sagst es. Und wir hätten keine lieben Kinder bekommen.«
»Und du hättest als Student keine Kartenkunststücke gelernt.«
Der Dachs schmunzelte.
»Deinen Trick habe ich bis heute nicht enträtseln können. Hin und wieder habe ich noch darüber nachgedacht. Alle Achtung.«
»Wann hast du Mutti kennen gelernt?«
»Das war 1949. Es gibt da etwas Kurioses, das ich dir erzählen möchte.«
»Was denn?«
»Du findest doch Gefallen an Straßennamen?«
Ich nickte eifrig. Der Dachs redete weiter:
»Bei unserem ersten Treffen haben wir herausgefunden, dass wir in derselben Straße geboren worden sind. Im Wiesendamm.«
Ich staunte nicht schlecht. Ich dachte an die Wiese, auf der Verliebte Butterblumen zählten. Das passte genau. Der Dachs fuhr fort:

»Wir haben uns aber als Kinder nie gesehen. Deine Mutter ist ja neun Jahre jünger und schon früh nach Langenhorn umgezogen.«

Da gab es etwas, was ich unbedingt wissen musste:

»Wo liegt der Wiesendamm?«

»Am Südrand des Stadtparks.«

Im Wohnzimmer wurde es unruhig. Die Haha und der Heimer zündeten die Kerzen an. Es war Abend. Der Weihnachtsbaum bliebe noch bis ins neue Jahr im Wohnzimmer stehen. Die Haha rief durch die offene Tür:

»Axel, machst du bitte das Gartenlicht an?«

Nichts lieber als das. Der schneebleiche Schalter machte Klick und eine Lichtlawine rauschte in den Garten. Bevor ich ins Wohnzimmer ging, nahm ich noch den Kartenband der Enzyklopädie mit. Ich wollte ihn einmal mit meinem Länderlexikon vergleichen.

20

Tränen rannen über die Wangen der Haha und des Heimers. Verwirrt beobachtete ich das Schauspiel im Wohnzimmer des Hofhauses. Heftige Gefühle der Buntschatten ließen ihre dunstigen Gesichter aufklaren. Am leichtesten gelang dies der Fröhlichkeit. Ich schätzte es über die Maßen, mich dem Lachen hinzugeben und von der Heiterkeit durchgeschüttelt zu werden. Trauer war mir so fremd wie Schmerz.

Die Haha hielt den Heimer und mich umschlungen. Beide weinten ohne Ende. Zu meiner Verwunderung sprangen ihre Tränen auf mich über. Meine Augen wurden feucht. Ich fing an zu wimmern, zuerst still, dann lauter. Es machte Spaß. Aus meinen Augen kullerten die Tränen über die Wangen, wie ich es noch nie erlebt hatte. Traurigkeit durchschwemmte mich so ähnlich wie auf dem Klettergerüst der Zahlenwitz. Der Dachs war fort.

Aus den Pfützen der Haha tropfte es. Gesenkt waren ihre Lider, verborgen ihr Blick. Im Morgenlicht glitzerten die Tränennarben auf ihren Wangen. Der Heimer brüllte, als wäre er vom Rad gefallen. Der rechte Arm der Haha bebte auf meiner Schulter. Die Hahafinger suchten krampfhaft nach Halt, rafften den Baumwollstoff meines Hemdes zusammen und ließen ihn wieder los. Das war ein ulkiges Gefühl. Die Stirn der Haha drückte auf meine Nase, und der blonde Schopf des Heimers zitterte vor meinen Augen. Ich wusste zwar nicht, warum sie heulten, dennoch heulte ich vergnügt mit. Wer ließe sich eine solche Gelegenheit schon entgehen?

Die Haha bibberte wie bei Frost, dabei verrichtete die Heizung im Wohnzimmer treu ihren Dienst. Angenehm durchpulste Wärme meine Wangen. Es war ein dreigutes Gefühl, Tränen zu machen. Dieser Märzmorgen fand meine ungeteilte Aufmerksamkeit. Jeden Schluchzer kostete ich aus. Über all diesen Geschenken wollte ich aber nicht die Pflicht vergessen. Es gibt wichtige Regeln und es gibt weniger wichtige Regeln. Eine sehr wichtige Regel meldete sich zu Wort:

»Ich muss in die Schule.«

Ich würde noch Stiefel und Jacke anziehen müssen. 10 vor 8 zeigte die Uhr bereits. Am liebsten schlenderte ich zur Schleeschule. Dafür war es nun zu spät. Ich war jedoch nicht verärgert darüber, mein Fahrrad benutzen zu müssen. Das Heulen war ein guter Ausgleich für diese Unannehmlichkeit. Verblüfft brach ich meinen Versuch, den Schuhschrank zu erreichen, ab. Die Haha umklammerte mich fester als zuvor.

Ich schaute in den Flur, wo ich nun in meine Schuhe schlüpfen müsste, um noch vor dem ersten Klingeln das Klassenzimmer zu erreichen. Ein paar Minütchen würde ich der Haha noch geben, dann träte ich eben kräftiger in die Pedale. Bevor sich weitere Gedanken aufdrängten, sagte die Haha:

»Ihr geht heute nicht in die Schule.«

Der Heimer gab keinen Piep von sich, drückte sich enger an die Haha, hielt mich unverändert umschlungen und heulte, als wäre er zweimal vom Rad gefallen. Eine wichtige Regel, die gerade gebrochen wurde, zwickte in meinem Innern. Ich sollte nicht in die Schule gehen? Angestrengt dachte ich nach. Der Dachs war umgezogen. Was war daran so besonders? Ratlos fügte ich mich in die Umarmungen der Haha und des Heimers.

Nach vielen Minütchen sagte die Haha:

»Wir fahren gleich los. Zieht euch an.«

Unabgeräumt blieb der Frühstückstisch im Hofhaus zurück. Das hatte ich bei der ordentlichen Haha noch nie erlebt. Umständlich verschloss sie die Haustür und warf dann einen Blick auf den Heimer und mich. Fürsorglich zupfte sie meinen Schal zurecht. Keine Träne sickerte mehr über die Lider der Haha. Wie immer hüpfte ich über die Steinplatten der Hofhausreihe, wobei es äußerst wichtig war, nicht auf die sandgefüllten Fugen zu treten. Ich hatte Glück. Meine Leistung war makellos.

Im Wagen der Haha gähnte die Kälte der vergangenen Nacht. Ich bibberte, was mich überraschte. Früher hatte mir Kälte wenig ausgemacht.

»Gleich wird es warm«, sagte die Haha.

Rummelnd rollte der Wagen aus der Parklücke. Die Haha fuhr den Vorbeckweg hoch und dann in die Flottbeker Drift hinein. Vor ein paar Jahren war der Heimer an dieser Stelle von einem Auto angefahren worden und heulend nach Hause gehumpelt. Zur Erleichterung der Haha und des Dachses hatte allein das Fahrrad Schäden davongetragen.

Die Ampel sprang auf Grün und die Haha bog ab auf die Osdorfer Landstraße. Weder der Heimer noch die Haha weinten jetzt. Gefasst saßen sie auf den vorderen Plätzen, während die Heizung warme Luft ins Wageninnere pustete. Ich vergrub meine Hände in den Hosentaschen.

Nach einer Weile war das OP-Haus erreicht. In den Gängen des Hauptgebäudes trippelte ich über geputzte Böden. Der säuerliche Geruch wischte eine Erinnerung blank: LMNOP. Gedankenversunken murmelte ich die anderen zwei Bröckchen: Uferweg und ABC. Im Mund spürte ich den Geschmack von Gurke, und in meinem inneren Ohr hallte der Name Ellen wider. Die Haha tauschte Worte mit einer lichtelschönen Buntschattenfrau aus und folgte ihr dann. Stumm wünschte ich im Vorbeihuschen den verschlossenen Türen einen Guten Morgen.

Vor ein paar Tagen war der Dachs ins OP-Haus umgezogen. Die Krankenschwester zog das Tuch beiseite und die Haha streichelte dem Dachs liebevoll die Wange. Als sich die Haha anschickte, den Dachs auf die Stirn zu küssen, sagte die Krankenschwester:

»Tun Sie das nicht.«

Zu meiner Überraschung kümmerte sich die Haha nicht um das, was die Krankenschwester sagte. Ich fühlte mich unwohl, die Haha war sonst immer artig. Wusste die Haha, was sie tat? Aufmerksam beobachtete ich den Dachs, wie er, ohne mit der Wimper zu zucken, dalag. Ich prägte mir das Bild genau ein und merkte mir jede Einzelheit. Es ist immer gut zu wissen, wie man sich zu verhalten hat. Schließlich wollte ich dereinst nichts falsch machen, wenn ich einmal selbst auf den Friedhof umziehen müsste.

Zurück im Hofhaus machte die Haha einen Vorschlag: »Es ist besser, wenn wir uns noch ein wenig hinlegen.« Wortlos zog ich mich in mein Zimmer zurück. Ich durfte am Vormittag wieder unter die Bettdecke schlüpfen! Das war sonst nur erlaubt, wenn eine Krankheit mit mir Freundschaft schloss. Zufrieden kuschelte ich mich unter die flauschige Bettdecke und blinzelte ins Zwielicht. Ich fand es ungerecht, dass ich immer von allem ausgeschlossen wurde. Die Buntschatten verhielten sich derart schleierhaft, dass ich nie durchblickte. Warum waren die Haha und der Heimer traurig? Nur weil sich der Dachs kurz nach Mitternacht entschlossen hatte, auf den Friedhof umzuziehen? Ohne ihre Hilfe wäre ich nicht auf den Gedanken gekommen, an einem solchen Tag zu weinen.

Trotzig versuchte ich, ein paar Tränen zu vergießen. Ohne Erfolg. Vielleicht musste ich zuerst wimmern? Der Gedanke gefiel mir. Ich schluchzte einige Minuten in mein Kopfkissen. Es wurmte mich, dass meine Augen nicht tränten und ich bei einer so einfachen Aufgabe versagte.

Ich gab mich noch nicht geschlagen und dachte nach. Ich hatte einen Einfall. Weinen war ein starkes Gefühl. Da ich nicht weinen konnte, wollte ich zum Ausgleich etwas anderes machen. Ich erinnerte mich plötzlich.

Nachdem Banditen den Vater ermordet hatten, stieß der Sohn voller Trauer einen klangstarken Satz hervor. Später sprach er mit Verwandten über sein Vorhaben. Sie glaubten nicht, dass er es in die Tat umsetzen würde. Zornig grummelte er als Antwort einen zweiten Satz.

Selig begann ich, diese beiden Sätze zu murmeln. In den Sätzen steckten kräftige Gefühle, der Dachs liebte Western über alles: also war es angemessen, diese Sätze aus dem Western am Tag seines Umzuges aufzusagen. Schnell steigerte ich mich in einen Singsang hinein, der Belohnung in sich selbst fand:

Ich werde dich rächen – denen werde ich es zeigen.

Erfrischt wachte ich an diesem 1. März mittags auf. Die Hofhausklingel flötete. Selten kamen Oma und Opa unter der Woche zu Besuch. Freudig begrüßte ich die beiden. Alsbald zog sich Oma in die Küche zurück und brutzelte in der Pfanne Nudeln mit Schinken. Trauer saß mit am Tisch.

Nach dem Mittagessen zog ich mich in meine Sofaecke zurück und lauschte den verhedderten Worten der vier Buntschatten. In ihren Stimmen schwang etwas Bedrohliches mit. Satz für Satz entwirrte sich, einige Wörter blieben hängen.

Seit ein paar Tagen blieb die Arbeit liegen. Geld wurde nicht mehr verdient, kein Auftrag ausgeführt. Die Familie hatte in den letzten Jahren so gelebt, als würde der Dachs noch 20 Jahre arbeiten. 1949 hatte die Haha ihn kennen gelernt und 1956 geheiratet.

Das Hofhaus war noch nicht abbezahlt. Die Haha hatte immer Wert auf schöne Urlaube und teure Hotels gelegt und jetzt gab es kaum Rücklagen. Allein würde sie die Kreuzworträtselredaktion nicht weiterführen können. Bang stellten die Buntschatten viele Fragen. Wer nähme noch eine fast 50-Jährige? Wovon sollte die Familie leben?

Vor dem klaffenden Geldschrank lagen verstreut die Dachsdokumente. Ich klaubte mein Sparbuch hervor und blätterte darin. Nach reiflicher Überlegung sagte ich zu der Haha:

»Wenn du Geld brauchst ... Ich kann dir 893,99 DM leihen. In meiner Spardose hätte ich weitere 15 DM.«

Im Wohnzimmer verstummte das Gespräch. Die Haha antwortete:

»Das ist lieb von dir. Leider ist das viel zu wenig. Wir können uns das Haus nicht mehr leisten. Als Sekretärin werde ich nicht genug verdienen.«

Oma und Opa sprachen ihrer Tochter Mut zu. Mit verklebten Lidern machte sich die Haha im Büro des Dachses an die Arbeit. Von der Marmorfensterbank aus beobachtete ich ihre fahrigen Bewegungen. Hilflos blätterte sie in den Ordnern. Ein Kreuzworträtsel war besonders dringend. Der Entwurf musste morgen an die Zeichnerin weitergereicht werden, sonst wäre der Termin nicht einzuhalten. Die Haha klagte, dass sie vor lauter Verzweiflung keinen klaren Gedanken fassen könne. Sie räumte das Arbeitszimmer. Es sei aus.

Neugierig setzte ich mich auf den wuchtigen Arbeitssessel des Dachses und linste auf den Schreibtisch. Ein blanker Vordruck zeigte mir sein Raster. Aus dem, was die Haha gesagt hatte, wusste ich, dass ihr dieses Kreuzworträtsel am meisten Sorgen bereiten würde. Der Vorrat für dieses Format sei aufgebraucht. Ganz bekümmert hörte ich dem Geweine der Haha zu und verstand nicht, warum der Umzug des Dachses die Buntschatten derart aus der Fassung brachte.

Vielleicht würde sich die Haha freuen, wenn es doch noch ein passendes Kreuzworträtsel gäbe. Überaus sorgfältig blätterte ich im Ordner mit den Entwürfen. Da war nichts zu machen. Bei seinen Vorräten hielt der Dachs Ordnung. Für dieses Format gab es keinen Entwurf mehr. Enttäuscht legte ich den Ordner beiseite.

Auf der ledernen Schreibunterlage lockte das lichtelschöne Raster. Ich schielte ins Wohnzimmer. Die Haha ging gerade mit der Oma in den Flur. Verstohlen fingerte ich am grünen Bleistift. Aus dem Metallmund züngelte die Mine hervor. Da ich keine Ahnung von Kreuzworträtseln hatte, suchte ich mir ein altes Dachsrätsel heraus. Der Kreuzworträtsel-Entwurf setzte sich aus roten Kästchen zusammen, wo die Fragen standen, und den schwarzen Buchstaben der Antworten. Wo sollte ich beginnen? Ich wählte die obere, linke Ecke. Zu meiner Freude kam ich gut voran. Niemand sah mir über die Schulter. Spalte für Spalte, Zeile für Zeile tastete ich mich voran. Bald vertiefte ich mich so in die Arbeit, dass die Stimmen der Buntschatten zu einem Geräusch verplätscherten. Mit jedem Wort, das ich zu Papier brachte, wuchs mein Stolz. Leider gelang es mir nicht, die rechte, untere Ecke zu schließen. Ich legte den Bleistift beiseite.

Mein Wunsch war vermessen gewesen. Dummbart war 14 Jahre alt und schwer von Kapee. Obwohl ich Niederlagen gewohnt war, tat mir dieser Misserfolg weh. Es wäre so schön gewesen, der Haha an diesem Tag eine Freude zu machen. Kleinlaut schlich ich an den Buntschatten vorbei in mein Zimmer. Am Abend brachte die Haha ihre Eltern zur Bushaltestelle.

Erleichtert nahm ich zur Kenntnis, was die Haha nach der Rückkehr sagte. Es habe sich doch noch ein passender Entwurf angefunden und der Brief an die Zeichnerin sei jetzt im Kasten.

21

Am Donnerstag stand ich zeitig vom Frühstückstisch auf, damit ich schlendernd meinen Schulweg genießen konnte. Als ich anfing, über die Steinplatten zu hüpfen, rannte die Haha zur Tür heraus und rief:

»Axel, du hast etwas vergessen!«

Sie wedelte mit einem weißen Umschlag. O ja! Der Brief war für meine Klassenlehrerin bestimmt. Pflichtschuldig trottete ich zurück und steckte das Schreiben ein. Ich hüpfte die Reihe hinunter und ermahnte mich bei jedem Sprung, nicht zu vergessen, was ich mit dem Brief tun sollte. Selten einmal war ich krank, nie schwänzte ich die Schule.

Von meinem Platz aus beobachtete ich, wie Frau Spangenberg den Hahabrief überflog. Oft hatte ich erlebt, was geschieht, wenn Buntschatten Entschuldigungsbriefe abgeben: Die Lehrerin las den Brief und die Sache war erledigt. Frau Spangenberg hielt das Schreiben in der Hand, schaute betreten drein und richtete dann das Wort an die Klasse. Sie erzählte den Buntschatten vom Umzug des Dachses und sprach mir ihr Beileid aus. Die Buntschatten drehten sich um. Verlegen saß ich da. Mir war das alles unangenehm. Warum nahm Frau Spangenberg den Brief nicht wortlos zur Kenntnis, wie sie es sonst immer tat, wenn einer der Buntschatten gefehlt hatte?

Der Rest des Schultages verlief hingegen äußerst erfreulich. Ich wurde von Frau Spangenberg nicht ein einziges Mal aufgerufen. Da ich mich auch nicht zu Wort meldete, verbrachte ich eine erholsame Deutschstunde. Noch erfreulicher verliefen die kleinen und großen Pausen. Keiner der Buntschatten versuchte, mit mir ins Gespräch zu kommen. Ungestört pendelte ich durch die Gänge, wie ich es mir auf der Grundschule angewöhnt hatte. Es war ein zweiguter Vormittag.

Für die Frühjahrsferien gab es eine Änderung. Der Heimer fuhr wie geplant nach Österreich. Er durfte dort in den Bergen mit einer Familie aus der Spielplatzreihe Urlaub machen, was er sich schon lange gewünscht hatte. Den Axelurlaub in den französischen Alpen sagte die Haha jedoch ab, weil sich in ihrem Büro die Arbeit stapelte. Zum Glück: Skier hatten nämlich ihren eigenen Kopf. Sie büxten immer dort aus, wo ich nicht auf die Nase fallen wollte. Zum Ausgleich buchte die Haha eine Wochenendreise nach Genf.

Als es so weit war, bemühte sich die Haha den Schreibtisch nicht mit in den Koffer zu packen. Es fiel ihr schwer. Sie schaffte es dann aber doch. Auf der Fahrt in die Schweiz schabte kaum einmal Trauer den Nebel von ihren Wangen.

Vergnügt bummelte ich mit der Haha am ersten Abend durch die Genfer Innenstadt. Die Haha lud mich nach einem Kinobesuch noch zu einer Spezialität ein. Misstrauisch ließ ich mir erklären, woraus die Schweizer ihr Fondue zubereiteten. Als ich dankend ablehnte und einen Eierkuchen wählte, meinte die Haha:

»Du bist krüsch.«

Käsebleich kam die Haha am nächsten Morgen zum Frühstück. Eine schlechte Nacht habe sie hinter sich. Das Fondue sei ihr auf den Magen geschlagen.

Das Boot tuckerte über den dunstverhangenen Genfer See. Die Haha erzählte vom Schreibtisch, den sie nicht in den Koffer gepackt hatte. Sie blickte jetzt hoffnungsvoll in die Zukunft. Sie werde nichts unversucht lassen, um die Rätselredaktion am Leben zu erhalten. Seit einem Monat wolle sie mir etwas sagen. Sie werde niemals vergessen, wie sehr ich ihr am 1. März geholfen habe.

Ich wusste nicht, was die Haha meinte. Verlegen blätterte ich in meinem Schweizer Schulatlas von 1911. Den Atlas hatte mir die Haha auf dem Genfer Osterflohmarkt gekauft. Da gab es eine Merkwürdigkeit: Auf Französisch hieß der Bodensee Lac de Constance. Sie erzählte weiter:

»Als ich gesehen habe, wie du dich an der halben Seite quer versucht hast, ist mir ganz warm ums Herz geworden. Von uns allen bist du der Tapferste. Obwohl dein Vater gestorben ist, weinst du nicht. Ich hingegen weine immer noch jeden Abend vor dem Einschlafen. Du bewahrst eben immer einen klaren Kopf.«

Verstand ich die Haha richtig? War sie mir dafür dankbar, dass ich nicht alleine weinen konnte? Ich mochte es nicht glauben, es klang zu schön. Mit den Tränen war ich genauso ungeschickt wie mit den Worten. Wie machten die Buntschatten das nur: Nebelglöckchen unter den Augen läuten lassen? Die Haha redete weiter:

»Dein Anblick im Büro hat mir gut getan. Jetzt müssen alle zusammenhalten, habe ich mir gesagt. Beim Zusehen ist mir dennoch klar gewesen, wie vergeblich deine Mühe wäre. Als du am Nachmittag das Büro verlassen hast, bin ich aus Neugier gleich ins Arbeitszimmer gegangen und habe den Vordruck aufgefaltet. Ich dachte, mich trifft der Schlag. Nur die unterste rechte Ecke war noch frei. Eine knappe Stunde später«, die Haha atmete tief durch, »hatten wir unser erstes Kreuzworträtsel gemeistert.«

Ich merkte auf. Mein gescheiterter Rätselversuch hatte der Haha weitergeholfen? Ungläubig schaute ich die Haha an. Sie nickte. Seltsam befremdet hörte ich zu, wie die Haha weitere Worte aneinander fügte. Das Ausflugsboot tuckerte über den Lac de Genève und näherte sich der französischen Grenze. All die Hahaworte klangen für mich so fremd, als kämen sie aus einer anderen Welt.

Auf der halbseitigen Hamburgkarte im prächtig duftenden Schweizer Schulatlas von 1911 tummelte sich ein Schwung Merkwürdigkeiten, die ich nicht für mich behalten mochte. Die Haha redete schon so lange. Jetzt wollte ich auch einmal etwas sagen.

»Kuck nur«, mit diesen Worten unterbrach ich die Haha, »die Flottbeker Drift ist eingezeichnet, der Vorbeckweg fehlt und der Flughafen in Fuhlsbüttel ist noch gar nicht gebaut.«

Die Haha schaute nur flüchtig hin. Ich dagegen weidete mich an dem köstlichen Anblick der vergilbten Hamburgkarte. Als ich auf die Schreibweise Fuhlbüttel stieß, war es um mich geschehen. Was für ein Fund! Für den Rest des Tages plapperte ich, wann immer sich die Gelegenheit bot, das niedliche, buchstabenberaubte Dorfwort vor mich hin.

Nach der Fahrt über den Hindenburgdamm wurde es schleppig. Zusammen mit dem Heimer zockelte ich vom Westerländer Bahnhof zur Theodor-Heuss-Straße. Die Haha konnte über Pfingsten nicht mit nach Sylt kommen. Ihre beiden Augen würden im Büro gebraucht, meinte sie. Nach der Genfreise hätte ein Druckfehlerteufel die Redaktion heimgesucht, wusste die Haha zu berichten. Dieser Druckfehlerteufel war mir zwar nicht leibhaftig begegnet, dennoch glaubte ich der Haha. Zum Glück zeigten sich die Zeitschriftenverlage nachsichtig und die Haha durfte weiter von Woche zu Woche um die Rätselaufträge kämpfen.

Die Sylter Ferienwohnung empfing mich wie jedes Jahr mit einem freundschaftlichen Hallo. Mit koffermüden Armen griff ich zu dem größten Schatz im Bücherregal. Auf dem kirschroten Sofa kuschelte ich mich in die Wolldecke und begann zu schmökern. Zum Glück musste ich das Kleinod nicht mit dem Heimer teilen. Der Heimer las lieber richtige Bücher, wie er es nannte. Das Westerländer Kleinod war fast so hübsch wie meine Atlasse und übertraf in seiner gesellligen Geordnetheit sogar meine überaus ansehnliche Logarithmentafel. Schon seit einiger Zeit bemühte ich mich nicht mehr, den Heimer darüber aufzuklären, dass er sich irren würde: Telefonbücher seien mitnichten falsche Bücher. Ich war mir da ganz sicher.

Zum Glück neckte mich der Heimer nur noch selten. Er ging jetzt oft auf den Swutsch, wie ich von der Haha wusste. Die Buntschatten hatten Spaß daran, ihre so genannten richtigen Bücher zu lesen. Mir hingegen fiel es derart schwer, diese Bücher zu lesen, dass ich es nur widerwillig tat. Dennoch sehnte ich mich danach, an dieser Vergnügung teilzuhaben. Das Westerländer Kleinod strahlte einen Reiz aus, dem ich nicht widerstehen konnte. Eine appetitliche Mischung aus Ziffern und Buchstaben bot sich meinen Blicken dar, die danach verlangte, von der ersten bis zur letzten Seite ausgekostet zu werden.

Seit Jahren gab es im Februar keinen größeren Augenschmaus für mich, als die Ankunft der neuen Hamburger Kleinode zu feiern. Und nun im Frühjahr durfte ich auf Sylt noch einmal genießen, was ich in Hamburg bereits ausgiebig genossen hatte. Die Haha freute sich immer darüber, dass ich so gerne nach Sylt fuhr. Sie meinte, die würzige Nordseeluft täte mir gut. Genüsslich studierte ich das Westerländer Kleinod. Telefonbücher hatten den unschätzbaren Vorteil, dass sie mich nicht langweilten. Sie boten ein Maximum an aufregenden Wörtern und enthielten ein Minimum an verwirrender Handlung: nämlich gar keine. In Atlassen war die Mischung nicht so ausgewogen wie in Telefonbüchern, dafür prunkten die Seiten der Atlasse mit Bildtafeln, was mir so gut tat wie vier Näpfchen Wolkenkrem.

Im zweiten Stock des Hauptgebäudes tuschelten die Schüler der 9a. Herr Winkler hatte im Lehrerzimmer etwas vergessen. Musik gehörte zu den wenigen Fächern, die Bedeutung besaßen in meiner Welt. In den Liedern hatten die Worte eine ähnliche Aufgabe wie die Namen in Atlassen und Telefonbüchern. Sie waren nicht bedrohlich. Innerlich wehrte ich mich nicht gegen sie. Zudem war Musik das einzige Fach, wo für mich hin und wieder die Aussicht bestand, eine Eins zu ergattern.

Arg verspätet, hetzte Herr Winkler heran, er sei aufgehalten worden. Ein Packen Hefte unter seinem Arm zog meine Blicke auf sich. Seit Tagen hatte ich mich auf diesen Augenblick gefreut. Ich genoss das Kribbeln im Körper und meine Vorfreude wurde belohnt. Erneut heimste ich ein Sehr Gut ein. Herr Winkler stellte sich an den Flügel und fing mit einer neuen Übung an. Er wolle das Gehör der Schüler überprüfen. Auf dem Klavier spielte er zwei Noten. Welcher Ton war der höhere? Zu meiner Verwunderung kamen fast alle Buntschattenschüler mit dieser Aufgabe klar. Auch Peter neben mir kam mit den Tönen gut zurecht.

Jetzt war ich an der Reihe. Herr Winkler tippte auf eine Taste. Der Ton zitterte heran. Bedauerlicherweise stand nicht dabei, wie der Ton hieß. Ich versuchte mir den Ton zu merken. Herr Winkler ließ jetzt den zweiten Ton folgen und fragte mich, welcher Ton der höhere sei. Für mich war die Frage zu schwierig, da mein Denkvermögen auf ein Maß schrumpfte, das die Haha bestens kannte: Axel hatte ein Brett vor dem Kopf. Ich scheuchte meine Gedanken beiseite. Das war hier eine mündliche Prüfung. Es war wichtig, dass ich mich anstrengte. Ich wollte so gerne wieder eine Eins im Zeugnis bekommen. Herr Winkler trällerte einen Ton und spielte dann einen zweiten Ton auf dem Klavier. Ich sollte sagen, welcher der Töne höher wäre. Die Aufgabe war noch einfacher als einfach, wie mir zugeflüstert wurde: Es seien zwei gleich hohe Töne.

»Peter, du darfst Axel doch seine Antworten nicht wegnehmen!«, sagte Herr Winkler und stellte mir eine neue Höraufgabe.

Ich fühlte mich wie zugeklappt. Das Klavier und die Stimme des Musiklehrers klangen völlig verschieden. Ich schwieg. Herr Winkler forderte mich auf, einen Versuch zu wagen. Die Stille in der Klasse quälte mich. Vielleicht hatte ich ja Glück und käme mit einer geratenen Antwort durch. Leider wollte Herr Winkler es genauer wissen und stellte mir weitere Fragen. Da ich kein einziges Mal hörte, welcher der Töne höher war und welcher tiefer, variierte ich meine Antworten. Herr Winkler würde es sonst vielleicht merken, wenn ich immer nur auf den ersten Ton tippte. Nach einem Dutzend Tönepaaren meinte Herr Winkler konsterniert, es sei mir gelungen, alle Töne falsch zu raten.

Schade, eigentlich hätten ein paar richtige Antworten dabei sein müssen.

In der großen Pause nach der Musikstunde sagte mir Peter, er hätte bei meinen Antworten gelitten. Alle Töne seien gleich hoch gewesen.

22

Seit dem Umzug der Großeltern fuhr die Haha auf der Tangstedter Landstraße immer ein Stückchen weiter nach Norden. Sanft parkte sie den Wagen an der Wiese ein. Der blumengeschmückte Balkon im ersten Stock erinnerte mich an die Eduardstraße.

Vergnügt drückte ich die Klingel. Das kühle Treppenhaus duftete angenehm technisch. Der Opa freute sich. Er habe gerade im Vorbeckweg angerufen, weil es schon so spät sei. Die Haha stöhnte, sie sei nicht vom Schreibtisch weggekommen. Bei Kakao und Kuchen fragte mich die Oma wie so oft, ob ich bereits eine kleine Freundin hätte. Meine Antwort war eindeutig:

»Nein.«

Es war seltsam, dass die Oma in dieser Frage einen Sinn sah. Buntschatten waren Buntschatten und ich war kein Buntschatten. Merkwürdig erschien mir auch, dass die Oma, während sie fragte, artig kicherte. Das machte sie immer. Wo steckte in diesen Worten der Witz?

Ein wenig später fragte mich der Opa nach meinem Berufswunsch. Freudig ließ ich meine Antwort hören:

»Tierpfleger.«

Für mich gab es kaum ein schöneres Bild als eine Ansammlung von Käfigen, um die ich mich zu kümmern hätte. Die Tiere waren völlig unwichtig. Wichtig war, dass ich mich außerhalb der Gehege befand. Je mehr Käfige ich mir vorstellte, desto berauschender wirkte das Bild auf mich. Die Haha kniff ihren Mund zusammen. Das machte sie stets, wenn ihr etwas missfiel.

»Das sagst du immer«, bekam ich zu hören. »Willst du das wirklich werden – Tierpfleger?«

Ich spürte zum ersten Mal, dass die Haha meine Begeisterung für diesen Beruf nicht teilte. Ich fragte Opa:

»Ist Tierpfleger ein begehrter Beruf?«

»Nein, Tierpfleger werden schlecht bezahlt«, sagte er, »und man muss sich schmutzig machen.«

Ach? Darüber hatte ich noch nie nachgedacht. Während der Heimer im Fernsehprogramm blätterte, warteten die drei älteren Buntschatten auf eine andere Antwort. Ich dachte kurz nach und fand eine wunderbare Lösung:

»Dann werde ich Diplomat.«

Die Haha strahlte und die Großeltern strahlten. Mein Gedankengang war ganz einfach. Ich war vernarrt in Landkarten. Auf den Landkarten waren die Grenzen von Staaten eingezeichnet. Diplomaten waren die Unterhändler der Staaten. Also bestünde meine Aufgabe als Diplomat darin, in Atlassen zu schmökern.

Atlas scolaire suisse von 1911.

Ich freute mich auf meine neue Zukunft. Diplomaten galten als weltgewandt. Ich wollte so gerne weltgewandt sein. Da war es günstig, dass sich dieser Wunsch mit meinem neuen Beruf erfüllen würde. Ich musste nur Geduld haben.

Mein Versagen im Musikunterricht war nicht nur ein weiterer Misserfolg, wie es vorher viele gegeben hatte. Herr Winkler ließ in den nächsten Wochen nichts unversucht, um seinen Verdacht, ich sei durch und durch unfähig, bestätigt zu bekommen. Ich trug mein Schicksal mit Fassung. Schließlich war es möglich, nach der 10. Klasse, in einem Jahr, Musik abzuwählen. Außerdem würde ich als Diplomat nicht singen müssen.

So war Musik nicht mehr das Fach, das ich gern hatte. Musik wurde zu einem Fach der Enttäuschung. Ich war gar kein Schüler, dem eine Eins zustand. In Wirklichkeit war bereits eine Zwei für mich zu schade, da ich eigentlich eine Fünf verdient hatte und nur deshalb nicht auf eine Sechs geprüft wurde, weil in mir vielleicht doch eine Vier plus schlummerte, die es mit Ach und Krach zu einer Drei minus bringen könnte.

Auf dem Ärmelkanal zog ein Schiff nach Westen. Mickrige Wellen plätscherten über den groben Kies, der in Hastings den Strand bildete. Die Stadt selbst war deutlich größer und weitläufiger als Penzance, wo der Heimer und ich im Jahr zuvor den Sommer verbracht hatten. Ich schlenderte zur Unterkunft des Heimers, die weit vom Strand entfernt lag.

Der Heimer hatte Besuch. Er und Constantin, ein 15-jähriger Graf aus Frankfurt, suchten einen dritten Spieler für ihre Skatrunde. Es sollte um Geld gespielt werden. Ich hatte noch nie Pennyskat gespielt und war dementsprechend neugierig. Die beiden Buntschatten legten vergnügt los. Sie waren froh, jemanden gefunden zu haben, dem sie die Regeln erklären konnten. Nach einigen verlorenen Partien lief es für mich besser. Der Heimer und Constantin strengten sich an, wie sie nur konnten. Ich selbst nahm den Verlauf des Spieles eher gelassen zur Kenntnis. Die Blätter spielten sich fast von selbst, da das Kartenglück ausschließlich einem Spieler winkte: mir.

Runde für Runde sackten die beiden Buntschatten tiefer in die Miesen. Der Heimer wehrte sich verzweifelt, aber es nützte nichts. Die Karten fielen, als wollten sie vorsätzlich Streit in der Runde stiften. Ich gewann die unmöglichsten Spiele und vergällte mit meinem Glück den beiden die Laune. Am Ende stand der Heimer bei mir mit umgerechnet 12 Mark im Minus und Constantin sogar mit 18 Mark.

Am nächsten Tag sagte der Heimer:

»Du hast so viel Dusel gehabt, das gibt es gar nicht. Spiele am besten nie wieder um Geld.«

Ich dachte an das gewonnene Kartenkunststück und die 60 Mark. Ich nahm mir vor, diesen Ratschlag zu beherzigen.

Der Heimer hatte zwar vor zwei Jahren aufgehört, Tischtennis als Leistungssport auszuüben. Für die wöchentlichen Turniere in der Sprachenschule reichte sein Können jedoch locker aus. Die zwei Pfund für den ersten Platz, die es jede Woche zu gewinnen gab, stopften manches Loch in seiner Reisekasse. So konnte er mir nach dem nächsten Turnier denn auch meinen Gewinn ausbezahlen. Constantin bemühte sich auch jede Woche um eines der Preisgelder. Sein Glück beim Schnippeln und Schmettern, wie es der Heimer nannte, war jedoch kaum größer als beim Pennyskat. Constantin sagte, er könnte mir die 18 Mark nicht geben, weil ihm auf der Hinreise ein großer Teil seines Bargeldes gestohlen worden sei. Seine Mutter wäre noch im Urlaub, er könnte sie nicht erreichen und müsste versuchen, irgendwie über die Wochen zu kommen. Er bat um meine Anschrift und versprach mir, das Geld von Frankfurt aus nach Hamburg zu schicken. Ich verstand, in welch misslicher Lage sich Constantin befand, und stimmte zu.

Als der Zug Dover erreichte, ballten sich Wolken am Himmel. Während der Rückreise über den Kanal war das Wetter diesig. Zusammen mit dem Heimer und Constantin saß ich unter Deck. Ich hatte Durst und kaufte mir eine Cola. Constantin sagte:

»Ich würde gerne auch etwas trinken. Kannst du mir 2 Mark leihen? Ich werde dir dann 20 Mark aus Frankfurt schicken. Das ist ein runder Betrag.«

Constantin war wirklich arm dran, dass er nicht einmal mehr Geld für eine Cola hatte. Ich verstand nicht, warum der Heimer so zugeknöpft kuckte, und gab Constantin das Geld. In Brüssel wurden die Wagen Richtung Frankfurt abgekoppelt. Nach sechs gemeinsamen Wochen verabschiedete ich mich von Constantin und wünschte ihm alles Gute. Als der Heimer und ich allein im Zug nach Hamburg saßen, meinte er:

»Dummbart, ärgere dich nicht, wenn Constantin nicht schreibt.«

»Er wird sich melden, er hat es versprochen.«

»Du weißt weder, wo er wohnt, noch hast du seine Telefonnummer. Das Einzige, was du kennst, ist sein Postfach. Er wird dir die 20 Mark nicht schicken und, wenn du deswegen schreibst, wird er nicht antworten.«

»Er hat es aber gesagt.«

Der Heimer lächelte und sagte:

»Es gibt Leute, die sind nett, mit denen kann man viel Spaß haben, nur Geld sollte man ihnen nicht leihen. Constantin gehört zu dieser Sorte. Mich hat er einmal um Geld angehauen. Das hat er aber nur einmal versucht. Eines der Mädchen aus unserer Gruppe hat richtig Pech. Die ist so dumm gewesen und hat dem schrägen Laller 300 Mark geliehen. Mehr als sein Postfach in Frankfurt kennt die aber auch nicht.«

Da gab es einen Widerspruch im Verhalten des Heimers. Ich fragte nach:

»Warum hast du mich an Bord der Fähre nicht vor dem schrägen Laller gewarnt?«

»Als er dich um die 2 Mark angegangen ist, habe ich die Augen verdreht und fast gestöhnt. Du aber hast aus der Wäsche gekuckt, als gäbe es nichts Böses auf der Welt. Außerdem bist du so gutmütig, dass du ihm die Cola auch geschenkt hättest, wenn er dich gefragt hätte.«

Der Heimer hatte wie immer Recht mit seiner Vermutung. Trotzig dachte ich an den Urlaub mit Constantin zurück und war mir bald sicher, dass Constantin sein Wort halten würde. Er war nicht so, wie der Heimer ihn sah. Constantin war ein adliger Buntschattenjunge, dem man vertrauen konnte, er war keine Fledermaus. Er würde bestimmt noch am Tage seiner Rückkehr den Brief mit den 20 Mark an mich einwerfen. Das wusste ich, weil alle anständigen Buntschatten sich so verhielten. Mitleidig klopfte der Heimer mir auf die Schulter und sagte:

»Wenn du einem guten Freund 20 Mark leihst und sich dieser Freund nie wieder blicken lässt, ist das die beste Investition deines Lebens.«

Nach sechs Wochen Sprachurlaub in England war es wieder an der Zeit, meinem tauben Körper Sport anzutun. Der Heimer rollte vor mir die Heinrich-Plett-Straße hinab. Über dem Botanischen Garten strahlte die Abendsonne. Entspannt ließ ich meinem Rad freie Fahrt. Vorfreude klimperte in mir. Ich sehnte mich nach Verausgabung und Ausgelaugtsein.

Die Sportschule befand sich in einem umgebauten Kino, das in der Straße Langenhegen eine elegante Hausnummer sein Eigen nannte. Der Weg durch die Vorhalle zum Umkleideraum war mir wohl vertraut. Ordnung empfing mich, spendete Sicherheit. Das harte Training drang tief in meinen Körper ein und forderte mich bis zum Letzten. Nach einer Stunde reihten sich die Kämpfer auf, um sich vor dem Karatetrainer zu verbeugen. Eine gläserne Erschöpfung erfüllte mich. Ab:geklärt verließ ich den Saal.

Früh am Abend zog ich mich in mein Zimmer zurück. Dankbar sank ich in mein weiches Bett und genoss die Geborgenheit und die Kühle der Daunendecke.

Das Erwachen am Morgen war grauenvoll. Ich mochte mich gar nicht rühren, so schmerzten meine Glieder. Matt und zerstochen lag ich im Bett. Unter meiner Haut steckten tausend Glassplitter. Zu allem Überfluss legte der Wecker los. Das elektronische Brummen bohrte Löcher in die Luft. Ich riss mich hoch, drückte den Stöpsel ins orangefarbene Gehäuse, obwohl ich eigentlich nur schreien wollte. Die Glassplitter stachen unter meiner Haut. Die Arme jaulten hinauf in die zerschundenen Schultern. Stöhnend wuchtete ich mich zurück ins Bett und suchte in der Erstarrung Linderung. Das war die Strafe für einen langen Sommerurlaub ohne Sport. Einen so schlimmen Muskelkater hatte ich noch nie erlebt.

Mühsam schaffte ich es ins Badezimmer, an den Frühstückstisch und zur Schule. Zur ersten großen Pause hatte sich der Schmerz abgeschwächt. Bald empfand ich es als angenehm, umherzuwandern und bei jedem Schritt die Anwesenheit meines Körpers zu spüren. Mein Leib war wie verstaucht. Glassplitter ritzten in mein Fleisch.

Kühlere Abende verstrickten sich in den Sommer. Jeden Morgen lauerte ich auf den Brief aus Frankfurt. Ich freute mich bereits darauf, dem Heimer das wertvolle Schreiben zu zeigen. Gelassen würde ich ihm beim Lesen zuschauen. Gelassen würde ich es hinnehmen, wie er mich loben müsste. 18 Mark hatte ich beim Pennyskat gewonnen und 2 Mark für eine Cola ausgelegt. Es wäre einfach gerecht, wenn ich diese Genugtuung erleben dürfte. Schließlich war ich nicht mehr der Dummbart von einst. Außerdem wollte ich nicht mehr Tierpfleger werden, sondern Diplomat. Oft lobten mich Buntschatten, wie klug ich wäre.

Die letzten warmen Wochen des Sommers gingen ins Land. Post bekam ich keine.

23

Die Sonne schubste Wärme in das Wohnzimmer des Hofhauses. Die Septemberluft bauschte den orangeroten Vorhang und fächelte zur geöffneten Gartentür hinein. Auf dem Sofa schmiegte ich mich in die Polsterecke. Die Haha telefonierte im Arbeitszimmer. Das Ferngespräch war wichtig. Ich musste warten, ehe ich sie fragen durfte, was auf dem Flottbeker Markt für das Wochenende einzukaufen sei.

Geduldig hing ich meinen Gedanken nach. Es gab nicht vieles, worauf ich stolz war. Meine Querflöte gehörte dazu. Seit ich mich im Musikunterricht bei Herrn Winkler abkapselte, übte ich zum Ausgleich jeden Tag auf der Querflöte zusätzlich eine Stunde. Weil sich der Heimer immer von meinen Melodien gestört fühlte und er gerade in seinem Zimmer lernte, würde ich nachher in den Keller ausweichen müssen.

Gelassen blickte ich durch die offene Bürotür auf die Haha. Von einem Augenblick zum nächsten redete sie schwungvoll und schwieg dann aufmerksam. Es war ein sehr wichtiges Telefonat.

Bei so einem Gespräch hatte ich vor ein paar Jahren Sturm geläutet. In meinem Finger kribbelte es nostalgisch. Ich gab der Versuchung aber nicht nach.

Hartnäckig rang die Haha um einen Auftrag. Sie ließ nicht locker. Gefühle färbten ihre Stimme, bemalten ihr Gesicht. Für einen Lidschlag erreichte die Haha Anwesenheit. War es möglich, dass sie die Welt so wie ich empfand? Verwirrt starrte ich auf die Haha. Es gibt Fragen, die belanglos sind, und es gibt Fragen, die nicht belanglos sind. War diese Frage belanglos? Ich wollte sie wegschubsen. Es gelang mir nicht.

Musste man Buntschatten für voll nehmen? Früher hatten sie auf mich gewirkt wie leer gewischt. Diese Zeit war vorbei. Eine gewisse Hohlheit war ihnen immer noch eigen. Ein Schaudern glitt über meinen Rücken. Bei der Haha fehlte jetzt diese gewisse Hohlheit. Ihre Stimme und ihr Gesicht wirkten auf mich wie verstaucht.

Ich ließ das weiche Sofapolster ein weiches Sofapolster sein und suchte die befreundeten vier Wände meines Zimmers auf. Ich brauchte Stille, um mich zu ordnen. Kindheitsgefühle gruben sich frei. Haben Buntschatten eigene Gefühle und Gedanken?

Unruhig rutschte ich auf meinem Stuhl herum. Ich fühlte mich in die Enge getrieben. Um meine Beklemmung loszuwerden, legte ich meine Handflächen auf den Schreibtisch. Die kühle Glätte der Oberfläche tat mir gut. Mein Blick schlich in den Garten hinaus und verweilte am stacheligen Grün des Wacholders. In mir meldete sich eine aufsässige Stimme zu Wort: Buntschatten raschelten mit ihren Lippen im Wind wie die Bäume mit ihrem Laub. Ihre Stimmen wären nichts als Buchengetuschel und Birkengeflüster. Ihrem Wesen nach wären Buntschatten pflanzlich, bäumisch. Für jeden anderen Gedanken würde ich Gelächter ernten.

Die aufsässige Stimme redete auf mich ein. Sie verscheuchte jeden Zweifel und ich verwarf den albernsten aller albernen Gedanken. Buntschatten hatten keine eigenen Gedanken! Geübt glitt mein Blick von Beet zu Beet, verfing sich nicht in den Rosen und nicht in der Stechpalme. Haben Buntschatten Gefühle? Das war Unfug.

Zu meiner Überraschung verflüchtigte sich dieser Unfug nicht wie erhofft. Ganz im Gegenteil, ungestüm ballten sich die Worte in meinem Geist und stießen alles über den Haufen, was sich dort an Wissen gestapelt hatte. In dem ganzen Durcheinander blieb mir anfangs eine bedeutsame Änderung verborgen. Unter meinen verwirbelten Schätzen befand sich etwas Neuartiges, was dort nicht hingehörte. Auf den ersten Blick war es nicht zu erkennen, auf den zweiten auch nicht. Unleugbar besaß es jedoch Anwesenheit, denn ich spürte eine seltsame Bedrohung, die nur von etwas Neuem ausgehen konnte.

Ich grenzte in mir den Ort ein, wo dieses Neue ruhte. Buntschatten besitzen keine eigenen Gefühle. In diesem Satz gurgelte es unheilvoll. Meine alten Gewissheiten drohten aufzuplatzen. Übervorsichtig öffnete ich die Worte. Buntschatten besitzen keine eigenen Gefühle, weil …

Ich mutete mir die Schlussfolgerung zu: weil sie sonst gar keine Buntschatten wären, sondern wie ich.

In mir sträubte sich alles, was sich sträuben konnte. Es war zum Davonlaufen.

Der Abend dunkelte ein. Die Rosenblätter ergrauten. Ich blätterte in der Fernsehzeitschrift und stieß auf eine neue Art von Sendung. Tiersendungen und Western mochte ich, Sportsendungen ebenfalls. Komödien und Krimis waren gefährlich. Ich schaltete den Farbfernseher an. Die Sendung entwickelte sich viel versprechend. Am Ende kam eine Schriftstellerin zu Wort. Sie erlaubte der Kamera einen Blick in ihre Dichterstube und plauderte über ihren Beruf. Verwundert nahm ich zur Kenntnis, dass sie meine Art, die Welt zu schätzen, beschrieb. Schriftsteller erzählen Geschichten!

Elektrisiert hörte ich zu. Ihre Worte erreichten mich in meiner Welt. Sie riefen in mir einen Sylter Sommertag wach. So weit das

Auge reichte, wogte die Nordsee gegen den dünengesäumten Strand. Der feinkörnige Sand prickelte auf der Haut. Ich genoss es, die hitzegefüllten Sandkörner fortzuwischeln und in den sonnenarmen, kühleren Schichten zu wühlen. Feucht klebten die winzigen Bröckchen an meinen Fingern. Ich puderte meine Hand mit Zuckersand ein. Die Körner schillerten regenbogenfarben im Sonnenlicht. Überglücklich spürte ich, wie die Hand losgelöst vom Körper in der Luft schwebte. Stundenlang versickerte mein Blick in der Sandpracht. Sehnsüchtig wünschte ich mir, die genaue Zahl der Sandkörner zu wissen. Ich fing an zu zählen. Kein Bröcklein übersah ich, selbst das nichtigste Körnchen kam zu seinem Recht. Lange dauerte es, bis meine Hand ver:armte, bis meine Aufgabe sich vollendete.

Schriftsteller erzählen Geschichten: das hatte etwas mit Zahlen zu tun und mit Sandschichten. Endlich hatte ich einmal Glück. Das Gute an meinem Beruf war, dass ich ihn nicht würde ergreifen müssen. Eines wusste ich jetzt definitiv: Ich war ein Schriftsteller!

Über die Böschung hinab stakste ich zum zugefrorenen Ententeich. Frank wedelte mit den Armen und sagte:

»Gibt es etwas Schöneres als diese Eisdecke?«

Die Freundschaft zwischen Frank und mir lebte aus einer Verteilung der Rollen, bei der ich als geduldiger Zuhörer seine Lebendigkeit bestaunte und er zum Ausgleich gutmütige Neckereien auf mich ablud. Was ich besonders an ihm schätzte, war nichtiger Art. Er fragte mich nie, ob ich bereits eine Freundin hätte.

Nachdenklich begutachtete ich die Eisfläche. Ich sagte zu Frank:

»Das Eis trägt noch nicht.«

»Angsthase«, meinte Frank.

Er wagte die ersten Schritte auf den Teich hinaus.

Kein Knirschen war zu hören. War das Eis bereits dick genug? Ich warnte Frank:

»Geh nicht weiter, sonst brichst du noch ein.«

Er schüttelte den Kopf und sagte:

»Das Eis trägt bereits.«

Er wagte sich weiter hinaus. Alte Ermahnungen der Haha, nicht aufs brüchige Eis hinauszugehen, funkelten in meiner Erinnerung auf. Ich musste diese Ermahnungen loswerden und sagte:

»Komm zurück. Es ist zu gefährlich.«

»Schweige nun, mein Sohn. Ein feierlicher Augenblick in Spitzbergen steht bevor. Du darfst erleben, wie ich die Mitte dieses ehrwürdigen Ententeiches betreten werde.«

Die letzte Floßfahrt auf dem Teich war ein paar Sommer her. Wie tief war eigentlich das Wasser des Teiches? Konnte Frank darin ertrinken? Ich zögerte bei der Beantwortung der Frage, da ich in den letzten Jahren arg in die Höhe geschossen war und ich meiner Erinnerung nicht mehr traute. Wie tief war der Teich? Einen Meter? Zwei Meter?

Übermütig wippte Frank auf dem Teich. Auf einmal knirschte es. Erschrocken starrte Frank auf seine Füße. Risse zuckten durch das Eis. Frank versuchte vom Eis zu flüchten. Ich schrie ihm zu:

»Flach hinlegen!«

Zu spät. Das Eis splitterte. Erst sackte er mit dem einen Stiefel ein, dann mit dem anderen.

Während Frank im Eiswasser um sein Leben kämpfte, blieb ich eigentümlich ruhig. Ich hatte also Recht. Das Eis trug noch nicht. Somit konnte ich kein Angsthase sein. Frank würde sich bei mir entschuldigen müssen.

Ich mochte es gar nicht, wenn man mich einen Angsthasen nannte. Frank wusste das ganz genau. Und gerade deswegen bereitete es ihm so viel Spaß, mich zu necken.

Frank schrie um Hilfe. Ich fand das seltsam. Ich stand lediglich sechs Meter entfernt und war ganz Ohr. Warum schrie er so laut? Glaubte er, ich sei taub? Ich rief ihm zu:

»Ich helfe dir.«

Frank beeindruckte das nur wenig. Glaubte er etwa, ich würde

Däumchen drehen? Ich blickte nach Süden zum Baumsaum. Nur einen Steinwurf entfernt, lag der Dachs begraben. Hatte Frank Angst davor, auf den Friedhof umzuziehen?

In meiner Erinnerung taute ein Bild auf. Ich wusste jetzt wieder, wie tief der Ententeich war. Einige Bretter meines alten Floßes lagen noch im frostweißen Strauchwerk. Es sah ulkig aus, wie Frank um sein Leben zappelte: Er steckte bis zum Bauchnabel im Wasser. Bei jedem Versuch, auf das Eis zurückzukehren, brach er ein. Warum strengte er sich so an? In so einer Pfütze ertränke er nie und nimmer. Da er immer noch um Hilfe schrie, gab ich ihm ein paar Ratschläge:

»Hör auf zu schreien. Beug dich nach vorne auf das Eis. Ich hole ein Brett und zieh dich ans Ufer.«

Zu meiner Überraschung befolgte Frank alle Anweisungen. Kurze Zeit später stand er in pitschnassen Hosen vor mir.

»Alles in Ordnung?«, fragte ich.

Er nickte. Noch in der Hofhausreihe hinterließ seine Hose eine Tropfenspur. Die Haha werkelte in der Küche, sah das Unglück und rannte in den Flur, um die Haustür zu öffnen. Ich sagte nur zwei Worte:

»Spitzbergen, Ententeich.«

Frank konnte bereits wieder ein lebendiges Gesicht machen und meinte:

»Ich war kein Angsthase.«

Nachdem die Haha gefragt hatte, ob Frank verletzt sei, gab sie ihm die Anweisung:

»Geh ins Bad heiß duschen. Axel wird dir trockene Sachen geben. Ich koche inzwischen Tee.«

In meine alte Höhlenwolldecke gehüllt, saß Frank im Wohnzimmer und trank eine ganze Kanne leer. Ich mochte ihn, wie er eingemummelt dasaß. Immer wieder sagte er:

»Ich dachte, ich sterbe.«

Seltsam berührt, hörte ich ihm zu. In seiner Stimme lag ein sonderbarer Ton, den ich so nicht kannte. An diesem grauen Winternachmittag nahm ich mehr von ihm wahr als je zuvor. Buntschatten waren Geräusch. Frank hatte Klang.

24

Die Winterzeugnisse wurden verteilt. Da ich mich seit dem Umzug des Dachses kaum noch zu Wort meldete, hatten meine Noten gelitten. Frau Spangenberg bat mich, nach der Stunde zu bleiben. Sie wolle mit mir über mein Zeugnis sprechen. Was gab es da zu bereden? Noch nie hatte ein Lehrer mich zu einem Gespräch über eines meiner Zeugnisse gebeten. Bedachtsam sagte Frau Spangenberg:

»Du bist im Deutschen auf eine Vier abgerutscht, aber auch diese Note wackelt. Auf der Zeugniskonferenz haben wir uns darauf geeinigt, dich besser zu benoten, als es deine mündliche Mitarbeit zuließe. Das gilt auch für die anderen Fächer.«

Frau Spangenberg schaute mich an, als wäre sie vom Rad gefallen. Sie sprach weiter:

»Ich weiß, dass du eine schwere Zeit durchmachen musst.«

Wovon redete sie da? Alles in allem hatte ich die letzten Monate genossen. Es war angenehm, als Schriftsteller im Unterricht schweigen zu dürfen.

»Der Tod deines Vaters ist ein schwerer Schlag.«

Mit allem hatte ich gerechnet, nur nicht damit. Frau Spangenberg redete weiter:

»Das Leben ist nicht immer leicht. Ich kann deinen Schmerz über den Verlust deines Vaters nachempfinden. Als deine Lehrerin sage ich dir aber auch, dass man nicht ewig trauern darf.«

Jetzt war ich platt. Da gab es ein Missverständnis. Bevor ich widersprechen konnte, sagte Frau Spangenberg:

»Wir sind in der Zeugniskonferenz übereingekommen, dass du

im zweiten Halbjahr ausgleichen kannst, was du im ersten versäumt hast. Versuche einfach, dich so zu beteiligen, wie du dich früher beteiligt hast, auch wenn es schwer fällt.«

Dutzende Gedanken zischten durch meinen Kopf. Glaubte Frau Spangenberg etwa, ich sei über den Umzug des Dachses betrübt? Ratlos suchte ich auf ihrem dunstigen Gesicht nach Hinweisen. Was sollte ich machen? Nach einigem Zögern sagte ich:

»Entschuldigung?«

Eifrig radierte ich auf dem Silbenrätsel herum. Die Haha wollte es am nächsten Morgen in die Redaktion bringen. Paris ist eine Messe wert, das war eine der zwei Lösungen. Im Zitatenhandbuch schlug ich die Bedeutung dieses Ausspruches nach. Ein französischer Höfling hatte diesen Satz zu Heinrich IV. gesagt. Ich las auch die Erklärung durch. Viele Redewendungen hatten die Eigenheit, dass sie etwas ganz anderes bedeuteten, als ihre Worte an Sinn hergaben. Ich musste mich mit dem Silbenrätsel sputen, da ich auf keinen Fall das Karatetraining um 19 Uhr verpassen durfte. Die Fahrt zur Kampfsportschule im umgebauten Kino gehörte mittlerweile zum festen Bestand meiner unverbrüchlichen Regeln. Das Austüfteln der Rätsel war wie das Betreten einer neuen Welt, bedrohlich und reizvoll zugleich.

Zum Glück schloss ich dort mit Barthels Most Freundschaft. Barthels Most war grün und doch ein Schinken. Diese neue Freundschaft zeitigte viele Veränderungen. Ich wurde meinen quittengelben Telefonbüchern untreu, denn Barthels Most erlangte mehr und mehr Anwesenheit. Kaum ein Tag verging für mich ohne seine Gesellschaft. Die Freundschaft tat mir mehr als gut. Barthels Most ist nämlich nicht nur ein Schinken. Barthels Most ist ein nahrhafter Schinken, der einem Kraft spendet, wenn man ihn verschlingt. Ich liebte diesen lauchgrünen Schinken über alles.

So wie der Heimer einen wirklichen Namen hat, trägt auch Barthels Most einen wirklichen Namen und der lautete: Wahrig –

Deutsches Wörterbuch. Zum Dank für meine Hingabe schenkte Barthels Most mir Freundschaft, wie sie nur ein wahrer Freund schenken kann.

Im Badezimmer rauschte das Wasser. Häufig gönnte ich mir nach dem Karatetraining ein Vollbad. Rasch genehmigte ich mir einen letzten Happen Barthels Most. Von allen Wörterbüchern schätzte ich ihn am meisten. Es würde eine Weile dauern, bis die Wanne voll gelaufen wäre.

War ich blind gewesen, dass ich Barthels Most all die Jahre über keines Blickes gewürdigt hatte? Als Erstes schlug ich meine Lieblingsstelle auf. Wenn man weiß, wo Barthel den Most holt, kennt man alle Schliche. Mein guter Freund hielt noch mehr an Erklärung für mich bereit. Die Redewendung stammt aus dem Rotwelsch, wo Barsel Brechstange bedeutet und Most Moos. Wer wissen will, wo das Brecheisen den Zaster holt, sollte sich nicht wundern, wenn er auf die schiefe Bahn gerät, zumal Kröten auch einem Kuhfuß zum Opfer fallen können und Zaster im ursprünglichen Sinne Eisen bedeutet.

Erschrocken fuhr ich hoch. O nein! Das passierte mir häufig. Ich sprang vom Stuhl auf und stürmte zum Zimmer hinaus. Was für eine Bescherung! Das Fußbad glänzte bereits auf allen Fliesen und der Plüschvorleger ärgerte sich dunkelblau vor Feuchtigkeit. Ich drehte den Hahn zu und holte Feudel und Eimer aus der Beseekammer. Auf dem Weg zurück hing mir ein vertrauter Geruch in der Nase. In der Beseekammer roch es einfach zweigut!

Ein Viertel des Wassers ließ ich aus der Badewanne ab. Seit einem halben Jahr pflegte ich etwa jeden zweiten Tag ein Vollbad zu nehmen. Genießerisch stippte ich den großen Zeh in das dampfende Nass. Ich stieg mit beiden Beinen in die Wanne. Eine Gänsehaut überzog meine Schenkel. Wie ein feiner Flaum standen die Härchen auf den winzigen Hauthügeln.

Ich brauchte immer einige Zeit, bis ich mich an die hohe Temperatur des Wassers gewöhnt hatte. Meine Beine, vor allem meine Füße waren unverändert taub. Der restliche Körper gewann jedoch spürbar an Empfindlichkeit. Ich ging in die Hocke und ließ mich auf der schrägen Rückwand in die Wanne gleiten. Mein Atem schlug an, mein Herz wummerte. Das dampfende Wasser jagte brennend über meine Glieder. Schauder schrieb sich in meine Haut.

Sobald sich mein Leib an die heiße Wannenfüllung gewöhnte, verblassten die Zeichen. Neugierig spürte ich den letzten Häkchen dieser Anwesenheit nach, bevor ich mit dem rechten großen Zeh den roten Hahn aufdrehte. Brühheiß stach der Wasserstrahl ins abgekühlte Nass. Zum Ausgleich lupfte ich den Stöpsel am Wannengrund, um kühleres Bodenwasser abfließen zu lassen.

Nach erholsamen Minuten der Fühllosigkeit kehrte die Anwesenheit zurück. Das Badewasser war jetzt so heiß, dass die geringste Regung schmerzte. Ich wagte nicht einmal mehr aufzustehen. In seiner Wiederkehr war dieses Erlebnis berechenbar, ungefährlich. Es leitete immer das Ende des Vollbades ein. Mit Ach und Ah hob ich mein rechtes Bein und zehte den roten Griff zu. Schmerz riss tief in mein Bewusstsein. Bewegungslos ließ ich geschehen, was geschehen musste: Das Wasser strudelte in den Abfluss.

Minuten später saß ich gestrandet in der Wanne. Ich richtete mich auf und rubbelte mit schlaffen Armen meine krebsrote Haut trocken. Mein Verhalten erschien mir rätselhaft. Ich verstand nicht, warum ich tat, was ich tat. Verlegen stöberte ich in mir herum, um eine Antwort zu finden. Diese hitzeprallen Vollbäder taten weh. Warum freute ich mich jedes Mal auf meinen Heißwassertag? So merkwürdig mir mein Verhalten erschien, so belebend wirkte es sich auf meinen Körper aus. Gefühl hauste jetzt auch an Stellen, wo früher nicht einmal Schmerz Unterschlupf gefunden hätte.

Immer wieder glitt mein Blick hinaus in die düster dastehenden Bäume und Sträucher. Die Flachbauten am südlichen Rand der

Schleeschule waren die dunkelsten Räume von allen. Herr Gersdorf erzählte von Eratosthenes, der vor über 2200 Jahren als Erster den Erdumfang berechnet hatte. Was der Philosophielehrer erzählte, griff nicht nach meiner Aufmerksamkeit. Ich hatte das bereits beim Bücherbekucken erschmökert. Ich widmete mich wieder dem schlammigschwarzen Geäst.

»Eratosthenes wurde in Kyrene geboren. Weiß jemand, wo Kyrene liegt?«

Die Frage von Herrn Gersdorf klaffte zwischen den Reihen. Es war so ruhig unter den Buntschatten, wie es nur ruhig ist, wenn keiner aufgerufen werden möchte.

Ich wusste die Antwort. Ohne mich zu melden, saß ich da. Keine Buntschattenhand schnippte um Aufmerksamkeit. Kein Buntschattenblick suchte Herrn Gersdorf. Nach einer Weile meldete ich mich.

»Ja, Axel.«

»Kyrene ist eine Stadt in der Cyrenaika, in Nordafrika. Das Gebiet befindet sich heute in Libyen. Im Altertum war es eine Kornkammer. Heute ist das Klima dort viel trockener.«

Herr Gersdorf nickte zufrieden, sagte dann:

»Hat das sonst keiner gewusst?«

Verstohlene Blicke streiften mich. Die Klasse schwieg. Herr Gersdorf schwieg nicht:

»Ihr seid hier auf dem Gymnasium. Jeder von euch sollte bereits ein Mindestmaß an Allgemeinwissen erworben haben.« Herr Gersdorf hob den Zeigefinger. »Einfache geographische Kenntnisse gehören dazu.«

Nach Philosophie stand Geschichte bei Herrn Bode auf dem Stundenplan. Herr Bode war ein älterer Lehrer, der Ruhe ausstrahlte und niemals böse wurde. Der Unterricht begann wie immer und setzte sich fort wie immer. Es wurde erzählt, gefragt, geantwortet, gelobt und ermuntert. Reformation und Gegenreformation schienen bei den Buntschatten beliebt zu sein. Löffel kamen leider nicht vor. So saß ich da und erfreute mich am Geäst.

Ein Ausspruch von Herrn Bode holte mich zurück aus meinen Blickträumen.

»Paris sei eine Messe wert, sagte ein Ratgeber zu Heinrich IV. Was meinte er damit?«

Buntschattenhände schnippten um Aufmerksamkeit. Jogi durfte antworten:

»Der König sollte in einer Pariser Kirche eine Messe abhalten.«

»Nein.«

Die nächsten Buntschatten kamen an die Reihe und lagen mit ihren Antworten ebenfalls falsch. Obwohl ich mir sicher war, dass ich die richtige Antwort wusste, meldete ich mich nicht. Es brachte Spaß, den Buntschatten bei ihren hilflosen Versuchen zuzusehen. Dann meldete sich Frank, der oft für richtige Antworten gut war:

»Der König sollte vor den Toren von Paris eine Messe abhalten, um Paris kampflos zu erobern.«

»Nein!«

Auf einmal meldete sich Peter. Das war mutig. Ich war mir sicher, dass Peter nicht die richtige Antwort wusste. Aus den eigentlichen Worten konnte man den Sinn des Ausspruches nicht heraushören. Peter wurde aufgerufen und sagte:

»Der König sollte, um den Handel anzukurbeln, in Paris eine Warenmesse veranstalten.«

»Nein!«, stieß Herr Bode verärgert aus. »Das ist Unfug!«

Die vielen falschen Antworten hatten ihn aus der Fassung gebracht. Zum ersten Mal sah ich Herrn Bode aufgebracht schnauben. In der Klasse wagte kein Buntschatten mehr, sich zu melden.

»Weiß denn niemand die Antwort?«, fragte Herr Bode angekratzt.

Ich meldete mich. Herr Bode nickte mir zu. Ich fing an zu erzählen:

»Heinrich IV. war Calvinist. Er musste seinen Thronanspruch gegen die französischen Katholiken und den Papst verteidigen. Um weitere Konflikte zu vermeiden, trat er 1593 zum Katholizismus über. Der Ausspruch ›Paris ist eine Messe wert‹ bedeutet so viel wie: Um das Königtum – Paris – zu erlangen, kann es ratsam sein, den Glauben zu wechseln – eine Messe auszurichten.«

Herr Bode mochte gar nichts mehr sagen. Er nickte lediglich. In der Klasse herrschte ein eigentümlich anerkennendes, neidisches Schweigen. So fühlte es sich also an, wenn man als Einziger eine Strahlesonne bekam.

Das Klingeln beendete die Stunde. Mit meinen Buntschattenfreunden wechselte ich in die Pausenhalle. Zwischen zwei Bissen von seinem Brötchen sagte Frank:

»Axel, du wirst richtig gut.«

»Woher weißt du das alles?«, fragte Jogi.

»Ich arbeite jetzt regelmäßig in der Rätselredaktion. Da habe ich häufig mit Nachschlagewerken zu tun.«

»Bekommst du für die Arbeit Geld?«, fragte Peter.

»Ja.«

»Wie viel?«, fragte Frank.

»So 200 bis 300 Mark im Monat.«

»Oh, da kannst du eine ganze Menge Geld verbraten«, sagte Frank.

Ich stutzte … sagte dann nüchtern:

»Das schmeckt mir nicht. Ich spare das Geld.«

Kühl und windig war es über der Nordsee. Die Fähre stampfte in der aufgewühlten See Richtung Wyk. Eine Klassenreise führte mich zurück nach Nieblum. Jenem Dorf auf Föhr, wo ich aus freien Stücken ein Gedicht auswendig gelernt hatte, ohne zu merken, dass es versaut war. Mittlerweile war das Gedicht vom Vergessen so zerstückelt, dass ich es nicht einmal mehr heimlich hätte aufsagen können. An die Reling gelehnt, murmelte ich zum Ausgleich den Zahlenwitz, der mich noch nie im Stich gelassen hatte. Meine Buntschattenfreunde mochten ihn aber nicht mehr hören, was mich traurig stimmte.

Am Abend nach der Ankunft hielt ein Lehrer eine Ansprache. Meine Klasse sei für eine Woche auf Föhr, um sich mit dem neuen Notensystem der Oberstufe vertraut zu machen. Außerdem könne die Ruhe des Dorfes genutzt werden, um innere Einkehr zu halten, bevor die beiden Leistungskurse gewählt würden. Für das Abitur sei dies eine bedeutsame Entscheidung. Innere Einkehr: ich dachte an Schmalenbeck und eine Edelstahlspüle voller Glück. Am besten würde ich um die Küche einen großen Bogen machen, damit ich nicht in Versuchung geriete.

In den folgenden Tagen stellten die Lehrer ihre Fächer vor und warben für ihre Leistungskurse. Es war nicht sicher, ob in jedem Fach genügend Schüler zusammenkämen, um einen Kurs zu füllen. Bei den Leistungskursen schwankte ich noch zwischen Biologie, Chemie und Physik. Abwählen würde ich Musik und Latein. Dafür wollte ich mein Glück mit Französisch als neuer Fremdsprache versuchen. Ich dachte an den Lac de Constance und Fuhlbüttel. Das würde die richtige Entscheidung sein. Deutsch und die vermaledeiten Aufsätze konnte ich leider nicht abschütteln. Zwei Halbjahre würde ich mindestens in das Abitur einbringen müssen.

Die Leistungskurse würden vom 12. Schuljahr an mit 5 Wochenstunden den Stundenplan füllen. Für das 11. Schuljahr war dies noch nicht nötig. Die Zusatzkurse durften frei gewählt werden. Da ich in den Naturwissenschaften keine Schwierigkeiten erwartete, beließ ich es dort bei 3 Wochenstunden und stockte stattdessen meinen Englisch- und Französischunterricht um 2 Stunden auf. Als Leistungskurse würde ich diese Fächer nie und nimmer wählen, da die Klausuren in zu enger Verwandtschaft zu den Deutschaufsätzen standen. Das wäre mir dann doch zu riskant.

Am besten gefiel mir das neue Notensystem. War es bisher wichtig, eine möglichst kleine Zahl als Note zu bekommen, verkehrte sich nun das System. Nicht mehr die 1 war das Nonplusultra, die 15 Punkte waren die Strahlesonne unter den Sonnen. Als Belohnung für das völlige Versagen einer schulischen Leistung winkten den Schülern in Zukunft 0 Punkte, das war die alte und allseits gefürchtete 6.

Was mich vor allem für das neue System einnahm, war die klare Grenze zwischen der noch guten Leistung und der bereits durchschnittlichen Leistung. Mit 10 Punkten wurde die 2 – benotet, mit 9 Punkten die 3 +.

Zur Zeit war ich in der 10. Klasse. Das 11. Schuljahr war zur Einführung in das neue Kurssystem gedacht, da es von da an keine festen Klassen mehr gäbe. Das 12. und 13. Schuljahr waren die Jahre des Abiturs oder, wie es so faszinierend hieß, die Jahre der Reifeprüfung. Im Juni 1982 würde mir, wenn ich mindestens 300 von 900 möglichen Punkten erzielt hätte, das Reifezeugnis winken.

Den beiden Leistungskursen käme in der Tat eine große Bedeutung zu. 300 Punkte gäbe es da zu erzielen. Aus den Grundkursen könnte ich ebenfalls 300 Punkte erreichen. Und zum Abschluss würden meine Leistungen in den vier frei wählbaren Prüfungsfächern mit maximal 300 Punkten honoriert. Summa summarum 900 Punkte. Faszinierend.

Jeden Abend wanderte ich durch das wie hingetuscht wirkende Dorf und ließ die Zahlen durch meinen Kopf rauschen. Zum ersten Mal seit dem mysteriösen Verschwinden der Strahlesonnen war ich mit diesem schmerzhaften Verlust versöhnt. Die raue Menge an Zahlen zauberte in mir einen Glücksklang hervor wie 900 Löffel in einer blank gerubbelten Edelstahlspüle.

Die kräftig scheinende Frühlingssonne hellte den dunklen Baumstreifen an den südlichen Flachbauten auf. Das frische Grün waberte unter den Sonnenstrahlen. Herr Bode überbrachte die frohe Mitteilung, dass die Klasse im Auftrag der Kriegsgräberfürsorge nach Frankreich reisen würde. Er selbst käme nicht mit, dafür jedoch Frau Hänsler, die Lehrerin für Gemeinschaftskunde. Die Reise war für das Ende des Schuljahres geplant. In mir wühlte sich Angst frei:

Nein, das darf nicht sein!

Es gibt wichtige Regeln und es gibt weniger wichtige Regeln. Mein Geburtstag musste in Hamburg gefeiert werden. Das war eine wichtige Regel. Ich konnte unmöglich mitkommen.

Während die Buntschatten Herrn Bode mit Fragen überschütteten, flüchtete ich in Gedanken hinaus zu den Bäumen und Sträuchern und beruhigte mich an den lichtdurchfluteten Blättern. Galt meine Geburtstagsregel für alle Ewigkeiten? Wäre es nicht an der Zeit, herauszufinden, ob ich diese Regel brechen könnte? Ich zauderte.

Als es zur Pause klingelte, stieß ich meine Angst fort. Ein zweites Korsika wollte ich mir nicht leisten. Die mokanten Sprüche der Haha kannte ich auswendig. Ich gab meine Zusage. Axel sollte erwachsen werden. Neugierig hechelte eine Frage in mir nach Antwort. Was würde in Frankreich geschehen?

Die 10a nahm in einer französischen Schule Unterkunft. Einladend verlassen räkelte sich der Pausenhof in der Mittagshitze. Die französischen Buntschatten waren bereits in den Sommerferien. In einem Seitentrakt quartierten sich die Schleeschüler ein.

Man sollte die Macht einer alten Regel nicht unterschätzen. Von Anfang an fühlte ich mich unwohl, da der 183. Tag stündlich näher rückte. In der ersten Nacht war es bereits so schlimm, dass ich keinen Schlaf fand. Müde machte ich mich auf die Socken, zog meine Schuhe an. Im Flur ging ich auf und ab. Das reichte aus, um Schlaf zu finden.

In der zweiten Nacht trieb es mich auf den Schulhof hinaus. Wieder und wieder umkreiste ich stumm die Fläche, bis mir die Müdigkeit in den Beinen stach.

Nach ein paar Nächten zog ich weitere Kreise. Ich verließ das Schulgelände und durchstreifte die flandrische Mittelstadt. Ich fing an, die erleuchteten Fenster zu zählen. Viele waren es nicht. Sobald der Morgen graute, kehrte ich zurück und fiel zusammengerollt in einen marmeligen Schlaf.

Es gibt Fragen, auf die man eine Antwort findet, und es gibt Fragen, auf die man keine Antwort findet. Ich lebte in einer Buntschattenwelt, deren Sitten und Gebräuche mir fremd blieben, wiewohl ich in der Lage war, sie zu beachten. Meine Klassenreise war eine Ab:folge von Tagen, die einander darin glichen, dass ich oft nicht verstand, was um mich herum vor sich ging.

Viele Stunden am Tage verbrachte die 10a auf Friedhöfen. In Nordfrankreich gibt es viele Friedhöfe. Manche liegen in Städten, manche in Parks und manche an Schnellstraßen. Die Klassenreise wurde von der Kriegsgräberfürsorge getragen. Daher bestand die Aufgabe meiner Klasse darin, deutsche Soldatengräber aus der Zeit des 1. Weltkrieges zu pflegen.

Frau Hänsler war von meinem Verhalten enttäuscht. Sie kannte mich nur aus dem Unterricht. In der Schleeschule ließ meine Mitarbeit nie zu Wünschen übrig. Hier in Frankreich zeigte ich ein ganz anderes Verhalten. Ich drückte mich vor dem Schaufeleinsatz auf den Friedhöfen.

Anfangs ärgerte sich Frau Hänsler still. Da mein schlechter Einfluss den einen oder anderen Buntschatten dazu anregte, sich ebenfalls vor der Arbeit zu drücken, hatte Frau Hänsler nach ein paar Tagen genug und bestrafte mich mit zusätzlicher Küchenarbeit.

Heimlich musste ich lachen. Ich sollte den reuigen Tellerwäscher mimen? Strafen gab es, die waren gar keine Strafen. Das Klappern der Bestecke und des Geschirrs klang wundervoll. Mittlerweile hatte ich mein gieriges Herz so gut im Griff, dass ich gefahrlos die Löffel abtrocknen konnte.

Frau Hänsler meinte abends, sie würde mich erst wieder vom Küchendienst befreien, wenn ich auf den Friedhöfen ordentlich mitarbeiten würde. Heimlich schüttelte ich den Kopf. Das sollte eine Aufforderung sein, begeistert die Schaufel zu schwingen? Frau Hänsler wusste nicht, was sie da sagte.

Es überraschte mich nicht, dass ich mich jedes Mal, wenn ich auf einem Friedhof arbeiten sollte, in die Büsche schlug. Meistens schien die Sonne. Und bei Sonne machte ich sofort schlapp. Das Schöne an den Friedhöfen waren die vielen Rasenflächen, wo sich immer auch ein Bäumchen finden ließ, das Schatten spendete. Ich schlief auch während der Busfahrten, was auf meine Buntschattenkameraden einen abgeklärten Eindruck machte, auf meine Lehrerin einen unreifen. Die Erklärung für mein Verhalten blieb den meisten Buntschatten verborgen: Ich war wirklich müde. Auf den Friedhöfen holte ich den Schlaf nach, der mir nachts verwehrt blieb.

Eines Tages, der junge Morgen sog sich bereits voll mit Helligkeit und Wärme, stromerte ich heimwärts durch die unschuldig daliegende Stadt. Die Mittelstadt erweckte einen friedlichen Eindruck. Was Wunder, dass die Sicherheitsvorkehrungen für die finsteren Stunden des Tages lasch waren. Die Eingangstür zu dem zweigeschossigen Schulgebäude blieb nach Einbruch der Dunkelheit unverschlossen. Eine ganze Klasse Buntschatten schlief ungeschützt Nacht für Nacht auf dem verwaisten Schulgelände.

Am Blumenbeet vor den Schlafsälen stutzte ich. Erde war zerwühlt, Blumen umgeknickt. Erschrocken hielt ich inne. Es war wirklich leichtsinnig, die Fenster sperrangelweit offen zu lassen. Ich hatte mich zwar dagegen gewehrt, da offene Türen beißen, war aber überstimmt worden. Alle Schüler rieben sich nachts mit Zitronentinktur ein. Das sei ein guter Schutz gegen Mücken, meinte Peter.

Vom Beet führte eine erdige Fußspur zum Eingang. Übervorsichtig öffnete ich die Tür. Gespenstisch ruhig lag der Korridor vor mir. Ich lauschte in das obere Stockwerk. Nichts war zu hören. In die peinigende Stille setzte ich meinen ersten Schritt auf den untersten Treppenabsatz. Verräterisch laut kam mir das Geräusch meiner Sohlen vor.

Ich stieg die Treppe hinauf und rechnete mit allem. Die Schlafsäle der Mädchen lagen still da, die Türen waren verschlossen. Die Tür zum zweiten Jungenschlafsaal stand beißend weit offen. Ich ging hinein. In der zitronenschwangeren Luft atmete ich tief durch. Was für eine Überraschung! Kein Einbrecher weit und breit, nur schlafende Buntschattenjungen.

Warum war das Beet zerwühlt? Ratlos sah ich mich um. Ich versuchte einen klaren Gedanken zu fassen. Es gelang mir nicht. Ich ging ins Erdgeschoss und sichtete meine Sachen. Nichts fehlte.

Am Morgen danach klagte ein Buntschattenjunge aus dem oberen Schlafsaal über Schmerzen in Hand und Fuß. Michaels Gelenke waren in der Tat geschwollen, zudem sah er zerkratzt aus. Er konnte sich an nichts erinnern, wusste jedoch ganz genau, dass er ohne Schmerzen zu Bett gegangen war. Für Michael war es das erste Jahr auf der Schleeschule, zuvor war er auf dem Gymnasium Hochrad gewesen.

Frau Hänsler machte sich Sorgen und bestand darauf, Michael ins OP-Haus zu bringen. Erleichtert berichtete sie später von Michaels erstaunlicher Verfassung. Er habe nur Verstauchungen erlitten, er sei schon wieder wohlauf. Kopfschüttelnd erzählte sie, dass der athletische Michael mit bandagiertem Fuß einbeinig die Treppen heruntergehüpft sei. Den Schrecken konnte Frau Hänsler nicht so leicht vergessen. Als Lehrerin trug sie die Verantwortung für die Schüler. Wäre Michael nicht so athletisch, hätte der nächtliche Ausflug böse enden können. Bei einem Sturz aus drei Meter Höhe könne man sich leicht den Hals brechen.

Wäre ich in jener nächtlichen Minute auf dem Schulhof zugegen gewesen, hätte ich ein seltsames Schauspiel miterlebt: Ein Schlafwandler kletterte aus dem Fenster und krabbelte auf den meterbreiten Sims, von wo er hoch hinauswollte, als gäbe es in der Luft Flur und Treppe; schreilos stürzte er ins Rosenbeet, wo er sich nach einer Weile aufrappelte; abwesend wankte er dann ins Haus zurück, als wäre nichts vorgefallen. Für den Rest der Klassenreise zog Michael in den unteren Schlafsaal um. Scherze und Frotzeleien der Fledermäuse begleiteten ihn.

Es gab kein Zurück. Ende Juni hatte ich noch ernsthaft an Flucht gedacht. Jetzt war es zu spät. Der 182. Tag entledigte sich seiner letzten Stunden. Unaufhaltsam rückte der 2. Juli näher. Früh legte ich mich schlafen. Auf keinen Fall wollte ich das Desaster auf die Sekunde genau miterleben. Es hätte mir das Herz zermalmt.

Mein Wunsch, Schlaf zu finden, erfüllte sich. Am Morgen suchte ich als Letzter den Waschraum auf. Das Frühstück ließ ich ausfallen. Ich fühlte mich, als sei in mir etwas gestorben. Ruhe brauchte ich. Es war ein todtrauriger Geburtstagsmorgen.

Peter sprach mich nach dem Frühstück an. Er wollte wissen, was er mit dem Paket tun solle, das ihm die Haha mitgegeben habe. Es enthalte Kerzen und Süßigkeiten für mich und die Klasse. Am Morgen war Peter der Erste im Speisesaal gewesen. Er freute sich, dass ich mir mit dem Aufstehen Zeit ließ. Schließlich würde er ein wenig brauchen um die Frühstückstafel festlich herzurichten. Die Klasse war bald vollzählig versammelt. Der Platz für das Geburtstagskind blieb unbesetzt.

Im Laufe des Tages fragten mich viele Buntschatten, warum ich so traurig aussähe. Meine Antwort löste Bedauern aus: Ich fühle mich elend.

Arg mitgenommen kehrte ich heim. DerVorbeckweg empfing mich stumm, Peter verabschiedete sich. Ich schwenkte in die Hofhausreihe ein. Ich hatte eine Regel gebrochen, die ich besser nicht gebrochen hätte. Die vertrauten Gehwegplatten brachten Linderung.

Die Haha freute sich, mich wiederzusehen.

»Herzlichen Glückwunsch zum Geburtstag nachträglich. Hat Peter dir einen schönen Geburtstagsmorgen bereitet?«

Wortlos stellte ich die Tüte mit den Süßigkeiten auf den Tisch. Ich hatte nicht genascht.

»Das gibt es nicht! Warum hast du die Tüte wieder mitgebracht. Du solltest mit den Klassenkameraden feiern.«

Die Haha war fürchterlich sauer. Sie schimpfte mich aus wie selten. Sie wollte sich gar nicht mehr beruhigen. Warum lobte sie mich nicht? Nicht ein einziges Mal hatte ich genascht.

Nach der Standpauke im Flur war ich bedient. Für die Zukunft nahm ich mir vor, auf weitere Korsikaexperimente zu verzichten. Fortan würde ich meine Geburtstage nur noch in Hamburg feiern.

Die Haha überflog mein Zeugnis. Frau Spangenberg hatte Wort gehalten. Die mangelhafte mündliche Beteiligung aus dem ersten Halbjahr war vergeben und vergessen. Gute und befriedigende Noten füllten die zwei Spalten mit den Fächern. Die Haha war sichtlich bewegt von meiner Leistung. Vor sechs Jahren habe sie um einen Platz für mich auf dem Gymnasium gekämpft. An diesem Sommertag wusste sie, dass ich das Abitur schaffen würde. Die Haha betonte:

»Jetzt hast du die mittlere Reife. Und du hast sie nicht auf der Realschule, sondern auf dem Gymnasium bestanden.«

»Ist die mittlere Reife etwas Besonderes?«

»O ja, die mittlere Reife hat nicht jeder. Jetzt hast du einen gültigen Schulabschluss, der sich sehen lassen kann. Früher, als du ganz klein gewesen bist, haben sie dir das nicht zugetraut. Du hast es allen gezeigt.«

Erstaunt lauschte ich den Worten der Haha. Bisher hatte ich bei abwertenden Äußerungen über meine frühe Kindheit nicht hingehört.

»Du wirst studieren«, sagte die Haha mehrmals.

Mich verwirrte diese Zuversicht. Ich war nicht darauf vorbereitet, dass die Haha an meinem Geschick derart Anteil nahm.

In meinem Zimmer schaute ich noch lange auf das Zeugnis. Nach zehn Jahren hieß es Abschied nehmen von den altvertrauten Schulnoten. Wehmütig schnupperte ich an dem nach Alkohol duftenden Papier, wo die Zahlen versammelt waren, die mich so lange begleitet hatten und die mich nun nicht mehr begleiten durften.

Vorsichtig wuchtete ich die pralle Markttasche vom Gepäckträger. Kaum war ich im Hofhausflur, sah ich durch zwei Türen und das Wohnzimmer hindurch die Haha in ihrem Arbeitszimmer, wie sie mit einem Rätselentwurf wedelte.

»Axel, ich muss dir etwas sagen.«

Das klang nicht gut. War mit meinem letzten Rätselentwurf etwas nicht in Ordnung? Mit einem mulmigen Gefühl stellte ich die Markttasche in der Küche ab und ging gleich zur Haha.

»Du musst sorgfältiger arbeiten. Gerade deinen geographischen Kenntnissen habe ich bisher immer vertraut.«

Die Haha wedelte ein letztes Mal mit dem Rätselentwurf, bevor sie ihn auffaltete.

»An welchem Fluss liegt Manaus?«

»Am Amazonas.«

Da musste ich nicht lange nachdenken, denn das hatte ich im Kartenband der Enzyklopädie überprüft.

»Falsch«, erwiderte die Haha, »am Amazonas liegt Manaus nicht.«

Die Haha irrte sich. Ich betonte, was ich wusste:

»Manaus liegt am Amazonas!«

»Nein, Manaus liegt am Rio Negro«, sagte die Haha.

Wortlos ging ich zur Bücherwand, griff ins Regal und blätterte im Kartenband die entsprechende Seite auf. Auf der Karte war klar zu sehen, dass ich Recht hatte. Nichts mit Rio Negro. Staunend gaffte die Haha auf die Karte und sagte:

»Hier sieht es so aus, als läge Manaus am Amazonas.«

Das war auch meine Einschätzung. Zuversichtlich blickte ich in das Lexikon, das mir die Haha vor die Nase hielt. Staunend gaffte ich auf den Lexikoneintrag. Da stand schwarz auf weiß, dass die Haha Recht hatte. Eine genaue Karte prangte höhnend darunter. Die Haha sagte:

»In deinem Kartenband befindet sich Manaus genau am Kartenrand. Deswegen ist die Lage nicht korrekt eingezeichnet.«

Das wollte ich genauer wissen. Es dauerte ein wenig, bis ich Klarheit gewonnen hatte. Die übrigen Nachschlagewerke, die ich konsultierte, gaben der Haha Recht. Manaus lag am Rio Negro! Das war die richtige Antwort.

»Einen Fehler hast du zwar gemacht«, sagte die Haha, »da du aber deine Beschriftung geprüft hast, bin ich mit dir versöhnt. Zum Glück habe ich das noch rechtzeitig bemerkt. Bei einem Preisrätsel können wir uns keinen Fehler erlauben. Sonst gibt es zigtausend Leserbriefe. Bei einigen Preisrätseln nehmen mehr als 100.000 Leser teil. Wenn du in einem Silbenrätsel einen Fehler machst, ist das nicht so schlimm, weil es nicht so auffällt. Bei einem Fehler in einem Preisrätsel erfährt das durch die vielen Leserbriefe sofort der Chefredakteur. Wenn wir da einen Fehler machen, ist unser Auftrag weg. Und das können wir uns nicht leisten.«

Die Haha blickte äußerst besorgt drein. Ich versprach ihr auch in Zukunft höchste Sorgfalt walten zu lassen, vor allem bei den Preisrätseln. Grübelnd ging ich in die Küche und packte die Markttasche aus.

Kartoffeln, Wurzeln, Paprika – Rio Negro. Rotbarschfilet, Butter, Milch – Rio Negro. Äpfel, Birnen, Bananen – Rio Negro.

Mit spitzen Fingern zog ich einen stinkenden Packen aus der Tasche hervor. Obwohl der uralte Holländer doppelt in Papier eingeschlagen war, stank er derartig, dass sich sogar der Rio Negro in seiner Quelle verstecken würde. Ich deponierte die muffelnden Scheiben unausgepackt unter der Käseglocke und öffnete das Küchenfenster. Nur schnell weg aus der Küche.

Rio Negro: das wurmte mich.

Ich brauchte unbedingt bessere Bücher!

Ein Blick auf meinen orangefarbenen Wecker genügte: noch vor 10 Uhr. Bis zum Mittagessen hatte ich drei Stunden Zeit. Ich könnte zur Zentralbibliothek fahren, von der die Haha meinte, dass sie viel größer wäre als meine jetzige Bücherhalle. Die Zentralbibliothek lag zwar in der Innenstadt, mit Bus und S-Bahn würde die

Fahrt aber keine Stunde dauern. Ich machte mich sofort auf den Weg.

Die Haha hatte nicht zu viel versprochen. Staunend geisterte ich durch die Stockwerke und verschaffte mir einen ersten Überblick. Während der knappen Stunde, die mir blieb, konnte ich gar nicht alle Bücher bekucken, die mich reizten. Ich beschränkte mich auf die Geographieabteilung.

Auch in der Hamburger Zentralbibliothek floss der Rio Negro an Manaus vorüber.

Pünktlich zum Mittagessen war ich zurück. Der Heimer trottete gerade ins Wohnzimmer, wo die Haha bereits das Essen auftischte. Er strahlte.

»Danke für den Käse.«

»Gern geschehen.«

Wie konnte der Heimer nur so etwas essen?

25

Die Haha rief ihre beiden Söhne ins Wohnzimmer. Sie tat geheimnisvoll. Die Markttasche stand auf einem der Stühle neben dem Esstisch. Die Haha hatte sich gut überlegt, was sie sagen wollte. Sie sprach:

»Seit dem Tod eures Vaters hat sich in unserer Familie allerlei geändert. Die Rätselredaktion macht fürchterlich viel Arbeit. Ich bin glücklich, dass es so gut läuft und wir uns nicht einschränken müssen. Über etwas anderes bin ich nicht so glücklich.«

Die Haha machte eine Pause und schaute ihre Söhne an. Der Heimer fühlte sich unwohl. Er war sicher, dass er gleich zusammengestaucht würde. Dann redete die Haha weiter:

»Jeden Tag stecke ich bis zum Hals in Arbeit. Manchmal habe ich das Gefühl, dass ich es nicht schaffen kann. Und dann schaffe ich es doch. Leider hat alles seinen Preis. In den letzten anderthalb Jahren habe ich mich verändert. Und ich bin nicht glücklich über diese Veränderung. Ich schimpfe ständig mit euch. Abends vor dem Einschlafen ärgere ich mich jedes Mal darüber, dass ich die Geduld verloren habe. Ich komme mir schon vor wie eine keifende Alte. Ich schelte euch aus für Bagatellen und ich werde dabei richtig laut. Selbst Nichtigkeiten lassen mich aus der Haut fahren. Deshalb möchte ich mich hier in aller Form bei euch für mein Verhalten entschuldigen. Ich verspreche euch, dass ich mich bessern werde. Aber es wird auch in Zukunft Tage geben, an denen mir die Arbeit über den Kopf wächst.«

Die Haha öffnete die Markttasche und holte ein gläsernes Sparschwein hervor und hielt es in den Händen. Sie erklärte, welchem Zweck diese ulkige Kugel dienen sollte:

»Obwohl ich so oft mit euch schimpfe, bin ich euch nie richtig böse. Damit ihr das wisst, muss ich in Zukunft für jedes Ausschimpfen bezahlen.«

Sie sprach den Heimer an:

»Wenn ich dich ausschelte, kostet mich das eine Mark. Wenn ich dich besonders laut ausschimpfe, muss ich das Doppelte bezahlen.«

Sie stellte das Sparschwein auf den Tisch, holte ihre Geldbörse hervor, gab dem Heimer zwei Münzen und sagte:

»Damit sind alle großen und kleinen Schimpfereien, die es bisher gegeben hat, abgegolten.«

Die Haha würde fortan für jedes Donnerwetter, für jeden Anschnauzer bezahlen müssen. Das gefiel dem Heimer. Lächelnd ließ er die beiden Münzen in das gläserne Schweinchen fallen – kling, pling. Die Haha sah mich an:

»Nun zu dir. Ich schimpfe dich viel seltener aus als deinen Bruder. Da du aber deswegen nicht benachteiligt werden sollst, zahle ich bei dir für jede Schelte 5 Mark.« Die Haha drückte mir die Münze in die Hand. Vergnügt steckte ich den Heiermann in das Sparschwein – pling. Die Haha hatte bei ihrem Kauf eine gute Wahl getroffen. Ich schloss die gläserne Kugel mit den vier Stummelbeinen sogleich ins Herz. Angenehm kühl fühlte sie sich unter meinen Fingern an. Die Haha sprach das Schlusswort:

»Wenn das Sparschwein voll ist, darf ich es mit einem Hammer schlachten. Jeder bekommt dann seine Münzen und kann damit anstellen, was er will.«

Mit einem Kribbeln im Bauch schritt ich den Vorbeckweg hinunter und bog in das Urnenfeld ein. Beschwingt trugen mich meine Beine hinunter zur Osdorfer Landstraße. Heute begann mein erster Schultag in der Oberstufe. 900 Punkte warteten darauf, von mir eingesammelt zu werden. Je mehr ich davon einheimsen würde, desto besser. Obwohl ich gar nicht wusste, ob ich studieren wollte, geschweige denn was, wollte ich mir alle Möglichkeiten offen halten. Dazu müsste ich im Abiturzeugnis einen Schnitt von 1,4 bis 1,2 erzielen. Das wären an die 800 Punkte, damit stünden mir alle Studienfächer zur freien Auswahl.

Ich beobachtete das Fledermausgeflatter vor dem nördlichen Eingang der Schleeschule. Das niedrige Metalltor stand offen. Die Fahrradbarriere zwang die Fledermäuse zum Absteigen. Ich wartete einen Augenblick, bis sich der Pulk hindurchgefädelt hatte.

Das Kribbeln im Bauch wurde nicht stärker. Eigentlich schade. Ich stellte mir die Schleeschule als eine Edelstahlspüle vor, in der 900 näpfchengute Löffel sich danach sehnten, von mir nach allen Regeln der Kunst umgerührt zu werden. Mein Herz vollführte einen Hopser. Die Abiturjahre würden wundervoll.

Vorbei wären die Zeiten, wo ich träumerisch zum Fenster hinausblickte. Vorbei wären die Zeiten, wo ich schweigend dem Unterricht beiwohnte. Von nun an würde Axel sich fleißig zeigen. So oft wie nur irgend möglich würde Axel sich zu Wort melden, alle Hausaufgaben mustergültig erledigen und mich auf jede Klassenarbeit gewissenhaft vorbereiten. Alles würde sich auf ein Ziel hin ausrichten: Axel sollte Erfolg haben. Mein Alltag würde Schule sein.

Tatendurstig betrat ich das Gelände.

Mama ist ein Lallwort! Zum Dank für diesen Hinweis tätschelte ich Barthels Most. Lallwort, das klang ja wie betrunken hingestottert. Das war mir peinlich. Ich mochte die Haha und bedachte sie seit Jahr und Tag mit einem Lallwort! Dabei wollte ich mich doch in nicht allzu ferner Zukunft als Diplomat auf dem Parkett der Welt bewähren. Ich dachte über mein Verhalten nach. Wäre es nicht gut, wenn ich mich stets höflich verhielte? Die Haha würde sich gewiss freuen, wenn ich sie fortan, wie es sich geziemte, als Mutter titulierte. Am besten ließe ich der Haha gleich eine Kostprobe meiner neuen Höflichkeit zukommen. Als zukünftiger Diplomat täte mir ein gerüttelt Maß an Kultiviertheit gut. Bisher hatte ich auf diesem Sektor keine Meriten errungen.

Ich schlenderte durch das Wohnzimmer zum Büro. Der Haha machte ein Berg Arbeit zu schaffen. Sie sah so aus, als ob sie nicht gestört werden wollte. Darauf konnte ich keine Rücksicht nehmen, schließlich wollte ich der Haha eine Kostprobe meiner neuen Höflichkeit zukommen lassen. Feierlich sagte ich:

»Guten Tag – Mutter.«

Entgeistert sah die Haha von ihrer Arbeit auf, nickte kurz, radierte dann weiter angestrengt auf dem Entwurf einer $^1/_1$-Seite herum. Warum bedankte sich die Haha nicht für die Kostprobe meiner neuen Höflichkeit? Kurz entschlossen sagte ich:

»Guten Tag – Mutter.«

Ohne aufzublicken erwiderte die Haha:

»Ich habe zu tun.«

Oh, wie unhöflich! Das durfte ich der Haha nicht durchgehen lassen. Streng sagte ich:

»Guten Tag – Mutter!«

Die Haha sprang auf, fuchtelte mit dem Zeigefinger Richtung Wohnzimmertür und schrie:

»Raus hier! Was ist nur in dich gefahren?«

»Nichts.«

»Raus! Sonst zieh ich dir deine Löffel lang!«

Verdattert schaute ich die Haha an. War das einer der Augenblicke, von denen die Haha gesprochen hatte? Unsicher fragte ich nach:

»Sind das jetzt 5 Mark?«

Die Haha schnappte nach Luft, schrie aus vollem Hals:

»Ja, du Dummkopf!«

»Gibt es für den Dummkopf noch einmal 5 Mark?«

»Jaaa!«, brüllte die Haha und griff in ihre Geldbörse. »Du Volltrottel, hier hast du das Geld!«

Zwei Münzen und eine dritte für den Volltrottel flogen durch die Luft.

»Mach die Tür von draußen zu!«

Die Haha wollte nicht gestört werden. Ich trat den Rückzug an, drückte behutsam die Tür ins Schloss und sammelte die Münzen auf. Glücklich stellte ich das gläserne Sparschwein auf den Esstisch und ließ die Heiermänner hineinfallen: kling, pling! und pling. 15 Mark waren keine schlechte Ausbeute für eine erste Kostprobe meiner neuen Höflichkeit.

26

Eines Morgens stand die Kaffeemaschine stumm und kalt neben der großen Herdplatte. Kein Dampf bauschte Wolken auf. Keine Kaffeebohnen würzten die Morgenluft. Verwundert marschierte ich zurück zum Schlafzimmer der Haha. Wollte sie heute nicht frühstücken? Die Haha war sonst immer als Erste im Badezimmer. Übernächtigt blinzelte der Heimer – die Party seiner Freundin war lang gewesen – auf den Flur hinaus und fragte:

»Wo ist denn Mutti?«

Ich klopfte an die Schlafzimmertür. Mit gebrochener Stimme antwortete die Haha:

»Komm herein.«

Ich trat ein und sagte gewissenhaft im Sinne meiner neuen Höflichkeit:

»Guten Morgen, Mutter! Du hast verschlafen.«

Die Haha schüttelte den Kopf. Mühsam fing sie an zu sprechen:

»Es geht mir nicht gut.«

Die Haha sah so aus wie der Dachs vor seinem Umzug. Sie sammelte Kraft, um weiterzureden:

»Ruf bitte einen Arzt.«

Mühsam erhob sich die Februarsonne über dem Schulhof, zog aus meiner Gestalt einen langen Schatten. Das stete Schärfen der Zähne, das viele Üben auf der Querflöte und das Schmökern im Aussprachewörterbuch zeigten Wirkung. Meine Zunge und mein Mund wurden geschmeidiger, meine Stimme arbeitete von Monat zu Monat die Worte klarer heraus. Eloquent erzählte ich dem Heimer von meiner Chemieklausur, die ich mit minimalem Aufwand maximal erfolgreich über die Bühne gebracht hatte: 15 Punkte.

Eine Schar Löffel klimperte.

Der Heimer wollte sich nicht aufheitern lassen. Er blickte unverändert missmutig drein. Mit der Post war eine schlechte Nachricht gekommen: Er war T 2 und damit voll tauglich für die Bundeswehr. Nach einer Weile des Schweigens meinte der Heimer, die Haha sähe siech aus.

»Das liegt daran, dass sie auf den Friedhof umziehen will«, sagte ich.

»Darüber macht man keine Scherze«, entgegnete der Heimer.

Die Worte des Heimers klangen schroff. Weil ich verunsichert war, flüchtete ich mich zu einem axelhaften Satz und sagte:

»Das habe ich ironisch gemeint.«

Eigentlich hätte ich auch Entschuldigung sagen können. Das hätte ebenfalls gut gepasst. Der Heimer nickte beiläufig. Wissbegierig fragte ich nach einer kurzen Pause:

»Warum ist Mutter krank?«

»Sie arbeitet zu viel, ist abgekämpft«, antwortete der Heimer. »Vor zwei Jahren hat sie zuletzt Urlaub gemacht.«

»Da ist sie mit mir in Genf gewesen«, flocht ich ein, »damals hat sie sich den Magen verdorben.«

»Diesmal hat sie sich nicht den Magen verdorben«, sagte der Heimer. »Seit zwei Wochen wird und wird sie nicht gesund.«

Schatten lagen in den Augenhöhlen, hohl waren die Wangen, strähnig das Hahahaar. Das Fieber zehrte den Körper aus. Die Hausärztin saß ratlos neben dem Bett. Keine der Arzneien, die sie verschrieben hatte, schlug an. Die Krankheit atmete ganz langsam das Leben der Haha ein. Sie sollte strikte Bettruhe einhalten. Was tat sie? Sie tat, was sie nicht tun sollte. Sie schleppte sich jeden Tag an den Schreibtisch, um dringende Arbeiten zu erledigen, die ich nicht erledigen konnte. Woche für Woche trug sie die Krankheit mit sich herum, nährte sie nach Kräften und verfiel zusehends.

Ich überlegte, welche Auswirkungen es hätte, wenn die Haha auf den Friedhof umzöge. Zweimal hatte ich solche Umzüge miterlebt. Zweimal waren die Folgen läppisch gewesen. Beim dritten Mal müssten die Auswirkungen ähnlich sein.

Das Einzige, was mich zweifeln ließ, waren die Sorgenfalten des Heimers. Der Heimer redete kaum darüber, was geschehen würde. Er meinte, das Hofhaus würde verkauft und seine letzten beiden Bewohner bei Bekannten in Pflegschaft gegeben.

Ich wollte das nicht glauben, das klang absurd.

Leer lag die Pausenhalle da, angenehm leer und ruhig. Meine Klasse hatte die Stunde ein paar Minuten früher beenden dürfen, was zu meiner Freude bedeutete, dass ich keine fledermausige Pausenhalle vorfand. In der Regel wechselte ich in der großen Pause, ohne zu zaudern, auf den Schulhof, der nie fledermausig wirkte, sosehr die Fledermauskinder sich auch bemühten, ihn zu füllen.

Entspannt lehnte ich auf der Bank am Fenster, spürte die vertraute Kühle des Glases und schaute auf zu Peter, Frank und Jogi, die vor mir standen. Die drei brachten ihr Gespräch in Schwung.

»Ina nervt«, sagte Frank sichtlich genervt.

»Wie die plappert«, pflichtete Jogi bei.

»Ich finde sie nett«, sagte Peter.

»Uh, das sagst du nur, weil sie mit dir geflirtet hat«, frotzelte Frank. »Nimm das nicht ernst. Ina flirtet mit jedem und das bedeutet gar nichts.«

»Sie sieht zwar gut aus, aber sie nervt«, meinte Jogi.

Die Pausenklingel erscholl.

Ratzfatz füllte sich die Pausenhalle. Peter, Frank und Jogi ließen sich von dem Schauspiel nicht beeindrucken. Munter plauderten sie weiter. Wie von selbst verabschiedete ich mich aus ihrem Gespräch, an dem ich gar nicht teilgenommen hatte. Stumm saß ich da und überließ mich meinen Überlegungen.

Die Fledermausneugier überfiel mich auf dem Schulgelände in Gestalt vielerlei Fragen. Besonders wichtig war das Nachhaken, ob ich bereits eine Freundin hätte. Ein leichtes Kopfschütteln war immer meine Antwort. Niemals wäre ich auf den Gedanken gekommen, eine Fledermaus Gleiches zu fragen. Zum Glück zeichneten sich Peter, Frank und Jogi dadurch aus, dass sie diese Fledermausfrage nie stellten.

Fast noch beliebter als dieser schon reichlich beliebte Klassiker war die Fledermausfrage, wer denn gut aussehe und wer nicht. Die Gesellschaft dieser Frage war ich bald leid, was jedoch zu meinem Unwillen der Bekanntschaft kein Ende setzte. Diese Frage war auf jene seltsame Art anhänglich, dass ich sie fast als Bedrohung empfand. Es war nicht so wichtig, ob ein Mädchen, das mit einem Jungen ging, nett war oder freundlich. Allein ihr Aussehen zählte.

Wann immer ich mich in geselliger Runde befand, schöpfte ich Vergnügen daraus, an den geheimnisvoll sonderbaren Gesprächen teilzuhaben. Mitreden zu können, das war ein schönes Gefühl. In den Gesprächen der Sandkastenzeit hatte ich nie so viel Ferne empfunden, wie ich sie jetzt empfand. Auf gewisse Weise waren mir die Buntschattenkinder von damals abhanden gekommen. Früher waren die Gespräche der Buntschattenkinder nur rätselhaft gewesen. Heute bewegten sich die Gespräche der Fledermäuse in einer Welt jenseits von rätselhaft.

Seit dem Reifungsbruch waren fast alle Buntschattenkinder zu Fledermäusen mutiert. Gell zischten ihre Stimmen. Zum Glück bot sich in den Gesprächen fast immer eine Gelegenheit, um ein paar axelhafte Sätze einzuflechten. So kam ich bei den Pausenhallenplaudereien auch auf meine Kosten, obwohl mir nie klar wurde, warum sie überhaupt geführt wurden.

Wäre es nicht schön, wenn jeder schwiege?

Eine Ausnahme bildeten die Gespräche über das Aussehen von allem und jedem. Da gab es nie eine Gelegenheit, ein paar axelhafte Sätze einzuflechten. Bei den Gesprächen fühlte ich mich wie in einer Pfütze. Wie erkannten die Fledermäuse nur, ob ein Gesicht hübsch war oder hässlich? Ich versagte bei dieser Unterscheidung ohne Ausnahme.

Die Zeit der Nebel war schon lange vorüber, ich lebte jetzt in einer Welt des Dunstes. Ich konnte Gesichter mittlerweile recht gut wahrnehmen. Besonders aufregend fand ich die dunstigen Gesichter aber nicht. Sie übten den gleichen Reiz wie Ellenbogen auf mich aus; und der war kaum groß genug, um hinzuschauen.

Haare waren da schon von ganz anderer Art. Leider kam es nur selten vor, dass die Fledermäuse über Haare fachsimpelten. Wenn es aber doch einmal geschah, freute ich mich erzhöchlich. Oft starrte ich in den Spiegel und grübelte darüber nach, wie ich aussähe. Welche Farbe hatten meine Augen eigentlich? Die einzelnen Bestandteile meines Gesichtes vermochte ich aufzuzählen, ihre Wirkung als Ganzes erschloss sich mir nie.

War das vielleicht wie ein Zaubertrick, zu dem man nur die Anleitung finden musste? Eingetütet und umhüllt von einer Wolldecke? Versteckt im Keller?

Die Haha bekam Besuch. Ich öffnete die Tür und Jochen grüßte mich wie immer. Ich kannte ihn vom Sylter Strand, wo seine Familie einige Jahre den Nachbarstrandkorb belegt hatte. Jochen war der Frauenarzt der Haha. Er habe sich jedoch von seiner Frau getrennt und würde sich scheiden lassen, hatte die Haha vor einiger Zeit gesagt.

Jochen hörte sich an, was die Haha über ihr Befinden erzählte, welche Medikamente sie nahm und was die Hausärztin gesagt hätte. Jochen schüttelte den Kopf und meinte:

»Die Diagnose deiner Hausärztin gefällt mir nicht. Ich glaube, du hast das Pfeiffersche Drüsenfieber. Das ist eine Viruserkrankung, die man leicht mit einer harmlosen Grippe verwechseln kann. Du solltest einen Facharzt zu Rate ziehen.«

»Aber sie ist schon die ganzen Jahre unsere Hausärztin. Sie hat uns bisher immer gut behandelt«, mühsam rang sich die Haha die Worte ab.

»Ach, diese Treppentiger. Wenn sie gut sind, sind sie gut. Und wenn nicht, geht man besser zum Facharzt.«

Treppentiger – Treppentiger – Treppentiger.

War das jetzt eine andere Bezeichnung für Hausarzt?

»Ach, ich weiß nicht«, sagte die Haha.

»Schau dich nur an«, erwiderte Jochen, »seit Wochen doktert dein Treppentiger an dieser harmlosen Grippe herum. Und dir geht es immer schlechter. Mit den richtigen Medikamenten bist du von dieser Erkrankung bald kuriert. Ich kann dir einen guten Kollegen empfehlen.«

Treppentiger war also eine andere Bezeichnung für Hausarzt. Wie ulkig. Nach einer Weile nickte die Haha. Sie wollte auf Jochens Rat hören.

Eine Woche später hatten sich seine Vermutungen bewahrheitet. Dank der neuen Arzneien schüttelte die Haha das Drüsenfieber ohne Schwierigkeiten ab. Sie musste nicht mehr die ganze Zeit im Bett liegen. Sie bewegte sich wieder im Flur und in den Zimmern, wenn auch vorsichtig. Ihre Kräfte kehrten zurück. Das Hofhaus wurde nicht verkauft und Axel nicht in Pflegschaft gegeben, worüber ich sehr glücklich war.

Zufrieden schnupperte ich an meinem Zeugnis. Am Ende der 11. Klasse hatten sich meine Noten in allen Fächern verbessert. Musik und Latein tauchten im Zeugnis nicht mehr auf, dafür war Französisch hinzugekommen. Binnen Jahresfrist hatte sich mein Notenschnitt von 2,4 auf 1,2 halbiert. Axel war ein Strahlesonnenschüler.

Löffelgeklimper.

Zum ersten Mal durchströmte mich Selbstvertrauen. Ich spürte jetzt, dass die Abiturprüfung für mich kein Hindernis wäre. Seit einem Jahr lernte Axel täglich, besuchte Woche für Woche die Zentralbibliothek und hamsterte Wissen.

Löffelgeklimper.

Zum ersten Mal spürte ich, dass ich nicht nur mein angestrebtes Ziel, knapp 800 Punkte zu erreichen, meistern würde, selbst die ominösen 840 Punkte, die man für einen Notenschnitt von 1,0 benötigte, waren auf einmal greifbar.

Löffelgeklimper.

Glücklich schnupperte ich noch einmal an meinem Zeugnis. Ein Blick nach links, ein Blick nach rechts: die Buntschatten neben mir an den Tischen machten noch keine Fledermausaugen. Ja, einige fühlten sich animiert und schnupperten gleichfalls an ihren Zeugnissen. In Gesellschaft musste ich stets aufpassen, die Buntschatten nicht zu reizen. Sonst drohte die Fledermaus in ihnen zu erwachen.

In der großen Pause wanderte ich alleine über den Schulhof. Die Zufriedenheit von zuvor wich einer Ernüchterung. Noch zwei Jahre sollte ich hier über das Gelände wandern? Noch zwei Jahre darauf warten, hinter mir zu lassen, was abgeschlossen war? Alles, was es auf der Schule zu lernen gab, hatte ich gelernt.

Mit jedem Schritt über den Schulhof wuchs meine Enttäuschung. Auf der Schleeschule würde ich nichts an Weltgewandtheit erlangen, was ich nicht schon besaß. Ich musste fort. Am besten gleich. Das hieße aber, ohne Abitur die Schule zu verlassen, was für mich nicht in Frage kam. Also musste ich den letzten Ausweg wählen, den es gab. Hoffentlich war es dafür nicht zu spät.

Da die große Pause noch andauerte, beschleunigte ich meine Schritte Richtung Lehrerzimmer. Flachdachgang, Goldfischteich, Lehrertrakt: der Schulleiter mit seinem wuchtigen Backenbart lief mir über den Weg. Das passte genau. Ich sprach ihn an:

»Guten Tag, Herr Kröger. Besteht für mich noch die Möglichkeit, das Abitur zu verkürzen?«

»Sie sind Axel Brauns?«

»Ja.«

»Sie melden sich sehr spät.«

»Geht das noch?«

»Ihre Noten sind zwar hervorragend, aber …«

Herr Kröger machte eine bedeutungsschwere Pause, die er um einen tadelnden Fledermausblick verlängerte.

»Das werden wir hinbekommen«, grummelte er zu meiner Erleichterung. »Damit verkürzt sich Ihr Abitur um ein Halbjahr. Sie werden in anderthalb Jahren fertig sein. Als Ausgleich wird Ihr 11. Schuljahr als ein Abiturhalbjahr gewertet. Bei den Leistungskursen können Sie jedoch nur zwischen Ihren fünfstündigen Kursen wählen.«

Noch bevor die große Pause zu Ende war, hatte ich alles geregelt. Ganz überrascht über meinen abrupten Entschluss, wanderte ich zurück zu den Flachbauten. Als Leistungskurse hatte ich auf Biologie und Chemie verzichten müssen, da diese Kurse nur dreistündig gewesen waren. Meine einzigen fünfstündigen Kurse wurden somit zu meinen Leistungskursen: Englisch und Französisch. Als schriftliches Prüfungsfach wählte ich Biologie und als mündliches Prüfungsfach Gemeinschaftskunde.

Ich war erstaunt, wie verwegen ich mich gab. Das Schreiben von Aufsätzen schreckte mich nicht länger ab. Ob ich nun 840 Punkte oder 770 oder nur 630 bekäme, all das war nicht mehr wichtig.

Ausgelöffelt.

Ich wollte hinaus ins Leben, Weltgewandtheit suchen.

27

Das alte große Kinderzimmer wurde leer geräumt und ausladende Kirschbaumholz-Möbel angeliefert. Die Möbel der Haha zogen um auf den Sperrmüll. Dem Heimer gefiel es nicht, dass Jochen ins Hofhaus einzog. Ich war über die Vervollständigung der Hofhäuser Buntschatten erfreut.

Die Leere des alten Kinderzimmers rief tiefe Gefühle wach. Wie oft hatte ich über den Fußboden gewischelt? Wie oft über die Heizungsrippen gerupst? Wie viele Löcher in die Luft gelichtelt? Beklommen von so viel Vergangenheit, die nicht mehr Gegenwart war, verzog ich mich in den Garten. Die Julisonne schäumte an einer zerrupften Wolke auf, flackerte und erstrahlte einen Luftzug später in betäubender Grelle. Ich kauerte mich auf die Holzliege unter der Markise.

Bei den Buntschatten fanden sich viele Eigenarten, die auf den ersten Blick komisch erschienen, die auch nach mehrmaligem Hinschauen ihre Seltsamkeit nicht verloren, an deren Vorhandensein ich mich nur schwer gewöhnte. Alle diese Eigenarten trugen Namen, was günstig war. Denn so konnte ich ihre Bedeutung in Barthels Most nachschlagen. Leider hatten seine Erklärungen eine unangenehme Eigenschaft gemein. Sie waren derart verknäuelt, dass jeder Versuch, sie zu entwirren, sinnlos erschien. Es gab keinen Anfang, es gab kein Ende, woran ich hätte zupfen können.

Im Wirrwarr der Gefühle verlor ich stets den Faden, wenn ich nach Verständnis suchte. Früher hatte ich geglaubt, von den Buntschatten Hilfe zu erhalten. Das war einfältig gewesen. Manche Fledermäuse wurden richtig pampig, wenn ich sie nach der Bedeutung von Gefühlen fragte. Mein Bedarf an derartigen Erklärungen war gedeckt.

Es gibt Dinge, die man versteht, und es gibt Dinge, die man nicht versteht. Buntschatten gehörten zu den Dingen, die man nicht versteht.

Die Haha und Jochen waren verliebt – so sagten sie. Ich versuchte ihren Worten Glauben zu schenken.

Montag, Dienstag, Mittwoch, Donnerstag, Freitag: die erste Woche des 12. Schuljahres war vorüber. Am Sonnabendmorgen überließ ich mich der freien Zeit. Auf meinem Stuhl schaukelnd, versuchte ich die Stille zu genießen. In mir rumorte es jedoch. Im letzten Jahr war ich zu dieser Stunde immer in die Stadt gefahren: Bus, S-Bahn, Zentralbibliothek.

Ausgelöffelt.

Ich musste nicht mehr lernen. Ich musste keine Punkte mehr zusammenschaufeln. Ich musste lediglich warten, bis meine Zeit des Abiturs vorüber wäre. Jetzt war ich 17 Jahre alt, im Dezember 1981 wäre ich bereits volljährig.

Ausgelöffelt.

Auch wenn mein Notenschnitt im Abitur keine Bedeutung mehr besaß, hieß das noch lange nicht, dass ich auf mein Wochenendvergnügen verzichten musste. Wäre ein solcher Verzicht nicht eine große Ungerechtigkeit? Mit Sicherheit. Rasch schlüpfte ich in meine Schuhe und schlawinerte hinaus in die Hofhausreihe.

Die Zentralbibliothek empfing mich wie immer. Glücklich stromerte ich durch die Büchertäler in den Stockwerken. Wäre es nicht ein Zugewinn an Weltgewandtheit, wenn ich anfinge, richtige Bücher zu lesen? Zwar las ich Atlasse, Lexika, Wörterbücher, Formelsammlungen und Kompendien, aber ich las keine richtigen Bücher, wie der Heimer sagte. Sollte ich nicht einmal aus freien Stücken einen Roman lesen? Ich stellte mir vor, wie ich ein richtiges Buch in der Hand hielte. Es kribbelte in meinem Bauch. Ich würde es tun, nicht nur einmal, sondern jede Woche.

Ich war auf der Suche nach Weltgewandtheit, ich wollte sie finden.

Der Wald nahe dem Vorbeckweg war kein richtiger Wald. Er gehörte zu dem Areal an der Straße Stiller Weg. Sandwege flossen durch den Halbwald und auf den Beeten bewahrten zahllose Steine Haltung. Die Bäume wölbten ihre Äste und Zweige über die Sandwege. Andächtig zog eine Schar Buntschatten des Weges. Vergnügt stolzierte ich an den niedrigen Beethecken entlang. Es durfte nicht geredet werden. Es wurde nicht geredet.

Ich schaute im Schlendern hoch. Laublose Wipfel schwärzten den Himmel. Die Buntschatten traten mit ihrem Holzpaket aus dem Halbwald hinaus. Im Hintergrund erhoben sich die Hügel von Spitzbergen. Zur Ablenkung wischelte ich mit einer Hand über Buschblätter. Die Novemberkühle schabte an meinen Wangen.

Der Buntschattenzug hielt inne. Gerede hob an. Das große Holzpaket wurde zu Boden gelassen. Niemand verdeckte mir die Sicht. Der Heimer stand mit gesenktem Kopf da. Von der Haha hörte ich die Worte:

»Komm, sag deinem Opa Lebewohl.«

Ich trat an die Stelle, wo der Hahavater in der Erde verschwunden war, und brachte gewissenhaft im Sinne meiner neuen Höflichkeit die Worte hervor:

»Leb wohl, Opa!«

Wortlos drückte mir die Haha eine kleine Schippe in die Hand. Jetzt war auch der Hahavater auf den Friedhof umgezogen.

Bis unter die Decke reichte die Bücherwand im Wohnzimmer. Nach Jochens Einzug hatte die Haha ihren Bestand an Romanen umgeräumt und dabei aus Zeitnot alle Bücher durcheinander gewürfelt. Mir oblag es nun, Ordnung zu stiften. Die Bücherstapel zu meinen Füßen schrumpften.

Mit Muße schmökerte ich in den Klappentexten der Bücher, um eine Vorstellung davon zu bekommen, was ich da einsortierte. Jeder Buchrücken war mir vom häufigen Bekucken vertraut. Nun gewannen die Romane ein Eigenleben. Jeder Titel verwies auf eine Geschichte, die in der Tiefe der Romanseiten schlummerte.

Die Haustür klappte. Am Tappen der schweren Winterschuhe erkannte ich Jochen.

»Guten Tag, Jochen.«

»Sei gegrüßt, Axel. Deine Mutter und dein Bruder sind noch nicht zurück?«

»Nein. Sie haben angerufen und gesagt, dass es später werden könnte.«

»Du bist fast fertig mit dem Bücherregal. Alle Achtung.«

Jochens Worte erfreuten mich. Ich schätzte es, gelobt zu werden, wenn ich Ordnung stiftete. Jochen machte sein Abendbrot zurecht und setzte sich zu mir ins Wohnzimmer.

»Weißt du bereits, was du nach dem Abitur machen willst?«

»Ich werde studieren.«

»Und welches Fach?«

»Vielleicht BWL oder Jura.«

»Deine Mutter hat mir von deinen ausgezeichneten Schulnoten erzählt. Mit diesen Noten könntest du auch Medizin studieren. Hast du darüber schon einmal nachgedacht?«

»Ja.«

»Und? Würde dich dieser Beruf reizen?«

»Nein.«

Arzt? Ich wusste genau, welche Aufgabe ich als Arzt hätte. Ich müsste kranke Fledermäuse in gesunde Fledermäuse verwandeln. Ein Schauder lief über meinen Rücken.

Nach dem Abendbrot fragte mich Jochen nach meinem Karatetraining. Er selbst spiele mit dem Gedanken, wieder Sport zu treiben.

»Könntest du mir einmal zeigen, wie das Training aussieht?«, fragte er.

»Gerne. Und wann?«

»Morgen Nachmittag?«

»Abgemacht. Morgen Nachmittag hier im Wohnzimmer.«

Am nächsten Tag war er pünktlich in Sportkleidung zur Stelle. Nach den Aufwärmübungen, die Jochen gut hinbekam, zeigte ich ihm einige Dehnübungen, die er nicht gut hinbekam. Aus eigener Erfahrung wusste ich aber, dass die Gelenke und Bänder bei regelmäßigem Training rasch an Geschmeidigkeit gewönnen. Am meisten Spaß hatte Jochen an den Schlagtechniken. Vor allem der Kampfschrei sorgte bei ihm für Begeisterung.

Bei den Beintechniken fiel mir dann an Jochens Bewegungen etwas auf. Er hatte Schwierigkeiten, das Gleichgewicht zu halten. Zum Abschluss wählte ich eine ganz einfache Übung: Auf-einem-Bein-stehen. Das frei schwebende Bein ließ ich zuerst locker pendeln, dann kreisen. Zu meiner Überraschung war Jochen nicht in der Lage, diese Übung, die weder Kraft noch Gelenkigkeit erforderte, auszuführen. Viele Male versuchte er es, jedes Mal verlor er das Gleichgewicht. Nach wenigen Sekunden musste er den schwebenden Fuß aufsetzen, um nicht hinzufallen. Seltsam berührt, ließ ich es dabei bewenden. Zum Abschluss bedankte sich Jochen und meinte, er werde wohl im Januar in den Sportklub der Haha eintreten.

Die Hofhausstrahler gossen Helligkeit in den nachtgrauen Garten. Der Heimer war auf dem Swutsch. Die Haha und Jochen schauten im Wohnzimmer fern. Ich saß an meinem Schreibtisch. Wohlwollend hatte ich Jochen im Hofhaus willkommen geheißen. Die ursprüngliche Dreiheit der Hofhausbuntschatten war wieder hergestellt. Der Heimer zeigte sich hingegen krüsch. Der neue Bewohner war so gar nicht nach seinem Geschmack.

Die Tropfen rannen spärlicher am Fenster herab. Der Regen hörte allmählich auf. Früher hatte ich mich gerne nächtens auf die Fensterbank gesetzt, um wenigstens auf Distanz an verbotenen Sendungen naschen zu können. Oft hatte mich die Haha dabei erwischt und dann geschimpft, dass kleine Kinder zu nachtschlafender Zeit ins Bett gehörten. Wie so vieles war der Reiz dieses Spieles mit den Jahren verblasst.

Ich beugte mich wieder über den Roman.

Offene Bücher beißen.

Zwar ließ sich mein Vorhaben gut an. Doch machte es Mühe. Ständig bestand die Versuchung, abzuschweifen und mich im Einerlei der Wacholder und Fichten zu verlieren, da die Handlung der Romane leider nur einen geringen Reiz ausübte. Was mich beim Lesen erfreute, war einfacher Art: Ich wollte etwas tun, und Axel tat es. Die Gefahr, zu scheitern, war verschwindend gering.

Der Leiter des Schulorchesters, Herr Eggers, suchte Nachwuchs. In einer Pause fragte er mich, ob ich nicht Lust habe, einmal vorzuspielen. Ihm war zu Ohren gekommen, dass ich fleißig Querflöte spielte. Ein wenig überrascht, zögerte ich mit der Antwort. Ich spielte gerne Querflöte. Würde es mir gefallen, in einem Haufen Buntschatten Musik zu machen? Ich wusste die Antwort nicht. Herr Eggers deutete meine Unschlüssigkeit als Zustimmung und bat um eine Probe meines Könnens.

Als ich Tage später im Musikzimmer saß, wusste ich immer noch nicht, ob ich Lust hatte oder nicht. Wie macht man das, Lust auf etwas haben? Mein Vorspielen war bald beendet. Herr Eggers hatte gehört, was er hören musste, um meine Fähigkeiten einzuordnen. Ich würde bereits dreieinhalb Jahre Querflöte spielen? Davor hätte ich fast neun Jahre Blockflöte gespielt? Ich würde jeden Tag zwei Stunden üben?

Herr Eggers nahm sich Zeit für seine Worte. Während er nach den passenden Sätzen suchte, ahnte ich bereits, was er sagen wollte. Im Flötenhaus spielte ich jetzt immer mit Herrn Starke und Gerd zusammen Trio und meine dortigen Erfahrungen waren eindeutig. Ich hatte Schwierigkeiten im Zusammenspiel, weil ich leicht aus dem Takt kam. Die beiden anderen mussten sich nach mir richten, sollten die Musikstücke halbwegs gut klingen. Ich konnte meine Stimme spielen und ich konnte auf die anderen Stimmen hören – aber niemals gleichzeitig. Während meiner Pausen bekam ich mit, was die anderen spielten. Sobald ich wieder einsetzte, hörte ich nur noch meine Stimme. Da war nichts zu machen.

Einen Lichtblick gab es. Das viele Üben zeigte sich in meiner Fingerfertigkeit, auf die ich sogar ein wenig stolz war. Geschwind hüpften meine Finger beim Spielen auf und ab. Voller Freude schaute ich diesen Bewegungen aus dem Augenwinkel heraus zu. Leider gab es da noch die Schwierigkeiten mit der Intonation. Meine ehemals tauben Lippen waren nicht mehr so schwach wie früher. Zum Hineinblasen in eine Querflöte eigneten sie sich prächtig. Bedauerlicherweise eignete sich das, was herauskam, nicht zum ohrigen Hinhören.

Herr Eggers räusperte sich. Er ließ seine Sätze zwanglos hinübergleiten in ein Gespräch über Musik und Kunst. Er wollte mehr über den hoffnungslosen Fall, der ich war, herausfinden. Jeder andere, der so wenig Anlagen mitbrächte wie ich, hätte die Musik schon lange auf sich beruhen lassen. Was war es, was mich so hingebungsvoll üben ließ? Was war es, was mich nicht aufgeben ließ? Wie konnte man nur so viel Zeit in eine Sache investieren, ohne dass jemals die Aussicht auf Anerkennung bestand? Ich sagte ihm, dass ich nur schmerzlich auf das Spielen der Querflöte verzichten könnte und dass mir Anerkennung nichts bedeute.

Am Ende des Gespräches bewunderte mich Herr Eggers für meine Haltung. Es sei selten, dass ein 17-Jähriger bereits so lebensklug reden könne. Er selbst habe früher immer nach Anerkennung geschielt. Erst seit ein paar Jahren gebe es in seinem Leben mehr Gelassenheit.

Auf dem Heimweg dachte ich zurück an Herrn Winkler und seine Entdeckung vor anderthalb Jahren, dass ich nie und nimmer eine Eins in Musik bekommen dürfe. Am Ende meiner Überlegungen rang ich mich zu der Einsicht durch: Damals war mir kein Unrecht geschehen.

28

Seit das Ende meiner Schleeschulenzeit näher rückte, verlor ich mich immer häufiger in den großen Pausen auf dem Schulhof und in den Flachdachgängen in ausgedehnten Streifzügen. Diese alte Gewohnheit aus der Zeit an der Grundschule gewann ihren Reiz zurück. Ich hatte fast wieder so viel Spaß an den Wanderungen wie damals. Selten nur noch widmete ich mich den Gesprächen der Buntschatten und Fledermäuse.

Ein Angelpunkt meiner Wanderungen war der Goldfischteich. Jetzt im Spätherbst waren Pflanzen und Goldschatten schon seit langem in den Keller der Schleeschule umgezogen. Bunkerkahl zierte die Grube die Wegkreuzung zwischen den verschiedenen Trakten der Schule. Von dort wanderte ich manchmal zum schwarzen Brett neben dem Haupteingang oder zu dem dreistöckigen Trakt für Kunst und Naturwissenschaften oder Richtung Pausenhalle oder Richtung Schulhof. Manchmal kam es auch vor, dass ich mich nicht von dem ehrwürdig leeren Goldfischteich lösen konnte, weil seine Beraubtheit eine Nichtigkeit ausstrahlte, die vollkommen war.

Bei einem dieser Angelmomente am Goldfischteich ordneten sich Geräusch und Klang der letzten Jahre: Es war an der Zeit, eine Freundin zu suchen. Ich überlegte, was bei diesem Vorhaben alles zu beachten sei. Das Mädchen sollte hübsch sein. Das war wichtig. Die Fledermäuse sollten sich nicht über meine Freundin das Maul zerreißen. Da dräute schon der erste Stolperstein. Wie fände ich heraus, ob ein Mädchen gut aussieht oder nicht?

Nie hatte ich mir gemerkt, wie sich die Fledermäuse untereinander vom Aussehen her einschätzten. Jetzt hätte mir solches Wissen gute Dienste leisten können. Ich ärgerte mich über meine Unaufmerksamkeit.

Auch wenn ich nicht von meinen Wanderungen lassen konnte, war ich auf einmal wieder bei den Pausengesprächen der Fledermäuse zugegen. Gezielt achtete ich auf Aussagen, welches der Mädchen gut oder nicht so gut aussehe. Zu meinem Pech schienen die Fledermäuse derzeit an diesem Stoff keinen Gefallen zu finden. Das würde lange dauern, bis ich auf diese Weise etwas Brauchbares aufschnappen würde.

Ich könnte aber auch meine Buntschattenfreunde um Rat fragen, dummerweise hätte ich dann erklären müssen, warum es mir so schwer fiel, Gesichter zu erkennen. Dieses Geheimnis durfte ich auf keinen Fall preisgeben. Ich wollte nicht noch seltsamer erscheinen, als ich es ohnehin schon war.

Nach einigen Tagen verfiel ich auf einen Ausweg. War es nicht möglich, dass Mädchen mit hübschen Haaren auch hübsch aussahen? Dieser Gedanke gefiel mir. Bald war ich davon überzeugt, eine Gesetzmäßigkeit entdeckt zu haben. Wenn meine Vermutung zuträfe, wäre ich alle Sorgen los. Haare zeigten mir gerne ihr wahres Gesicht.

Einige Tage vor den Weihnachtsferien schien ich ein passendes Buntschattenmädchen gefunden zu haben. Sabine saß mir gegenüber und lauschte den englischen Ausführungen von Herrn Elvers. Als sie sich meldete und den Kopf drehte, wallte ihr langes, rotes Haar wie ein Seidentuch über die Schultern. Ihre schmalen Lippen bewegten sich zaghaft bei der Antwort. Sabine hatte Glück mit ihrem Beitrag. Herr Elvers lobte sie.

Sabines dunstiges Gesicht erschien mir immer noch rätselhaft fremd, obwohl ich sie seit anderthalb Jahren in Englisch und Französisch erlebte. Ihre gut hörbare Stimme klang in meinem Innern nach und machte mich neugierig. Hier stand ich vor dem nächsten Stolperstein. Noch nie hatte ich ein Buntschattenmädchen angesprochen, weil ich mit ihm Freundschaft schließen wollte. Wie macht man das: mit jemandem Freundschaft schließen?

Bisher hatten sich die Buntschatten darum gekümmert, wenn sie mit mir Freundschaft schließen wollten. Da Sabine dieselben Leistungskurse besuchte wie ich, kam es hin und wieder vor, dass sie mich um Rat fragte. Es wäre vielleicht günstig, auf einen dieser Augenblicke zu warten, um ein Gespräch anzufangen. Was sollte ich aber machen, wenn sie mich aus irgendeinem Grunde nie wieder anspräche?

Völlig überrascht von dieser Frage, begann ich mit dem Stuhl zu kippeln. Sabine flüsterte gerade mit ihrer Tischnachbarin. Herr Elvers erzählte gerade eine Anekdote aus jener Zeit, als er als Maler in Paris gelebt hatte. Das war für mich immer das Zeichen, um auf die Uhr zu schauen. Die Englischstunde lag wie erwartet in den letzten Zügen.

Vielleicht würde mich Sabine fortan mit Schweigen bedenken. Diese Möglichkeit bestand in der Tat. Wie lange sollte ich warten? Einen Monat? Zwei Monate? Ein halbes Jahr? Ewig Zeit hatte ich nicht. In einem Jahr wäre meine Schulzeit um. Während ich grübelte, verlor sich mein Blick in Sabines Gesicht. Ich nahm nicht mehr wahr, was um mich herum vor sich ging, bis das Läuten meinen Gedanken ein Ende setzte.

Sabine verschwand, mit ihrer Freundin klönend, zur Tür hinaus. Wie immer in den großen Pausen absolvierte ich meinen Streifzug über das Schulgelände. Gegen Ende der Pause nahm ich in der flachen, großzügig verglasten Aula Platz.

Ich saß gerade einen Augenblick, als sich Sabine aus einer Gruppe Fledermäuse löste und … – es gab keinen Zweifel – auf mich zukam! Locker setzte sie sich neben mich und fragte:

»Axel, kannst du mir nachher deine Franz-Hausaufgaben zeigen? Ich würde sie gerne mit meinen vergleichen.«

Jetzt war ich so aufgeregt, dass mir nicht einmal die Antwort auf diese einfache Bitte einfiel. Sabine sollte meine Freundin werden. Ich wollte auch herausfinden, ob Sabine hübsch war. Durfte ich sie direkt fragen, ob sie hübsch sei? Und wenn sie bejahte? Dürfte ich ihrer Antwort glauben?

Wie fange ich mit einem Buntschattenmädchen ein Gespräch an? Diese Frage war nicht mehr wichtig. Dafür stand ich nun vor einem Abgrund. Wenn ich ein Gespräch mit Sabine angefangen hatte, was sollte ich in diesem Gespräch sagen? Darüber hatte ich bisher überhaupt nicht nachgedacht. Mein Schweigen dauerte bereits geraume Zeit. Ich hörte Sabines bittende Stimme, sah ihre zaghaft schwebenden Lippen:

»Ach, komm schon. Warum zögerst du? Du hast mir doch schon öfter geholfen.«

Sabines gut hörbare Stimme half bei der Suche nach einer Antwort. Verlegen murmelte ich ein paar Worte:

»Ich gebe sie dir nachher.«

Um Himmels willen! Was mache ich nur, wenn Sabine jetzt aufsteht und fortgeht und dies die letzten Worte gewesen sind, die ich von ihr zu hören bekommen habe? In meinem Kopf ging alles drunter und drüber. Schweigend saß ich neben Sabine. Sie holte kurz Luft, drehte sich zu mir um, was meine Unsicherheit nur vergrößerte.

»Warum«, fragte Sabine, »hast du mich vorhin die ganze Zeit angeschaut? Du hast mich richtig verlegen gemacht.«

Was sollte ich darauf nur antworten? Beiläufig flutschte mir ein Wort über die Lippen:

»Entschuldigung?«

Ich wusste ganz genau, dass ich das nicht tun sollte. Ich sollte mich nicht immer entschuldigen. Warum passierte mir das ausgerechnet jetzt? Ich wollte mit Sabine ein elegantes Gespräch führen, voller Esprit und ganz im Sinne meiner neuen Höflichkeit. Und nun löste sich mein ganzer Wortschatz in Luft auf.

Ein wohl vertrautes Klingeln befreite mich aus meiner Erstarrung. Das Pausenzeichen ließ mich aufstehen. Sabine hatte das letzte Wort:

»Du musst dich nicht entschuldigen. Wollen wir in der nächsten großen Pause weiterreden?«

Erleichtert nickte ich. Die nächsten zwei Schulstunden verbrachte ich mit der Suche nach einer Strategie für das Gespräch.

Leicht aufgeregt, schaute ich nach dem Pausenklingeln zu Sabine. Sie packte ihr Schreibzeug zusammen und gesellte sich zu mir.

»Gehen wir auf den Schulhof?«, fragte sie, während sie ihre Winterjacke zuknöpfte.

»Ja, gerne.«

Im Hinausgehen zog ich meinen Mantel an und stopfte den graublauen Kaschmirschal in den Kragen. Nach ein paar Schritten hielt Sabine inne und fächerte ihre in der Jacke verborgenen Haare hervor. Bibbernd klaubte sie ihre blauen Wollhandschuhe hervor. Obwohl Sabine auf dem kleinen Podest im Korridor stand, war ich fast einen ganzen Kopf größer. Schwungvoll öffnete ich die robuste Glastür zum Schulhof und wies überhöflich dem Buntschattenmädchen den Weg.

»Danke«, sagte Sabine lächelnd und trat hinaus in die Dezemberkälte.

Meine neue Höflichkeit machte einen guten Eindruck. Es gibt leichte Fragen und es gibt schwere Fragen. Manche beantworten sich von selbst. Ich hätte mir nicht die geringsten Gedanken über eine Strategie für das Gespräch machen müssen. Sabine führte das Wort, ich folgte ihr überall hin: in die Pausenhalle, zum Goldfischteich, zum schwarzen Brett, in die Flachdachgänge und wieder zurück auf den Schulhof.

Was sie sagte, erreichte mich zwar kaum in meiner Welt, es machte mir aber Spaß, auf ihre Stimme zu achten. Sabine spielte bereits Klavier und hegte den Wunsch, ein weiteres Instrument zu erlernen. Querflöte wäre ein solches Instrument. Sie hatte auch Lust, einmal zusammen mit mir zu musizieren. Nächste Woche sollte ich Sabine einmal besuchen. Die Pause war vorüber und mein erstes Gespräch mit Sabine überstanden. So einfach war das.

Sabine wohnte in der Giesestraße und ihr Zuhause trug die gleiche Nummer wie das Hofhaus im Vorbeckweg, worüber ich mich erzhöchlich freute. Der Weg führte mich am Postamt nahe des Othmarschener Bahnhofs vorbei. Alte Straßennamen aus der Kinderzeit klangen in meinem Ohr wider: Beseeplatz und Weinstraße. Ich wusste jetzt, warum die Fledermauskinder immer über meine Aussprache der Straßennamen hatten lachen müssen. Die beiden Straßen schrieben sich auf den Straßenschildern Beseler Platz und Waitzstraße.

Dunkel und kalt war dieser Dezembertag. Mit klammen Fingern öffnete ich das niedrige Gartentor. Das Gespräch mit dem Leiter des Schulorchesters hatte Wirkung gezeigt. Hätte ich meine untauglichen Versuche auf der Querflöte nicht besser verschwiegen?

Die Sorgen waren unbegründet. Sabine gehörte zu den Buntschatten ohne Fledermausgehabe. Die ersten anderthalb Stunden spielte ich zusammen mit ihr verschiedene Stücke, wobei sich zeigte, dass sie deutlich musikalischer war als ich. Sie übte weniger und lernte leichter. Beim Zusammenspiel nahm sie, zu meiner Erleichterung, auf meine eingeschränkten Fähigkeiten Rücksicht, so dass ich mich an diesem Nachmittag gut aufgehoben fühlte.

Sabines Mädchenzimmer lag im Dachgeschoss. Gut gelaunt plauderte sie über alles, was ihr in den Sinn kam. Sie wohnte noch nicht lange in Othmarschen, hätte sich aber bereits in den Stadtteil verliebt. Der Vater, ein Kaufmann, hatte mich bereits beim Musizieren begrüßt. Die Mutter brachte später Gebäck nach oben und der jüngere Bruder schaute am Abend zur Tür herein.

Sabine wollte gerne Ärztin werden, obwohl, wie sie seufzte, ihre Schulnoten dem wohl entgegenstünden. Sie las gerne Bücher (zum

Glück konnte ich hier begeistert mitreden), schrieb in ihrer Freizeit Geschichten (hier konnte ich ein paar theoretische Überlegungen beisteuern) und träumte davon, einmal ein Buch zu veröffentlichen (hier konnte ich nur schweigen). Über diesen Wunsch Sabines musste ich lange nachdenken. Nie hatte ich davon geträumt, ein eigenes Buch gedruckt vor mir zu sehen. Es schien, als hätte ich diesen Gedanken einfach übersehen.

Die Stunden vergingen wie im Fluge und beschwingt wanderte ich durch die schattendunkle Beselerstraße nach Hause. War Sabine jetzt meine Freundin? Ich war mir nicht sicher. Wann wusste ich, dass ein Buntschattenmädchen mit mir ging? Gab es da bestimmte Regeln? Da Sabine der Buntschatten war und nicht ich, würde sie schon wissen, wann es so weit wäre.

Zwischen den Jahren sah das Hofhaus eine Haha, die sich putzmunter an ihrem Glück erfreuen durfte. Im dritten Hahajahr lief es in der Rätselredaktion immer besser. Das Einzige, worüber die Haha klagte, war die schuftige Arbeit, die niemals weniger wurde und ihr wenig Freizeit ließ. Wann immer es möglich war, schaufelte die Haha Stunden frei, um mit ihrer neuen Liebe schöne Stunden zu verleben.

Jochen habe sich im Hofhaus eingelebt. Ihm tue die lebensfrohe Art der Haha gut, vertraute mir die Haha an, und er lasse sich nur allzu gerne von ihrem Schwung mitreißen. Die beiden würden sich auf vielerlei Art ergänzen und wünschten sich, gemeinsam alt zu werden. Für das nächste Jahr sei eine Hochzeit geplant.

Dem Heimer erzählte sie es nicht so genau, da er sich Jochen gegenüber immer noch reserviert zeigte. Die Haha vertraute darauf, dass sich mit der Zeit das Verhalten des Heimers ändern würde.

Die Zeit zwischen den Jahren war frei von Flachdachgängen, Schulhof und Goldfischteich. An einem dieser Morgen saß ich an meinem Schreibtisch und las zufrieden in einem Lübeckroman. Mittlerweile fiel es mir leichter, nicht abzuschweifen, obwohl die Geschichte mich alles andere als umarmte.

Der Heimer war früh aus dem Haus gegangen und schwirrte irgendwo im Vorbeckweg umher. Manchmal erzählte er mir, was er trieb, manchmal nicht. Die Haha arbeitete im Büro und Jochen saß im Kirschbaumzimmer an seinem Sekretär. Die Schreibmaschine klapperte und ratschte.

Manchmal verstummte das Geklapper für einen Augenblick, um kurz darauf wieder zu erklingen. Jetzt war das Geklapper schon sehr lange nicht mehr im Kirschbaumzimmer zu hören gewesen. Ich vernahm nicht einmal das feine Geratter, das beim Einlegen eines neues Blattes entstand. Meine Gedanken schweiften ab. Welches Geräusch würde ich als Nächstes hören? Gespannt lauschte ich in die Stille. Das Scharren eines Stuhles? Oder hatte ich es überhört? Würde Jochen gleich die Flurtür öffnen? Angespannt horchte ich in den Nachbarraum.

Auf einmal scharrte es laut, dann ein Bummbong wie von einem Sturz. Stöhnen und das Krächeln eines umfallenden Stuhles. Überrascht stand ich auf, ging hinaus auf den Flur und rief an der Flurtür zum Kirschbaumzimmer:

»Jochen?«

Ich hörte Stöhnen. Sofort öffnete ich die Tür und sah Jochen gekrümmt am Boden liegen. Umgekippt wippte sein Stuhl am Boden. Jochen hatte das Gleichgewicht verloren! Er stöhnte, konnte nicht sprechen, versuchte aufzustehen und sackte immer wieder in sich zusammen. Wie konnte er nur vom Stuhl fallen? Ich versuchte ihm zu helfen, packte ihn von hinten unter den Armen und hob ihn mühsam an. Unmöglich! Jochen schien jegliche Kraft in seinen Beinen verloren zu haben.

»Bleib liegen. Nicht bewegen«, befahl ich ihm.

Er wurde ruhiger. Ich schrie durchs Hofhaus nach der Haha. Zum Glück waren die zwei Wohnzimmertüren offen, so dass die Haha von ihrem Schreibtisch aufsah und schräg durch den Garten zu mir herüberblickte. Ich gestikulierte wild und die Haha eilte herbei.

»Was ist los?«, rief sie, als sie Jochen am Boden sah.

»Er muss hingefallen sein. Er sagt nichts, atmet nur schwer. Ruf den Notarzt.«

Völlig aufgelöst, telefonierte die Haha aus dem Kirschbaumzimmer, während ich versuchte Jochen zu beruhigen. Er wollte immer wieder aufstehen, wurde erst allmählich ruhiger.

Zum Glück war der Notarzt überaus schnell zur Stelle und erleichtert schaute ich zu, wie die kundigen Buntschatten Jochen versorgten und auf eine Trage hievten. Die Haha wollte mitfahren. Sie bot einen Anblick, als ertränke sie gerade in einem Eisteich. Jochen lag buntschattenfern auf der Krankentrage.

Dem geborstenen Gesicht und der klaffenden Stimme der Haha entströmte jedoch Anwesenheit. Verstört schaute ich dem durch die Hofhausreihe wegrollenden Krankenwagen hinterher.

Später meinte die Haha nach einem Gespräch mit den Ärzten, dass Jochens Zustand stabil wäre. Er würde bestimmt wieder gesund, der Aufenthalt im OP-Haus jedoch länger dauern. Der Heimer war von dem Vorfall erschüttert, die Haha vergrub sich in der Hoffnung auf Jochens Genesung. Allein mir blieb es überlassen, Ruhe zu bewahren. Zum Glück war nicht das Hofhaus umgekippt und ins OP-Haus umgezogen. Das Vorhandensein von einem Buntschatten mehr oder weniger im Hofhaus war kein Verstoß gegen eine mir geläufige Regel. So nahm das Jahr einen ganz unerwarteten Ausklang.

Entspannt verbrachte ich die verbleibende Zeit bis Silvester. Ein wenig mehr als sonst freute ich mich auf diesen Tag. Noch war ich 17. In einem halben Jahr würde ich 18 sein. In den letzten ganz weichen Stunden des Jahres umschwebte meine Sehnsucht jenen gar nicht mehr so fernen Tag im Juli. Könnte es nicht sein, dass ich mich in der Nacht zu meinem 18. Geburtstag vervollständigen würde? Am letzten Abend meiner Minderjährigkeit, so nahm ich es mir vor, würde ich zeitig zu Bett gehen – so gegen acht oder halb neun –, um den ersten Morgen meiner Volljährigkeit in all seinen

Klängen, Farben und Düften zu genießen. Es würde ein wundervoller Julitag werden.

29

Anfang Januar spürte ich einen Klumpen in der Brust. Mein letztes Jahr an der Schleeschule brach an. Im Dezember würde ich mein Abitur erhalten und den befreundeten Gängen und Hallen Lebewohl sagen. Ich brauchte ein paar Tage, bis mir bewusst wurde, dass dieser Abschied endgültig wäre. Nie wieder gäbe es einen Januar wie bisher, nie wieder ein Zeugnis im neuen Jahr. All das war gerade dabei zu verschwinden. Wehmut begleitete mich bei meinen Streifzügen über das Schulgelände.

Die Buntschatten spielten ausgelassen auf dem Schulhof, als ich etwas Seltsames entdeckte. Unbehelligt zog ich seit Jahren meine Wege über das Schulgelände. Mein Gefühl für die Bewegungen in den Gängen sagte mir, dass ich allein war mit meiner Vorliebe für ausgedehnte Wanderungen. Niemand folgte mir, niemand wollte wissen, warum ich umherstreifte, niemand verhielt sich auf ähnliche Weise. Das war der Unterschied zwischen mir und den Buntschatten. Sie hatten ihre Vorlieben, ich hatte meine.

Als ich vom Schulhof auf die Doppeltür bei der Pausenhalle zuging, kam es zu einer Begegnung, die deutlich von allen Begegnungen abwich, die es jemals zuvor auf dem Gelände der Schleeschule gegeben hatte. Ein Buntschattenmädchen fiel mir auf, weil seine Bewegungen meinen Bewegungen – ich mochte es anfangs nicht glauben – glichen. War das nur ein Zufall? Was würde geschehen, wenn ich denselben Weg noch einmal ginge?

Ich wanderte den Gang entlang zum Goldfischteich – und das Buntschattenmädchen kam mir entgegen! Es war eindeutig. Da wanderte ein Buntschatten so ziellos umher, wie ich es tat. Sein Muster glich meinem Muster wie ein Spiegelbild. Ich achtete darauf, dem Buntschattenmädchen seine Ruhe und Würde zu belassen. Ich durfte es also nicht staunend bemustern, obwohl mir danach zumute war. Ein Blick aus dem Augenwinkel musste genügen. Es war ein dreiguter Blick aus dem Augenwinkel. Für einen Lidschlag war diese Begegnung mit einem Buntschatten angenehmer als all die Begegnungen mit Buntschatten, die es bisher gegeben hatte. Mein flüchtiger Blick kreuzte einen Blick, der genauso flüchtig hervorhuschte wie meiner.

Das Läuten der Pausenglocke gab meinen Schritten eine neue Richtung. Unirdisch glücklich schlenderte ich zu meinem Klassenzimmer. Es war ein fremdes, reizvolles Gefühl, dem ich mich hingab. Auf dem Heimweg zum Hofhaus wünschte ich mir, dass es sich nicht nur um einen Zufall handeln möge, sondern um eine wirkliche Begegnung. War es möglich, dass mein letztes Schuljahr ein solches Geschenk für mich bereithielt? War es möglich, dass es an der Schleeschule jemanden gab, der wie Axel war? Ich mochte es nicht glauben.

Der Winter ließ es an Schnee nicht fehlen. Die anhaltende Kälte tröstete mich über meine Wehmut hinweg. Es war mein letzter Winter, den ich als Schleeschüler genießen durfte. Früher als nötig verließ ich am Morgen das Hofhaus, um genügend Muße für den Schulweg zu haben.

Vorbeckweg, Notkestraße, Urnenfeld, Osdorfer Landstraße, Osdorfer Weg: dass ich darauf würde verzichten müssen …

Ich spürte einen Stich in der Brust, und sogleich wich der Schmerz der Freude über das lichtelschöne Weiß an diesem Morgen, das in seiner Pracht mich mit allem Abschiednehmen versöhnte. Gleichsam trunken wanderte ich auf das Schleeschulengelände. Rechter Hand grüßte mich der Flachdachbau, wo sich mein erstes Klassenzimmer befunden hatte.

Welchen Beruf hat dein Vater?

Keinjornalist – Keinjornalist – Keinjornalist.

Links überstrahlte die schneeprächtige Wiese die schmucklosen Zweckbauten der Schleeschule. Ich lenkte meine Schritte zu dem kleinen Klassenzimmer im Haupttrakt, wo mein Englisch-Leistungskurs seinen festen Platz gefunden hatte. Es machte mir nichts aus, draußen in der Kälte zu warten. Nach und nach trudelten die Buntschatten ein. Hauchwolken hüllten ihre Gesichter ein. Sie sahen so neblig aus wie früher. Eine Flocke Nostalgie schmolz in mir.

Auf einmal öffnete sich die Tür des Haupttraktes. Ich wandte den Kopf und gefror in meiner Bewegung. Dem Buntschattenmädchen war ich hier noch nie am Morgen begegnet, so kurz der Augenblick. Nur eine Hauchwolke vor ihren Lippen.

Dankbar für diesen Anblick schaute ich ihr hinterher. Ein paar Dutzend Schritte später tauchte sie wieder am Goldfischteich auf und verschwand dann im Flachdachgang. Es gab keinen Zweifel. Sie hatte an diesem Morgen einen Umweg gemacht. Es war zwar nur ein Schlenker gewesen, aber es war ein Schlenker. Verunsichert dachte ich darüber nach, warum sie das getan hatte. Ich machte morgens nie einen Schlenker, wenn ich zur ersten Stunde auf dem Schleeschulengelände eintraf. Die große Pause war die Zeit der Schlenker.

In der nächsten Woche traf ich wieder als Erster vor dem Klassenzimmer ein und wartete auf das Öffnen der Treppenhaustür. Es war ein viergutes Gefühl, als mein Warten belohnt wurde. Das Buntschattenmädchen pendelte wie ich durch die Gänge der Schleeschule und pflegte ein Muster, das Belohnung in sich selbst fand.

Im Deutschunterricht machte Anfang Februar eine Nachricht die Runde. Christiane, die das Gymnasium vor dem Abitur verlassen hatte, habe ein Buch geschrieben. Es solle bald erscheinen. In der kleinen Pause sagte Sabine zu mir:

»Christiane hat das Buch mit 17 geschrieben! Stell dir das einmal vor. Jetzt, wo das Buch erscheint, ist sie erst 19. Hast du davon gewusst? Mir hat sie nie etwas erzählt.«

»Nein.«

Ich musste an Christoph denken, der mit 14 Jahren ein Buch hatte schreiben wollen, in dem alle Kinder aus dem Vorbeckweg vorkämen. War der Heimer eigentlich sauer auf Christoph, weil der sich so lange Zeit ließ?

Sabine unterhielt sich jetzt häufiger mit mir in den Pausen. Mochte sie mich? Oder war ich ihr gleichgültig? Woran ließe sich das erkennen? Fragen über Fragen stapelten sich, und Antworten waren rar.

Der Unterricht plätscherte dahin. Bald wäre März, bald wären Frühjahrsferien. Ich arbeitete kaum noch mit. Die Noten litten keineswegs darunter. Die Buntschattenlehrer zeigten ein Verhalten, das für mich günstig war. Wenn ein guter Schüler schwieg, tat er das nach Buntschattenmeinung, weil er nicht gefordert wurde. Wenn ein schlechter Schüler schwieg, tat er das, weil er nichts zu sagen hatte.

Obwohl ich innerlich mit der Schule abgeschlossen hatte, freute ich mich jeden Morgen auf den Unterricht. Das Viergute an den Vormittagen war die Zeit der Schlenker. In den großen Pausen war ich nicht mehr allein. Das Buntschattenmädchen blieb seinem Muster treu. Wann immer es meine Wege kreuzte, lächelte es.

Draußen hüllte sich der Winterabend in Dunkelheit. Wärme erfüllte Sabines Zimmer. Mittlerweile war ich gerne mit ihr zusammen. Ich wusste immer noch nicht, ob sie meine Freundin war oder nicht. Wie konnte man das herausfinden? Ich wusste keine Antwort. Vielleicht würde sich das alles an meinem 18. Geburtstag vervollständigen. Sobald ich daran dachte, hellte sich meine Stimmung auf. Ich müsste nur Geduld haben. Gerne schaute ich Sabine zu, wie sie über sich erzählte. Sie glich dabei einem Bündel von Unsicherheiten, das von Schüchternheit zusammengehalten wurde. Sabine nippte an ihrem Tee, fragte dann:

»Hast du Angst vor der Abiturprüfung?«

»Nein.«

»Dafür habe ich jede Menge Angst. An guten Tagen glaube ich fest daran, dass ich das Abitur schaffen werde. An den anderen Tagen weiß ich aber, ich werde durchfallen.«

»Warum ist das Abitur für dich so wichtig? Du hast doch schon die mittlere Reife.«

»Ohne Abitur kann ich nicht Medizin studieren. Welches Fach willst du studieren?«

»Ich weiß nicht so recht. Vielleicht BWL, vielleicht Jura.«

»Das klingt aber nicht begeistert.«

»Das bin ich auch nicht. Ich würde keines der beiden Fächer zu Ende studieren.«

»Und warum willst du dann überhaupt mit dem Studium anfangen?«, fragte Sabine.

»Ich brauche Zeit.«

»Wofür?«

Wie sollte ich Sabine erklären, was ich selbst gar nicht so genau wusste? Nach einer Weile sagte ich:

»Ich habe das vage Gefühl, dass ich an der Universität keine Antwort auf meine Fragen fände. Deshalb will ich ein Studium beginnen, von dem ich weiß, dass ich es nicht zu Ende bringen werde. Anderenfalls müsste ich eine Lehre anfangen und das würde mich all die Zeit kosten, die ich brauche, um herauszufinden, was ich wirklich will.«

Nach einer langen Pause meinte Sabine:

»In den Frühjahrsferien fahre ich nach Paris. Wollen wir über die Ferien Christianes Buch lesen? Ich würde gerne wissen, was du davon hältst.«

»Gut. Hast du Lust, mir aus Paris einen Brief zu schreiben? Ich würde dir auch antworten.«

Sabine stimmte zu. Ich gab ihr meine Vorbeckweganschrift. Die Pariser Sabineanschrift würde ich nächste Woche erhalten.

In einer der letzten großen Pausen vor den Märzferien unterhielt sich Jogi mit mir, als das axelähnliche Buntschattenmädchen, das auf den Namen Katrin hörte, lächelnd an mir vorbeiging und sich auf die Fensterbank zu seinen Freundinnen setzte. Unvermittelt sagte Jogi:

»Die will was von dir.«

Meine Verblüffung war nicht gering.

»Woher weißt du das?«, wollte ich wissen.

»Na, das ist nicht zu übersehen. Sie umschwärmt dich schon die ganze Zeit.«

Hier war für mich das Gespräch erst einmal zu Ende. Sie umschwärmte mich? Ich schaute staunend zu Katrin, die immer noch auf der Fensterbank saß. Ertappt schlug sie ihre Augen nieder. Es stimmte, was Jogi sagte. Er hatte Recht. Bei mir falle der Groschen sehr langsam, hieß es oft. Warum hatte ich nicht wie Jogi sofort gewusst, dass Katrin etwas von mir wollte?

Ich grübelte darüber nach, während Jogi das einseitig gewordene Gespräch am Leben erhielt. Ich nahm mir die Freiheit und betrachtete Katrin eingehend. Verlegen wich sie meinem Blick aus. Ihre Freundinnen tuschelten. Wie sah Katrin aus? Da sie in die 10. Klasse ging, musste sie 15 Jahre alt sein. Ihre glatten, borkenbraunen Haare reichten bis zu den Schultern und waren niedlich geschnitten. In ihrem Gesicht wallte kein Nebel. Gut konnte ich es erkennen. Augen, Nase, Mund, Wangen und Stirn: alles war vorhanden. War sie hübsch? Ich wusste es nicht. Wie macht man das: erkennen, ob jemand gut aussieht?

Jogi erzählte von einer weiteren Knieoperation, die ihm bevorstünde. Er hatte schon vor ein paar Jahren mit Handball aufhören müssen, was einige Zeit später für mich der Grund gewesen war, gleichfalls aufzuhören. Jogi war wegen seines Knies nur T 5. Er musste nicht zur Bundeswehr. Ich hatte noch keine Nachricht vom Kreiswehrersatzamt erhalten. Vielleicht würde mich die Bundeswehr übersehen, ich war ja kein Buntschatten.

Als Jogi eine Pause machte, war die Gelegenheit günstig. Kein weiterer Buntschatten stand in Hörweite. Ich wollte es jetzt wissen. Betont leise fragte ich Jogi:

»Wie sieht Katrin aus? Gefällt sie dir?«

Jogi wiegte unschlüssig den Kopf, ehe er antwortete:

»Mir gefällt sie nicht so.«

Nach einer kurzen Pause setzte er hinzu:

»Sie sieht aber schon gut aus.«

Die Gelegenheit war immer noch günstig. Ich fasste Vertrauen und fragte nach:

»Nenne einen Vergleich. Sieht Sabine besser aus?«

Mein Herz puckte. Würde ich eine Antwort auf meine Frage bekommen? Jogi musste nicht lange überlegen. (Wie machte er das nur?) Er schüttelte den Kopf und sagte:

»Sabine sieht nicht so gut aus wie Katrin.«

In einer der letzten Deutschstunden vor den Ferien wedelte Frau Spangenberg voller Bewunderung mit dem schmalen Büchlein, das ich noch in der Waitzstraßenbuchhandlung bestellen musste. Frau Spangenberg hatte die Erzählung bereits gelesen und lobte nun ihre frühere Schülerin in hohen Tönen. Unter all den staunenden Buntschatten staunte ich nicht minder, als ich den Titel des Werkes erspähte: Rick oder Reden ist manchmal schwer. War das möglich? Hatte Christiane Johannsen ein Buch über Verstummung geschrieben? Einen solchen Stoff hatte ich von dem unscheinbaren Buntschattenmädchen nicht erwartet.

In der nächsten Pause gab mir Sabine ihre Pariser Urlaubsanschrift. Sie hatte meinen Vorschlag, einander Briefe zu schreiben, freudig aufgenommen, knüpfte jedoch jetzt daran eine Bedingung:

»Ich schreibe dir, wie mir das Buch gefällt, und du schreibst, wie es dir gefällt. Einverstanden?«

Leichtsinnigerweise sagte ich zu.

Es war der erste Sonnabend der Märzferien. Ich radelte am Flottbeker Markt vorbei. Leer baumelte die Einkaufstüte am Lenker. Ich ließ das Rad Richtung Beselerstraße rollen. Mein erstes Ziel an diesemVormittag war nicht der Markt, sondern die Waitzstraße. In Gedanken verknäuelt, kettete ich mein Fahrrad in der Waitzstraße an. Die beiden Schaufenster prunkten mit aufgestellten Büchern. Ich hatte Glück. In der Buchhandlung waren kaum Kunden, und mein bestelltes Buch lag für mich bereit. Voller Erwartung legte ich das abgezählte Geld neben die Kasse.

»Soll ich es einpacken?«, fragte die Verkäuferin.

»Ein Papiertütchen genügt.«

Ein wenig aufgeregt sah ich zu, wie Christianes himbeerfarbenes Verstummungsbuch eingetütet wurde.

Spät am Abend ärgerte ich mich, so leichtsinnig gewesen zu sein. Warum hatte ich Sabines Vorschlag nur angenommen? Ich sollte ihr schreiben, wie mir das Buch gefiel. Ich wusste bereits, dass Sabine dieses Buch liebte. Wann immer das Gespräch auf dieses Büchlein kam, strahlte sie glückssprossig. Wenn Sabine, wie sie erzählt hatte, einen geheimen Wunsch hegte, dann den, irgendwann einmal Christiane nachzueifern. Ich durfte nicht schreiben, wie hinterhältig das Buch war. Schließlich wollte ich es mit Sabine nicht verscherzen.

Wie war es nur möglich, dass ich nicht verstand, worum es in dem scheußlichen Buch ging und warum die Buntschatten mit der Handlung keine Schwierigkeiten hatten? Zweimal hatte ich Christianes Werk gelesen, zweimal war ich bei dem Versuch gescheitert, es zu verstehen. Entmutigt starrte ich auf den Umschlag. Es handelte mitnichten von Verstummung, wie ich gehofft hatte. Es war ein fieses Fledermausbuch, wo es von Sätzen, die ich nicht verstand, nur so wimmelte.

Als ich mich an Frau Spangenbergs Worte erinnerte, fühlte ich mich hereingelegt. Das Buch sollte leicht lesbar sein! Während ich mich über die Gemeinheit der Fledermäuse ereiferte, verschenkte ich mehr als einen Blick auf das Äußere des Buches. Eigentlich war sein Einband nicht himbeerrot, wie ich im Brief an Sabine schreiben wollte. Das war ein ungenaues Wort, um die Farbe zu bezeichnen.

Ich begutachtete das Äußere des Werkes. Zwei Arten Violett spendeten dem Buch Farbe. Ein helles Lila gab der Vorderseite einen mädchenhaften Anschein. Ich stellte mir eine Himbeere vor, die wenig Sonne gesehen hatte. Nichts zu machen. Auch ein solches Rot wäre immer noch zu dunkel. In Gedanken erschuf ich ein Näpfchen Wolkenkrem und häufte daneben Himbeeren an. Frucht für Frucht stippte ich hinein. Das Weiß des Quarks vermischte sich mit dem Rot der Himbeeren.

Die Farbe des Buches war ein kremiges Himbeerrosa.

Wenn man die Wahrheit nicht schreiben darf, sollte man es mit einer Unwahrheit versuchen. Ich teilte Sabine kurz und knapp mit, dass mir Christianes Buch sehr gut gefiele.

Bloß weg damit. Noch kurz vor Mitternacht stapfte ich hinaus Richtung Flottbeker Drift. Schwungvoll stopfte ich den Umschlag in den Briefkasten und stiefelte in Dunkelheit und Kälte zurück in den Vorbeckweg.

Tage später erhielt ich Post. Der Brief kam nicht aus Frankreich, wie ich gehofft hatte, sondern aus Hamburg. Die Briefmarken verrieten die Herkunft. Auf ihnen prangte ein Hamburger Stempel. Der Inhalt des Briefes holte mich zurück in die Welt der Fledermäuse. Das Kreiswehrersatzamt forderte mich zu einer Tauglichkeitsprüfung auf.

Pech! Pech! Pech!

Ich hatte fest damit gerechnet, keinen Musterungsbescheid zu erhalten. Ich war weder Buntschatten noch Fledermaus und hatte ergo nichts in einer Armee zu suchen. Letztes Jahr hatten sie den Heimer mit T 2 bewertet. Damit stand für ihn im Herbst die Grundausbildung bei der Bundeswehr an.

In mir zog sich alles zusammen. Was würde geschehen, wenn die Bundeswehr mich als tauglich einstufte? Vor meinem inneren

Auge marschierten Myriaden von Fledermäusen auf. Nein, zum Soldaten war ich nicht bestimmt. Ich war mit Sicherheit Tauglichkeitsstufe 5. Wenn es nur ein klein wenig gerecht zuginge, hätte das Schicksal ein Einsehen mit mir und ich würde verschont.

Mir blieben noch acht Wochen, bis ich mich Anfang Mai an der Sophienterrasse beim Kreiswehrersatzamt einfinden sollte. Ich tat einfach so, als gäbe es jenen belastenden Brief gar nicht. Diesem listigen Verhalten mangelte es zwar an Weitsicht, doch tat es mir gut, den Kopf in den Sand zu stecken.

30

Die Ferientage schmolzen nur so dahin. Sabines Brief erreichte mich am Ende der Ferien. Ihr war nicht aufgefallen, dass ich von Christianes Buch so wenig verstand. Am Montag nach den Ferien freute ich mich während der ersten zwei Unterrichtsstunden auf die große Pause.

Wo würde mir Katrin wieder über den Weg laufen?

Am Goldfischteich?

Auf dem Schulhof?

In der Pausenhalle?

Das Klingeln der Pausenglocke brachte mich der Antwort näher. Zuerst wanderte ich zum Goldfischteich. Nichts zu sehen. Dann setzte ich gemächlich meinen Weg fort. Im Flachdachgang schwenkte ich nach rechts zum Schulhof. Vielleicht war Katrin dort. Ich drückte die Tür auf und trat hinaus. Nichts zu sehen. Ich wanderte weiter zur Pausenhalle. Nichts zu sehen. Wo war sie? Ich verließ die Pausenhalle Richtung Flachdachgang.

Da stand sie!

Allein, halb mit dem Rücken zu mir, schaute sie zum Goldfischteich hinüber. Nach einer Weile drehte sich Katrin um und musste lachen.

»Hallo, Axel.«
»Du kennst meinen Namen?«
»Warum nicht?«
Ich dachte einen Moment nach, fand aber keine Antwort auf ihre Frage.
»Wollen wir uns einmal verabreden?«, fragte sie.
»Warum nicht?«
»Bei mir?«
»Warum nicht?«
Sie gab mir ihre Anschrift und Telefonnummer.

Rumpelnd fuhr der Bus am EEZ vorbei. Gleich würde er rechts abbiegen. Oft war ich schon durch die Straße Am Landpflegeheim gefahren. An diesem Apriltag drückte ich den roten Bitte-Anhalten-Knopf. Die Bushaltestelle glich all den anderen Bushaltestellen, an denen ich bereits viel Erfahrung mit dem Ein- und Aussteigen gesammelt hatte. Gut gelaunt lenkte ich meine Schritte zum Ort der Verabredung. Der Weg dorthin wies sehenswerte Bordsteine auf.

Katrin wartete bereits auf mich. Ihr Vater, ein Bundeswehroffizier, nutzte die Gelegenheit für ein Fledermausgespräch mit mir. Aus seinen vielen Fragen gewann ich den Eindruck, dass hier ein uniformierter Vater wohl informiert sein wollte. Da die Haha und der Heimer immer ein Auge auf mich hatten, ließ mein Äußeres nichts zu wünschen übrig.

Katrins Zimmer war niedlich eingerichtet, was mich noch mehr erfreute als die Bordsteine vor dem Hause. Für mich waren Zimmer genauso wichtig wie die Buntschatten, die darin wohnten. Der zweigute Raum erleichterte es mir, Zuneigung für das Buntschattenmädchen zu empfinden. Ich war stolz auf mich.

Der Nachmittag verpulverte seine Stunden und bald schon kündigte sich der Abend an. Ich verabschiedete mich von einer weinenden Katrin. Verwundert dachte ich auf der Heimfahrt an die

Nebelglöckchen unter ihren Augen. Hatte ich etwas Falsches gesagt? Ich konnte mich an nichts erinnern. Hatte ich mich falsch verhalten? Ich konnte mich an nichts erinnern. Ratlos lauschte ich auf das Rumpeln des Busses.

Es war ein trüber Heimweg.

Meinte es das Schicksal immer böse mit einem? Könnte man nicht einfach einmal Glück haben? Der kahlköpfige Herr thronte allein in seinem Zimmer, was es mir erleichterte, ihn wahrzunehmen. Sonnenlicht drängelte sich in seiner Amtsstube. Ohne Eile blätterte der Arzt in den Papieren, die ich ihm vorgelegt hatte. Er runzelte die Stirne, murmelte Unverständliches und bat mich dann, die Kleidung abzulegen.

Sein Wunsch war mir Befehl. Da stand ich nun und bemühte mich, Axel bei der Musterung wie ein Häuflein Elend aussehen zu lassen. Ich drehte die durchgedrückten Fußsohlen nach innen, ließ die Schultern hängen und den Bauch vorstehen. Es war nicht leicht, zu verstecken, was drei Jahre Kampfsport aus meinem Körper gemacht hatten. Zudem waren die X-Beine verschwunden und der Fuß nicht mehr gelähmt. Als Ausgleich ließ ich Axel ein dummes Gesicht machen und antwortete so, als befände ich mich gerade in meiner Welt.

Mitleidig schaute mich der Arzt an und schüttelte den Kopf, als wollte er mir zu verstehen geben, dass ich mir eine Karriere als Soldat abschminken müsse. Um überhaupt etwas zu sagen, stellte der Amtsarzt eine Frage:

»Haben Sie Schmerzen im Knie?«

Meine Knie knackten hin und wieder, ich sagte:

»Ja.«

»Ihr ganzer Körper ist wohl ein wenig zu groß und zu schief geraten. Ein Segelohr haben Sie auch.«

Bei den letzten Worten lächelte er aufmunternd. Er wollte noch etwas wissen:

»Wie kommen Sie denn heute zurecht?«

»Es geht so.«

Der Amtsarzt kritzelte etwas in seine Unterlagen. Ich durfte Axel wieder ankleiden. Man würde mich noch einmal aufrufen und mir dann mitteilen, ob ich die Tauglichkeitsprüfung für die Bundeswehr bestanden hätte. Kurze Zeit später hüpfte ich jubelnd die Vorplatzstufen zur Sophienterrasse hinunter: T 5.

Was war nur los mit Katrin? Warum tat sie so, als wäre ich Luft? Seit meinem Besuch bei ihr mied sie meine Blicke. Auch saß sie während der großen Pausen jetzt immer bei ihren Buntschattenfreundinnen. Kaum einmal begegnete ich ihr in den Gängen, nie sah sie mich aus dem Augenwinkel an. Was hatte ich falsch gemacht?

In den Gesprächen der Buntschattenjungen gab es viel zu hören über die Musterungsergebnisse. Die meisten Buntschattenjungen waren tauglich. Jogi war wegen seines Knieschadens eine Ausnahme. Als ich von meiner Einstufung erzählte, waren viele Buntschatten überrascht, dass ich gleichfalls T 5 war. Verwundert nahm ich das zur Kenntnis. Für mich war es wolkenlos klar gewesen, dass ich nicht in die Bundeswehr gehörte. Schließlich war das eine Armee für fledermaustaugliche Buntschatten. Viele Fragen musste ich über mich ergehen lassen: Ich würde doch Karate machen und Tennis spielen. Verlegen murmelte ich etwas von Schmerzen im Knie. Das stimmte zwar nicht, erfüllte jedoch seinen Zweck. Immerhin waren die alten OP-Haus-Narben an meinen Knien noch sichtbar, woran sich alle Buntschatten erinnerten.

Eine Bemerkung des Amtsarztes begleitete mich noch tagelang. Ich suchte bei der Haha Aufklärung über eine Eigenheit, die ich bei mir bisher übersehen hatte. Die Haha gab Auskunft:

»Das ist mir gleich bei deiner Geburt aufgefallen. Alles Mögliche habe ich versucht. Sogar mit einem Pflaster habe ich es festgeklebt. Geholfen hat es aber nicht. Dein linkes Ohr wollte einfach nicht so wie dein rechtes Ohr.«

Ende Mai begleitete ich die Haha wieder einmal ins Altonaer OP-Haus. Stumm stand ich neben ihr. Die Haha sah nicht gut aus. Sie arbeitete gewissenhaft wie eh und je und besuchte Jochen, sooft sie konnte. Auf dem Bettzeug kreuzten die Schatten der Gardine. Ruhig lag Jochen unter der Decke. Nur sein rechter Fuß lugte am Ende des Bettes hervor und wippte auf und ab.

Mir gefiel, wie lebhaft Jochens Fuß diese Bewegung ausführte, wie eigenwillig er seinem Rhythmus treu blieb, wie keck er sich vom Rest des schlafenden Körpers ablöste.

Nostalgische Gefühle zuckten in mir herauf. Es hatte eine Zeit gegeben, wo ich solche Bewegungen genossen hatte wie nichts anderes. In mir zog sich alles zusammen, als ich die Erinnerung an verlorene Zeiten spürte. Ein zweigutes Band spannte sich zwischen Jochen und mir. Ich mochte ihn und seinen Fuß, was ich der Haha auch sagte. Sie mochte meine Freude darüber nicht teilen.

31

Die Spatzentruppe drüben am Goldfischteich tschilpte. Katrin machte morgens nicht mehr den Schlenker, der mir immer so viel Freude bereitet hatte. Michael wühlte in seinen blonden Haaren und gähnte. Seit dem Fenstersturz zu Flandern sah ich diesen Buntschattenjungen in einem anderen Licht. Ich mochte ihn. Aufmerksam hörte ich zu, wenn er etwas sagte. Aufmerksam achtete ich auf seine Bewegungen. Michael gähnte erneut. Im Sinne meiner neuen Höflichkeit fragte ich:

»Ist die Nacht lang gewesen?«

Michael nickte. An seinem linken Stiefel fiel mir ein weißes Knäuel auf. Ich sah genauer hin. Nicht nur auf den ersten Blick, sondern auch auf den zweiten Blick glich dieses Knäuel einem Wäschestück, das man eigentlich nicht an der Fessel trägt. Zwischen Hose und Stiefel schaute es hervor. Ich fragte:

»Vermisst du ein Kleidungsstück?«

»Merkwürdig, dass du fragst. Ich habe in der Tat heute Morgen wie verrückt gesucht.«

In diesem Augenblick kam Sabine flotten Schrittes den Gang entlang. Sie hatte ihre roten Haare mit einem Bändsel zusammengebunden und war außer Atem. Zur Begrüßung sagte ich:

»Nur keine Eile. Elvers ist noch nicht da.«

»Zum Glück«, seufzte Sabine.

Sie hatte mit der Pünktlichkeit leichte Schwierigkeiten. Ihre schläfrige Stimme deutete auf eine kurze Nachtruhe hin. Sabine huschte in den schattigen Vorraum des Klassenzimmers.

»Ich weiß, wo sie ist«, raunte ich Michael zu.

Auf seinem Gesicht zeichnete sich ein Fragezeichen ab.

»Das kannst du nicht wissen.«

Michael hatte nicht den Schimmer einer Ahnung. Ich kostete den Anblick aus, bevor ich ihm einen Fingerzeig gab. Ungläubig schaute er an sich herab. Zögernd bückte er sich, zog das Wäschestück hervor und hielt es in die Luft. Als Herr Elvers die Tür aufstieß, schoss Röte in Michaels diesiges Gesicht. Für einen Lidschlag bot sich mir ein zweiguter Anblick. Die beiden Buntschatten beäugten ein weißes Stoffknäuel, das aussah:... wie eine Unterhose.

Hastig stopfte Michael das Fundstück in seine Jackentasche. Ohne eine Miene zu verziehen, winkte Herr Elvers seine Schüler ins Klassenzimmer.

Die Junisonne trieb ihr Funkelspiel auf dem Wasser des Goldfischteiches. Der spärliche Schilfsaum wogte in der Brise und warf schwankende Schatten auf Stein und Gras. Es zog mich fort zum Schulhof. Seit zwei Monaten war ich wieder allein bei meinen Pausenwanderungen. Niemand folgte mir, niemand kreuzte meinen Weg, niemand fragte mich nach meinem Ziel. Ich drückte die Tür zum Schulhof und trat hinaus auf das Sonnenfeld. Katrin kam mir entgegen, sie war allein. Ich suchte in ihrem Gesicht nach einer Regung, doch sie würdigte mich keines Blickes. Die schönen Monate zu Beginn des Jahres waren vorüber.

Auf dem Sonnenfeld machte ich einen Schlenker zum Fußballtor, betrat den Grand und spürte die groben Körner unter meinen Sohlen. Vom Fußballfeld lenkte ich meine Schritte zur Pausenhalle. Bevor ich die Tür erreicht hatte, öffnete Katrin sie von der anderen Seite und kam auf mich zu, immer noch allein. Erneut würdigte sie mich keines Blickes.

In der Pausenhalle wimmelte es von umtriebigen Fledermäusen, was ein guter Grund war, die Pausenhalle wieder zu verlassen. Ich strebte Richtung Goldfischteich. Einmal wollte ich noch in dieser Pause das Sonnengefunkel auf dem Wasserspiegel genießen.

Die Goldfische schwammen betulich umher, das Glitzerspiel über ihren Rückenflossen blieb ihnen verborgen. Fliegen konnten sie nicht.

Aus dem Flachdachgang tauchte Katrin auf, immer noch allein. Sie näherte sich mir und … würdigte mich keines Blickes, obwohl sie nur einen Meter entfernt an mir vorüberging. Ich blickte ihr hinterher. Sie hielt nicht inne, sie drehte sich nicht um, sie verschwand bald im Eingang zum Hauptgebäude.

Seltsam gelöst suchte ich den Raum für meinen Französischleistungskurs auf. Auch wenn ich immer noch nicht wusste, warum Anfang April mein Besuch bei Katrin verunglückt war, verstand ich ihr Verhalten danach. Sie hatte die Freude an den Pausenschlenkern verloren. Und sie würde diese Freude nicht wiederfinden.

Die Morgensonne fächerte ihre Strahlen ins Klassenzimmer. Frau Behrens stand an ihrem Lehrerpult im schattigen Teil des Raumes, während über meinem Tisch die Staubkörner im Glaste tänzelten. Schwungvoll führte Frau Behrens den Unterricht von Lektion zu Lektion. Mittlerweile sprach sie in der Stunde nur noch französisch.

Schräg neben mir saß Sabine mit dem Rücken zum Fenster. Die

Junisonne schien genauso viel Gefallen an Sabines roten Haaren zu haben wie ich. Sie stäubte Glanz auf die seidigen Strähnen und gewann den Haaren ungeahnte Rottöne ab. Sabines Haar funkelte reizvoller als der Wasserspiegel des Goldfischteiches, und der funkelte bereits so reizvoll, dass ich ihn überaus gerne betrachtete.

Ein Schwall Funkelsplitter stob über das viergute Haar, als Sabine ihren Arm hob, um sich zu melden. Frau Behrens hatte gefragt, wie Köln auf französisch heiße. Sabine wurde aufgerufen:

»Cologne.«

Das war richtig. Frau Behrens trieb das Fragespiel weiter:

»Hamburg?«

»Hambourg«, antwortete ein anderer Buntschatten.

»München?«

»Munich.«

»Nürnberg?«

Nur noch Nicola, die beste Schülerin des Kurses, meldete sich. Sie wurde aufgerufen:

»Nuremberg.«

Auch das war richtig. Frau Behrens fragte weiter:

»Aachen?«

Wiederum meldete sich nur Nicola. Frau Behrens schaute in die Runde. Jetzt war es an der Zeit, sich an dem Ratespiel zu beteiligen. Ich meldete mich. Es war ein angenehmes Gefühl, die richtige Antwort zu wissen. Frau Behrens rief mich auf. Ich sagte:

»Aix-la-Chapelle.«

Auch das war richtig. Jetzt kündigte Frau Behrens eine ganz schwierige Frage an. Noch keiner ihrer Schüler hätte sie in all den Jahren beantworten können. Auf Sabines Gesicht zeigte sich Anspannung. Sie strengte sich im Unterricht an, denn mit jeder besseren Note stiegen ihre Aussichten auf einen Medizinstudienplatz. Frau Behrens fragte:

»Bodensee?«

Sabines Gesichtszüge erschlafften. Für sie war der Kampf um

gute Noten mühsam. Wieder hatte sie eine klitzekleine Enttäuschung hinnehmen müssen. Dabei wollte sie doch ihrem Kaufmannspapa als promovierte Ärztin imponieren. Ich schaute mich in der Runde um. Kein Buntschattenschüler wagte sich zu melden, nicht einmal Nicola. In der Gewissheit, die richtige Antwort zu kennen, meldete ich mich und Frau Behrens rief mich auf:

»Lac de Constance.«

Sabine schüttelte ungläubig den Kopf.

»Woher weißt du das nur?«

»Atlas scolaire suisse von 1911«, raunte ich ihr zu.

Sabine schüttelte erneut den Kopf, während Frau Behrens mich für meine Antwort lobte. In dieser Stunde würde sie mich nicht mehr aufrufen, ich würde viel Zeit haben, um meine Gedanken schweifen zu lassen und zum Fenster hinauszukucken. Den Rest der Stunde genoss ich das süße Nichtstun. Dann und wann schaute ich auf Sabines rötlich glänzende Haare. Hübsch sahen sie aus.

Kästchenweise brachte mir die Arbeit in der Rätselredaktion das Deutsche näher. Zum ersten Mal empfand ich Freude im Massiv der Wörter. Die Anforderungen beim Austüfteln eines Kreuzworträtsels waren so gering, dass ich die Arbeit mühelos meisterte. Hätte ich für die Haha Artikel schreiben müssen, ich wäre gescheitert. Die Kreuzworträtsel hingegen weckten mit ihren geselligen Vierecken Vertrauen. Ich musste keine fiese Fledermausgeschichte verstehen, ich musste lediglich Wörter verschränken.

Pustend scheuchte ich den Radierstaub Richtung Fensterbank, wo ich ihn vom Tisch in meine hohle Hand fegte und in den Papierkorb rieseln ließ. Geschafft! Schon wieder war ein Rätsel fertig. Stolz schaute ich auf mein Werk und freute mich vor allem über die linke obere Ecke, wo sich die Wörter MORIBUND und MALIGNOM auf ihrem I kreuzten. Die Haha würde sich bestimmt darüber freuen, da ich die beiden Wörter beim letzten OP-Haus-Besuch aufgeschnappt hatte.

Vergnügt wanderte ich durch das Hofhaus zum Büro der Haha. Sie trug seit Wochen ihr gehetztes Novembergesicht herum. Dabei geizte der Juni nicht mit Blüten und Sonne.

»Guten Tag, Mutter. Hier ist das Rätsel.«

»Schon fertig? Du wirst ja immer schneller.«

Achtlos faltete sie den Entwurf zusammen und legte ihn beiseite. So könnte sie nie und nimmer meine Moribundmalignomecke bewundern, auf die ich so stolz war.

»Schau doch nur«, sagte ich zu ihr, während ich den Entwurf wieder aufblätterte.

Jetzt nahm sich die Haha Zeit, um mein mustergültig gebautes Kreuzworträtsel zu würdigen. Die Haha starrte auf das Papier und sagte auf einmal streng:

»Das können wir so nicht abgeben. Malignom und moribund sind zu negative Begriffe. Du musst die ganze Ecke ändern.«

Bevor ich ihrer Einschätzung meines Rätsels widersprechen konnte, brach die Haha in Tränen aus und fing an zu schluchzen. Mit aufgebrochener Stimme meinte sie:

»Du bist so taktlos, so gefühlskalt.«

Bevor ich auch dieser Einschätzung widersprechen konnte, flüchtete sich die Haha in ihr Taschentuch und schickte mich aus dem Zimmer.

Das war gemein von der Haha.

Ich bemühte mich ohne Ende, das ganze Rätsel war frei von Fehlern und zum Dank dafür beschimpfte sie mich.

Ich verzog mich in mein Zimmer und betrachtete meine prachtvolle Moribundmalignomecke. Hatte ich wirklich einen Fehler gemacht? Ungläubig schlug ich in Barthels Most nach. Ein Malignom war eine bösartige Geschwulst. Jochen hatte ein Malignom im Kopf und war deswegen auf den Friedhof umgezogen. In Barthels Most war aber nicht vermerkt, dass es sich bei Malignom um ein negatives Wort handelte. Bei Wörtern aus der Ironie-trifft-mich-nie-Sphäre war immer der Hinweis vulgär zu lesen. Solche Wörter erlaubte die Haha nicht in ihren Rätseln. Bei Malignom fehlte jedoch ein solcher Hinweis.

Malignom war ein hübsches Wort. Es klang fast so hübsch wie Magnolie und Magnolien waren Geschöpfe des Frühlings mit Blüten so prachtvoll wie Goldfische. Je länger ich in Barthels Most stöberte, desto sicherer wurde ich mir: Nicht ich lag falsch, die Haha lag falsch.

Verärgert riss ich das Rätsel in kleine Stücke und ließ sie in den Papierkorb rieseln. Die Haha bezahlte mich zwar für meine Arbeit. Ich würde aber niemals so tief sinken, wegen eines offensichtlichen Hahafehlers die prachtvolle Moribundmalignomecke auszuradieren. Wütend kramte ich einen neuen Blankovordruck hervor und machte mich ans Werk.

Der sonnenbestäubte Sand knirschte unter meinen Sohlen. Mein Blick schweifte über die geraden Hausnummern, in Zweierschritten erhöhten sie sich, geleiteten mich zum Ort meiner Verabredung. Seit einem halben Jahr wusste ich nicht, ob Sabine meine Freundin war oder nicht. In zwei Wochen begannen die Sommerferien und Sabine würde zu einer großen Überseereise aufbrechen. Ich wollte es jetzt einfach wissen und hatte mich mit ihr verabredet.

Der Weg vom Gartentor zur kleinen Treppe vor der Haustür war mir mittlerweile von vielen Besuchen geläufig. Gut gelaunt öffnete Sabine. Sie begrüßte mich und sagte:

»Komm mit hoch. Was hast du auf dem Herzen?«

Ich folgte ihr über die zwei Treppen in ihr Zimmer. Auf dem Bücherbord lag ihre neue Querflöte neben einem Stoß Noten.

»Nimm ruhig Platz«, sagte Sabine und deutete auf die Bettkante. »Viel Zeit bleibt uns nicht, ich habe nachher Unterricht und muss vorher einkaufen.«

Der hochlehnige Korbstuhl knirschte, als das Buntschattenmädchen sich hinsetzte. Ich fragte:

»Wie ist es um die Reisevorbereitungen bestellt?«

»Oh, ich denke seit Tagen nur noch an Motels und Highways«, stöhnte Sabine. »Es wird die letzte große, gemeinsame Reise unserer Familie sein.«

Ich streckte meine Beine aus und wischelte verstohlen mit der linken Hand über den flauschigen Stoff der Überdecke, das hatte ich schon immer einmal tun wollen. Üblicherweise lotste mich Sabine auf den Korbstuhl und nahm selbst auf dem Bett Platz, wo sie sich gerne in ihre Kissen kuschelte.

»Sag schon, was du mit mir bereden möchtest. Ich werde immer neugieriger.«

»Bist du meine Freundin?«, wollte ich wissen.

»Ja, natürlich«, antwortete Sabine.

»Gehen wir dann miteinander?«, fragte ich nach.

Sabine rutschte auf dem Sitzkissen herum. Das Geflecht knirschte.

»Ich liebe dich«, sagte ich feierlich.

Nach einer langen Pause fragte Sabine:

»Du meinst eine Freundschaft mit Küssen und so?«

Da ich nicht wusste, was sie meinte, schwieg ich kurzerhand. Sabine schwieg ebenfalls, faltete ihre stumpfen Finger. Nach einer Weile fragte ich nach:

»Was meinst du mit ›und so‹?«

Sabine drückte sich um eine Antwort herum. Um Hilfe ringend, bröckelte sie ein paar Worte ab:

»Du weißt schon, was ich meine.«

Natürlich wusste ich nicht, was sie meinte. Ich schüttelte neugierig den Kopf. Sabine druckste weiter herum, räusperte sich, sagte dann:

»Miteinander schlafen.«

Überrascht schaute ich Sabine an. Das hatte ich nicht erwartet! Am liebsten hätte ich jetzt Entschuldigung gesagt, entschied mich aber für eine andere Antwort:

»Ja.«

Ich war zufrieden mit mir. Ich wollte endlich eine Freundin haben, da durfte ich einem Anflug von Schüchternheit nicht nachgeben. Da Sabine schwieg, blieb mir Zeit für einen Gedanken. Was sollte ich eigentlich machen, wenn sie mir um den Hals fiele? Darüber hatte ich bisher nicht nachgedacht. Ich hielt die Bettkante umklammert und bemerkte auf einmal, wie ungünstig mein Sitzplatz war. Der Stoff der Überdecke war so weich.

Nach vielen Augenblicken meinte Sabine:

»Oh, Axel, das ist wirklich eine Überraschung. Davon habe ich gar nichts bemerkt … Ich mag dich sehr, aber … ich liebe dich nicht.«

Ein wenig später geleitete Sabine mich zur Haustür und sagte zum Abschied:

»Ich möchte gerne, dass wir Freunde bleiben. Deine Freundschaft bedeutet mir sehr viel. Ich schreibe dir aus den USA und ich würde mich freuen, wenn ich bei meiner Rückkehr einen Brief von dir vorfände. Versprichst du mir das?«

Ich nickte kurz und ging dann, ohne den Kopf zu wenden, zum Gartentor. Vom wolkenbetupften Himmel strahlte die Junisonne herab. Es war einfach ein zweiguter Tag. Das Wetter würde sich halten, und damit waren die Aussichten auf einen prächtigen Sommer günstig. Der sehenswerte Sand der Giesestraße erinnerte mich an den sehenswerten Sylter Strandsand.

Ein Luftzug strich durch die Wipfel des Baiserplatzes. In der geschäftigen Weinstraße stauten sich die Autos. Am Gartenmauerhäuslein zu Beginn der Baiserstraße dachte ich noch einmal an das kurze Gespräch zurück.

Meine Gewissheit, in einer berechenbaren Buntschattenwelt zu leben, hatte einen Knacks bekommen. Ich hatte Sabine gefragt, ob sie meine Freundin sein wolle. Mit allem hatte ich gerechnet, nur nicht mit der Antwort, auf die Sabine gekommen war. Sie meinte, ob ich eine Freundschaft meinen würde mit »und so«. Knietief steckte ich in ihren Worten fest. Wann immer Buntschatten dachten, dass ich schon wüsste, was sie meinten, musste ich sie enttäuschen. Diese Fähigkeit hatte ich nicht im Repertoire.

Sabines Worte hallten in mir wider: Du meinst eine Freundschaft mit Küssen und so? Ich spürte wieder den flauschigen Stoff der Überdecke an meinen Handgelenken. Ich wüsste genau, was ich wollte: eine Freundin, damit ich sagen konnte, ich habe eine Freundin. Mehr wollte ich nicht.

Die Bäume der Beselerstraße überwölbten den Gehweg, spendeten Schatten. Unter meinen Blicken glitten die Bodenplatten vorüber. Das geometrische Muster beruhigte mich. Eine Erkenntnis machte sich an meiner Selbstsicherheit zu schaffen. Nie hatte ich gewusst, welche Art von Freundschaft die Buntschatten meinten, wenn sie davon sprachen, dass ein Junge und ein Mädchen miteinander gingen.

Jogi, Peter und Frank redeten bei dem Thema immer in Rätseln. Jetzt wusste ich es. Sie meinten eine Freundschaft, in der es Berührung gab und Zärtlichkeit. Hilflos flatterte ich in der Luft.

Nicht ein einziges Mal hatte ich in den letzten sechs Monaten an eine solche Freundschaft gedacht. Weder hatte ich mir gewünscht, noch hatte ich davon geträumt, Sabine zu küssen, geschweige denn, mit ihr zu schlafen. Es gibt Gedanken, die nahe liegen, und es gibt Gedanken, die nicht nahe liegen. Der Gedanke, Sabine zu umarmen, lag auf dem Mars und der Gedanke, mit Sabine zu schlafen, auf der Sonne.

Meine Beine liefen unter mir davon. An der Ecke Beselerstraße-Kalckreuthweg blieb ich stehen. Das Amtsgebäude zeigte mir seit Jahr und Tag seine graue Fassade. Vor über einem Jahrzehnt war ich hier zur Schluckimpfung gewesen. Auf ein Stücklein Zucker träufelte die Amtsärztin das bräunliche Wasser, damit es nicht so bitter schmeckte. Vor meinem inneren Auge sogen sich die Kristalle des Würfelzuckers voll mit dem Braunwasser und ergaben sich dann in ihr Schicksal.

Zu jener Zeit begann ich scherbenhaft zu ahnen, wie sich die Buntschatten untereinander verhielten. Am schwierigsten waren die Kleinigkeiten zu verstehen, die niemand erklären mochte. Warum sagten die Buntschatten selbst dann Auf Wiedersehen, wenn sie wussten, dass sie sich nie wiedersähen? Warum meinte die Haha immer, ich hätte ein Brett vor dem Kopf? Unzählige Male tatschte ich auf meiner Stirn herum, um jenes geheimnisvolle Brett ausfindig zu machen, das ich weder fühlen noch sehen konnte. Fragen über Fragen plagten mich und die Antworten verschafften keine Linderung.

Ich überquerte den Kalckreuthweg und ließ die Erinnerung an die Amtsärztin, das Braunwasser und den Zuckerwürfel hinter mir. Auf dem Weg zur Giesestraße hatte ich mir meine Worte zurechtgelegt. Barthels Most wäre stolz auf mich gewesen. Ich sagte Sabine, ich würde sie lieben, weil ich nicht unhöflich erscheinen wollte. Die Buntschatten sagten Guten Morgen und Auf Wiedersehen, weil sie höflich waren. Es kam nicht darauf an, dass der Morgen wirklich gut war und dass sie sich wirklich wiedersehen würden. Die Buntschatten benutzten solche Wendungen aus Höflichkeit. Es mochte ein Morgen sein mit Nebel oder Regen, mit Frost oder Sturm, immer war es für höfliche Buntschatten ein guter Morgen. Sabine sollte meine Freundin werden. Deshalb benutzte ich die Höflichkeitsfloskel, die ich so oft in Spielfilmen gehört hatte: Ich liebe dich. Es kam nicht darauf an, dass ich Sabine wirklich liebte. Wichtig war, dass ich mich so höflich verhielt wie ein Buntschatten.

Allmählich lockte der 182. Tag die Dämmerung an. Noch war ich zu unruhig, um schlafen zu gehen. Buchstaben kritzelnd, saß ich am Schreibtisch. Seit einiger Zeit erfreute ich mich an meinen Initialen. Die Buchstaben A & B fanden in vielen Wörtern Unterschlupf. Es bereitete mir einen ab:gründigen Spaß, die niedliche Silbe in maren Wörtern aufzuspüren und hervorzuheben:

Ab:geschiedenheit, ab:gewetzt, Ab:neigung, ab:artig, Ab:scheu, ab:wärts, Ab:grund, ab:schürfen, Ab:wesenheit. Dadurch, dass ich mich buchstäblich sichtbar machte, verstärkten sich die Begriffe auf eine Weise, als würde ein Trampelpfad asphaltiert.

Paprikapfeffer.

Punkt zehn Uhr klappte ich das Schrankbett aus und schlüpfte unter die Bettdecke. Vor Mitternacht wollte ich einschlafen, damit ich am nächsten Morgen meine Volljährigkeit um so intensiver genießen könnte. Im Dämmer des Kinderzimmers ließ ich meine Gedanken schweifen. Mit 18 Jahren erlangte man die Volljährigkeit und war dann erwachsen. Ich wusste, was das bedeutete. Der Ab:geschiedenheit dürfte ich Lebewohl sagen. Meine Benommenheit verschwände. Nie wieder würde ich mich inmitten einer Buntschattenschar fehl am Platze fühlen. Nie wieder würde ich mich in den Sitten und Gebräuchen der Buntschatten verheddern. Einsicht und Klarheit würden mich am nächsten Morgen erfüllen. Über Nacht würde ich mit all dem, was mir fehlte, überreich beschenkt. Das war mein großer Wunsch für meinen 18. Geburtstag und ich wusste, dass er sich erfüllen würde.

Die Haha hatte etwas Neues wagen wollen und vorgeschlagen, meinen Geburtstag außerhalb Hamburgs zu feiern, vor zwei Jahren hätte ich das ja in Flandern auch getan. Natürlich war ich nicht so leichtsinnig gewesen, um auf das Angebot der Haha einzugehen. Mein Geburtstag musste in Hamburg gefeiert werden. Da durfte es keine Experimente mehr geben.

Früh erwachte ich am Morgen meines 18. Geburtstages. Es war ein viergutes Gefühl, volljährig zu sein. Wie ich so dalag, spürte ich den Veränderungen nach, die sich im Schlaf ereignet haben mussten. Während ich in die Wachheit hinüberglitt, wischelte ich über meine Bettdecke. Ich dachte an mein erstes und letztes Treffen mit Katrin, an die sehenswerten Bordsteine in ihrer Straße und wunderte mich, dass ich leider immer noch nicht wusste, warum die

Verabredung verunglückt war. Gab es da gewisse Einschränkungen bei den Auswirkungen meiner Volljährigkeit?

Mit einem dreiguten Gefühl betrat ich das Badezimmer. Die Haha und der Heimer waren noch nicht aufgestanden. Der Wasserstrahl stürzte sich bläschenreich wie immer ins Waschbecken und zerbrauste entzückend klangvoll auf weißem Grund.

Auf dem Flur begrüßten mich die Haha und der Heimer:

»Herzlichen Glückwunsch zu deinem 18. Geburtstag.«

»Dummbart ist volljährig. Herzlichen Glückwunsch.«

Die beiden Buntschatten beschenkten mich noch mit ein paar weiteren Sätzen, dann zog ich mich in mein Zimmer zurück. Auf der Bettkante kauernd, dachte ich über ihre diesigen Gesichter und ihre bandagierten Stimmen nach. Wenn ich ehrlich war, hatten sich die Haha und der Heimer in nichts verändert. Ich kleidete mich an und wartete, bis die Haha die Glocke läutete.

Mit einem zweiguten Gefühl schritt ich den Flur entlang zum Wohnzimmer, wo der Geburtstagstisch gedeckt war wie immer. Kakao und Kuchen schmeckten vorzüglich. Geschenke türmten sich ansehnlich auf dem Gabentisch. Auch das war wie immer. Vielleicht türmten sich an diesem Morgen die Geschenke ein wenig höher als im letzten Jahr. Als ich aber vom Kakao nippte und vom Napfkuchen kostete, wurde es deutlich. Mein 18. Geburtstag unterschied sich in nichts von seinen Vorgängern. Leicht niedergeschlagen, packte ich meine Geschenke aus. Doch so richtig freuen konnte ich mich nicht. Zu groß war die Enttäuschung.

32

Nach den Sommerferien begann der mare Unterricht im August ohne mich. Außer mir fehlten auch drei Buntschatten aus einem Jahrgang von über 80 Schülern. Die schriftlichen Prüfungen waren für Montag, Dienstag und Donnerstag in der zweiten Woche angesetzt. Um mir und den drei anderen Schülern, die das Abitur ein halbes Jahr früher ablegen wollten, mehr Zeit für das Lernen zu lassen, musste keiner am maren Unterricht teilnehmen, was mich freute, da ich mich mittlerweile in der Schleeschule fehl am Platze fühlte.

So recht lernen mochte ich nicht mehr vor den Prüfungen. Das Punktesammeln hatte seinen ursprünglichen Reiz verloren. Bereits vor den Prüfungen, nach nur zwölf Schuljahren, war es so gut wie sicher, dass ich – ganz gleich, wie schlecht meine Klausuren ausfielen – das Abitur in der Tasche hatte. Meistens saß ich an meinem Schreibtisch und starrte zum Fenster hinaus. Nach sechs Wochen Sommerferien vermisste ich weder den Schulhof noch den Goldfischteich.

Oft dachte ich vor den Prüfungen an meine Einschulung zurück. Wo kam ich her? Warum sehnte ich mich so häufig nach Stille? Warum war diese Stille nirgends zu finden? Ein Zwiespalt tat sich in mir auf. Warum fühlte ich mich, als wäre ich vor langer Zeit ertrunken? Ich war doch keine Wasserleiche. Ich sah picobello aus, schwamm in der Nordsee nicht weiter als bis zur ersten Sandbank hinaus und ließ beim Baden nichts anderes als Luft in meine Lungen. Leider fühlte ich mich ganz anders. Es gab Wasserleichentage, das waren die schlechten, wo ich in Trübsal versank. Es gab Murmeltiertage, das waren die guten. Und es gab die Buntschattentage, das waren die Tage der Marheit.

In Biologie, Französisch und Englisch sollte ich geprüft werden? Also lernte ich Vokabeln und ganze Sätze auswendig – und zählte Wochen. Ende August, am Freitag, säße ich mit fast zweiwöchiger Verspätung wieder im Unterricht. Zwei Wochen würde die Schule während der Projektwochen im September ruhen. Gleich darauf sorgten die Herbstferien für zwei Wochen Erholung. Dann aber griffen von Mitte Oktober bis Anfang Dezember sieben Wochen Unterricht nach mir, was mit einem Schuss Tapferkeit aber zu verkraften wäre.

Erleichtert zählte ich an den Fingern ab, dass dieses letzte halbe Jahr eigentlich gar kein halbes Jahr war, sondern allenfalls ein Vierteljahr. Allein der November wäre ein kompletter Schulmonat. Der mündlichen Prüfung in Gemeinschaftskunde bliebe es dann vorbehalten, einen Ab:schluss unter meine Schulzeit zu setzen.

Laublos ragten Baumriesen empor. Das Geäst glich einem Gerippe. Wind griff in den knöchrigen Rumpf. Im Hintergrund erhob sich Spitzbergen, wo Frank vor Jahren fast ertrunken wäre. Schon immer war der November eine schlechte Zeit für die Haha gewesen. Sie sei eine Tropenpflanze, gab sie gerne kund. Sie brauche Wärme und Sonne, damit sie gedeihe. Stumm spazierte ich neben der Haha her. In diesen Novemberwochen war sie trübsinniger als im Vorjahr. Die Rätselredaktion gedieh prächtig. Es handelte sich bei ihr um eine Hahapflanze, die viel Haha verlangte und viel Haha bekam.

Arbeit tue ihr jetzt gut, meinte die Haha. Als sie sich mit Harke und Schaufel über das Unkraut hermachte, schabten Tränen über ihre Wangen. In den Grabstein geschnitten waren die schwarzen Zahlen eines Lebens. Noch keine 50 Jahre alt, war Jochen im Juni verstorben. Eine Magnolie war in seinem Kopf erblüht und hatte in den Leib gestreut. Zuerst verlor Jochen nur das Gleichgewicht, dann die Sprache und zuletzt seine Erinnerungen. Nur der pendelnde Fuß verweigerte sich bis zum Schluss dem Gewächs.

Wird man aus Erfahrung klug? Zu meinem 18. Geburtstag hatten mich Oma und die Haha reichlich beschenkt. Nur das sehnlichst Gewünschte war mir vorenthalten worden. Die Haha sagte immer, Wunschzettel seien keine Bestelllisten. Vielleicht war ich einfach zu gierig gewesen. Vielleicht war der 18. Geburtstag nicht der richtige Anlass, um sich Vollständigkeit zu wünschen. Vieles sprach dafür. Zumal man in Deutschland erst mit 21 Jahren so richtig volljährig wird.

Das deutsche Wort Reifeprüfung gefiel mir deutlich besser als der lateinische Ausdruck Abitur. Der pralle deutsche Begriff war gefüllt mit Bedeutung und Veränderung. Je länger ich darüber nachdachte, desto sicherer wurde ich mir. Weihnachten wird nicht im Juli gefeiert. Ich würde am Tage der Zeugnisübergabe meine große Stunde erleben. Wie hatten die Buntschatten immer gesagt? Ich würde nicht so schnell schalten, man müsse mit mir Geduld haben.

Ein Bild vom Osdorfer Weg setzte sich vor meinem inneren Auge zusammen: Mit dem Zeugnis in der Tasche verlasse ich das Schulgelände und in dem Augenblick, wo ich zum Schultor hinausschreite, verschwindet wie von Zauberhand meine Ab:geschiedenheit. Die Buntschatten verlören ihre Hohlheit. Und nie wieder empfände ich Ab:wesenheit, wo Anwesenheit möglich wäre.

Am Schultor musste es eine magische Schwelle geben, nur war sie mir bisher nicht aufgefallen. Aufgeregt bemerkte ich eine Unachtsamkeit. Gab es diese Schwelle auch am Hintereingang? Auf meinem Bild zeigte sich ein Klecks. Durfte ich am Tag meiner Reifeprüfung achtlos zum Osdorfer Weg hinausgehen, wie ich es immer tat?

Zweifel übermalten den Rest des Bildes. Der Ausgang zum Osdorfer Weg war eigentlich gar kein richtiger Ausgang, sondern eine Art Schlupfloch, wo Schüler ihre Räder hindurchschoben. Die Lehrer benutzten mit ihren Autos immer den südlichen Eingang, der viel erwachsener aussah als der kleine Bruder im Norden. Rasch war ich mir sicher. Die magische Schwelle, um ins Leben zu treten, gäbe es nur am Haupteingang. Wenn ich mir nichts, dir nichts zum falschen Törlein hinausstiefelte, würde ich leichtfertig den wichtigsten Augenblick meines Lebens vertun.

Fortan gab es für den Ausgang meiner Schulzeit nur noch eine Gewissheit. Der Schritt ins Leben führte hinaus: auf den Ohlenkamp. Voller Erwartung sehnte ich meinen letzten Schultag herbei.

Zeitig stand ich auf, machte das Bett und nahm Platz an meinem Schreibtisch. Kalt war dieser Dezembermorgen, nur kurz lüftete ich das Zimmer. Ein letztes Mal zupfte ich den Notenzettel aus dem Umschlag und betrachtete meine Ergebnisse in der schriftlichen Prüfung vom August:

Englisch – 13 Punkte
Französisch – 12 Punkte
Biologie – 7 Punkte

Es war kurios. In meinem vermeintlich besten Fach, Biologie, war ich weit unter meinen Möglichkeiten geblieben und in den ehemals gefürchteten Aufsatzfächern hatte ich reüssiert. Im vierten Prüfungsfach würde ich lediglich mündlich geprüft und so stellte Gemeinschaftskunde keine Herausforderung dar, zumal meine Lehrerin, Frau Hänsler, fast nie Fledermausallüren zeigte.

Einen letzten Blick auf die Themenliste leistete ich mir noch, dann räumte ich meinen Tisch leer und wischelte vergnügt über die kühle Tischplatte.

Ohlenkamp – Ohlenkamp – Ohlenkamp.

Glücklich murmelte ich die Silben und wartete wischelnd auf das Läuten der Flurglocke, die das Frühstück ankündigen würde.

Die Prüfung überstand ich wie erwartet ohne Schwierigkeiten. Im Gegensatz zur Augustprüfung hatte ich mich für Gemeinschaftskunde gewissenhaft vorbereitet. Während die Lehrer kurze Zeit über meine Note berieten, wartete ich draußen und betrachtete den Goldfischteich. Bevor ich mit meinem Zeugnis die magische Schwelle überschritte, könnte ich mir noch eine winzige Freude gönnen und dem Angelpunkt all meiner Wanderungen einen letzten Besuch abstatten.

Bei der Zeugnisübergabe schwirrten meine Gedanken umher. So richtig bekam ich nicht mit, was die Lehrer zu mir sagten. Ich verabschiedete mich in aller Höflichkeit und verstaute ehrfürchtig mein Zeugnis der Reife. Aufgeregt strebte ich Richtung Hauptausgang. Goldfischteich? Dafür fehlte mir nun doch die Muße. Die Stufen im Eingang hüpfte ich beschwingt hinunter.

Sophienterrasse – Sophienterrasse – Sophienterrasse.

Ein letzter Blick zum schwarzen Brett: beglückt eilte ich weiter. Die Schule war aus, nun begann die Zeit der Vollständigkeit.

Je näher ich dem Schultor kam, desto langsamer setzte ich meine Schritte. Das Überschreiten der magischen Schwelle wollte ich in allen Einzelheiten auskosten. Es würde wundervoll sein.

Schal rieb sich die vorwinterliche Luft an meinen Wangen. Wie am Morgen des 183. Tages hielt ich die Nase in die Luft, um einen Hauch der Veränderung zu erschnuppern.

Wie riecht die Vollständigkeit der Gefühle?

Wie empfindet man Anwesenheit, wenn sie sich nicht nur in einem Fuß oder in einem Knie offenbart, sondern in einem selbst?

Das Abitur war in meinem Schulköfferlein verstaut. Ein passendes Gefühl dazu verweigerte sich mir. Ausgeräumte Hoffnungen ließ ich zurück.

Nun lag er hinter mir, der Ohlenkamp. Kalckreuthweg, Ebertallee und Baseler Platz: das waren Straßen, die mir seit Kindheitszeiten ihre himmelblauen, wolkenweiß beletterten Schilder zeigten. Hatte ich es vermasselt? Konnte ich mir sicher sein, den richtigen Ausgang gewählt zu haben? Der Ohlenkamp besaß zwar hinreißend schöne Bordsteine und einen zweiguten Sandweg, den der Osdorfer Weg nicht vorweisen konnte. Reichte das aber aus, um die vierspurige Hauptstraße auszustechen?

Niedergeschlagen zog ich meine Schritte über das geometrische Muster der Gehwegplatten. An der Othmarschener Post bog ich in die Giesestraße ein. Das niedrige Gartentor klackte wie immer. Seltsam lächelnd begrüßte mich Sabine:

»Möchtest du mir dein Abitur zeigen?«

»Nein.«

Das Lächeln auf Sabines Gesicht zerkräuselte sich. War sie beleidigt?

Ich hängte meinen taubenblauen Mantel auf den Bügel und grübelte darüber nach, warum sie beleidigt war. Warum freute sie sich nicht über meine Aufrichtigkeit? Warum sollte es einen Grund geben, mein Abiturzeugnis vorzeigen zu wollen?

Ohne ein weiteres Wort stieg Sabine die zwei Treppen zu ihrem Mädchenzimmer hinauf. Als ich mich setzte, sagte der Korbstuhl knirschend Hallo. Sabine fragte:

»Möchtest du mir wirklich nicht dein Abitur zeigen?«

»Nein.«

»Von all meinen Freunden bist du der seltsamste. Jeder meiner Freunde wäre stolz auf seine Leistung. Und sie würden meine bewundernden Blicke genießen. Dir aber bedeuten meine Augen nichts, das ist mir schon aufgefallen. Nie siehst du mir ins Gesicht, wenn wir uns unterhalten.«

Sabine war noch immer beleidigt. Ich brauchte eine Weile, bis ich die richtigen Worte beisammen hatte:

»Möchtest du mein Abitur sehen?«

»Das fragst du noch?«, sagte Sabine.

Ich kramte es hervor und reichte es an die erleichtert lächelnde Sabine weiter.

»Mit dem Abitur könnte ich Medizin studieren«, meinte sie hingehaucht leise.

Während Sabine in meinen Punkten schmökerte, strichen meine Blicke über ihre glatt gekämmten Haare. Jetzt tief im Herbst waren ihre Haare dunkler als im Sommer. Mit jedem Blick verflüchtigte sich meine Niedergeschlagenheit und nach einer Weile wippte ich leicht im Stuhl hin und her. Das sanfte Knirschen gefiel mir und Sabine ermahnte mich nicht, es bleiben zu lassen.

Zum Abschied überreichte mir Sabine eine fotokopierte Kurzgeschichte von einem Autor, den ich nicht kannte. Schulausflug war der Titel.

Im Hofhaus erwartete mich bereits die Haha. Sie fragte unverblümt:

»Dann zeig mir einmal dein Abitur.«

Eigentlich hatte ich keine Lust, mein Abitur vorzuzeigen. Da die Haha aber keine Frage gestellt hatte, ließ mein Standardnein für alle Lebenslagen nichts von sich hören. Eingehend studierte die Haha meine Noten. Alles, was sie für mich zu hoffen gewagt habe, sei übertroffen worden. Seit vielen Jahren umschwieg die Haha alles, was meine frühe Kindheit betraf. An diesem Dezembertag war das anders. Fast beiläufig erzählte sie:

»Als ganz kleines Kind gab es eine Zeit, wo du nicht so warst, wie es sich eine Mutter wünscht. Du hast das Sprechen vernachlässigt und bist gerne allein gewesen. Einige Zeit dachten dein Vater und ich, dass wir dich auf eine Sonderschule geben müssten. Das waren unnötige Sorgen. Du hast alle Zweifler widerlegt, einschließlich deiner Mutter.«

Viele Worte verlor die Haha noch, viele Gesten wurden von ihr gemacht, ehe sie schwieg. Mir blieb am Tag meiner Reife keine Ernüchterung erspart.

Ich war früher blöd gewesen?

So genau wollte ich das nicht wissen. Es war angenehm, als klug zu gelten. Ein zäher Verdacht erhärtete sich. War es eigentlich erlaubt, dass ich mir einen Strahlesonnenschüler ausdachte, damit diese Gestalt für mich zur Schule ging und Noten einheimste, nach denen ich mich immer gesehnt hatte? Könnte man das nicht als eine Art Schummelei ansehen? Ausdrücklich untersagt war es nicht, so meinte ich zu wissen. Nicht mir war das Abitur geglückt, sondern einer Theatergestalt, die nicht nur so aussah wie ich, sondern auch so hieß und alles besser konnte. Das bisschen Stolz auf meine guten Noten, das sich über die fehlende magische Ohlenkampschwelle hinübergerettet hatte, wurde von der Offenheit der Haha zerkocht.

Manchmal ist es recht angenehm, die Augen vor etwas zu verschließen. Jetzt war diese angenehme Zeit vorbei. Warum war ich manchmal dumm, warum manchmal klug? Bisher hatte ich keine

Antwort darauf finden können. Jetzt bot sich eine Erklärung an. Musste ich nur daran zupfen? Das, was die Haha erzählte, hörte sich gar nicht magisch an. Die Haha meinte, ich solle auf mein Abitur stolz sein und diese frühen Jahre am besten vergessen.

Möchtest du mir dein Abitur zeigen: nicht nur der Heimer wollte bewundern, was Dummbart da angestellt hatte; Verwandte, Bekannte und Freunde staunten gleichfalls. Ich hörte auf, Nein zu sagen.

Barthels Most fühlte sich nie einsam, weil er im Bücherbord Tag und Nacht Gesellschaft fand. Von Wunschzetteltag zu Wunschzetteltag vergrößerte sich seine Clique. Ich musste nicht einmal erwähnen, dass ich die Wörterbücher für meine Arbeit in der Rätselredaktion brauchte. Die Haha schenkte mir gerne Wörterbücher.

Barthels Most war der Meister meines Bücherbordes. Sein Geist war der Geist, den alle Bücher in sich trugen. Ich wollte zwei Wörter nachschlagen, deren Sinn sich vor mir verbarg. Was ist Eifersucht? In einem Spielfilm hatte ich das Wort aufgeschnappt, ohne zu wissen, was damit gemeint war. Zum Glück fand ich bei Barthels Most eine erhellende Erklärung.

Was ist autistisch? In der Kurzgeschichte, die mir Sabine zugesteckt hatte, fand sich das andere Wort. Obwohl ich all meine Wörterbücher konsultierte, versperrte sich mir der tiefere Sinn des Wortes. Autismus leitet sich her von dem griechischen Wort autos für selbst.

Was bedeutet es, wenn ein Buntschatten selbst- und ichbezogen ist?

Warum ist er dann auch kontaktunfähig?

Das klang so, als wäre Schnee sonnenhungrig.

Die dackelig wackelige Erklärung ließ mich kalt.

33

Nach drei Monaten der Ruhe beklebte mich Ende März wieder die Pflicht. Widerstrebend verließ ich das Hofhaus. Bus und S-Bahn schüttelten mich bis zum Dammtorbahnhof.

Rotherbaum – Rotherbaum – Rotherbaum.

Der Name des Stadtteils vagabundierte durch meine Gedanken. Zerstreut erreichte ich das Hauptgebäude der Wirtschaftswissenschaften. Ein Professor hielt in einem restlos gefüllten Hörsaal die Begrüßungsrede. Unter den fremden Fledermausstudenten fühlte ich mich fehl am Platze und sehnte mich nach der Schleeschule zurück. Dort war alles überschaubar, hier fühlte ich mich verloren. Nach der Begrüßungsrede musste ich meine Kurse für das erste Semester BWL wählen. Allein das Fach Statistik machte mich neugierig. Ich belegte es und nahm alle Pflichtveranstaltungen in meinen Stundenplan auf. Aus Heimweh zur Schleeschule gönnte ich mir auch Kurse in Wirtschaftsenglisch und Russisch.

Als alle Formalitäten erledigt waren, strebte ich ohne Schlenker zum Dammtorbahnhof. Heim wollte ich in den Vorbeckweg. In den nächsten Wochen bliebe noch Zeit genug, um das Universitätsgelände zu erforschen.

Kräftig strahlte die Sonne in das Giesestraßenmädchenzimmer. Viel zu hell eigentlich für die Jahreszeit, der Frühling nahm gerade erst seinen Anfang. Das Rot von Sabines Haaren zeigte eine kupferne Farbe. Für Sabines Abitur sah es gut aus. Sie hatte die Klausuren überstanden und fühlte sich kampfeslustig.

»Wie hat dir dein erster Tag an der Uni gefallen?«

»So lala.«

»Begeistert klingt das nicht.«

»Ich werde BWL nicht zu Ende zu studieren. Spätestens nach dem zweiten Semester breche ich das Studium ab.«

»Und was machst du dann?«

»Vielleicht fortgehen, vielleicht ein anderes Fach studieren.«

»Weiß deine Mutter über deine Pläne Bescheid?«

»Nein.«

Um Italienisch zu lernen, verbrächte Sabine den Sommer in Florenz, da sie nicht mit einem Studienplatz in Hamburg rechnete. In Italien, so hatte sie herausgefunden, ließe man sie ohne Numerus clausus Medizin studieren. Fast beiläufig fragte sie mich aus der Unterhaltung heraus:

»Was ist für dich an einem Mädchen wichtig?«

Diese abrupten Wendungen in Gesprächen stellten mich immer auf die Probe. Sabines Frage konnte vieles bedeuten und alles. Ratlos saß ich da. Mein Körper verspannte sich. Der Korbstuhl knarrte. Sabines aufmerksame Art verlangte nach einer richtigen Antwort. Im Gegensatz zu anderen Buntschatten gab sich Sabine, wenn sie schon so verräterisch beiläufig fragte, nicht mit Plauderblabla zufrieden. Sie fragte immer hartnäckig nach, wenn ich mich in Floskeln flüchtete.

Ich versuchte erst einmal, Zeit zu gewinnen, und erkundigte mich freundlich:

»Wie meinst du das?«

Immer noch beiläufig sagte sie:

»Worauf achtest du bei einem Mädchen? Ist es für dich wichtig, dass sie gut aussieht?«

Ah, jetzt machte es bei mir Klick. Diese Frage kannte ich aus Gesprächen mit Frank und anderen Buntschattenjungen. Bei der Beantwortung gab es zwei Möglichkeiten. Ich konnte lügen, womit ich gute Erfahrungen gemacht hatte, oder die Wahrheit sagen, was ich besser sein ließe, da es sonst heikle Nachfragen gäbe. Sabine bekam die Antwort zu hören, mit der ich bislang die besten Erfahrungen gemacht hatte:

»Mädchen müssen gut aussehen.«

Damit meine Antwort so richtig zur Geltung kam, legte ich in meine Stimme einen leichten Kennerklang. Den hatte ich beim Heimer abgelauscht. Man muss nicht nur die passenden Worte finden, man muss sie auch passend aussprechen. Nach all den sprachtauben Jahren war ich jetzt in der Lage, meine Stimme klanglich auszustaffieren. Voller Genugtuung lauschte ich meinen Worten hinterher. Es zahlte sich aus, auf den Heimer zu hören. Den Casanovatouch hatte ich gut getroffen.

»Wie du das schon sagst«, erwiderte Sabine, »von dir hätte ich das nicht erwartet.«

Binnen eines Augenblicks kühlte sich die milde Frühlingsluft ab. Es war nun gar nicht mehr angenehm im Giesestraßenmädchenzimmer.

»Das klingt fürchterlich oberflächlich«, sagte Sabine.

Die ersten Uniwochen waren eine Bereicherung. Die Busfahrt vom Flottbeker Markt den Osdorfer Weg entlang und dann die Ebertallee hinunter bis zum S-Bahnhof Othmarschen entschädigte mich bald für den Verlust meines ab:gründig geliebten Schulweges. Die Bahnfahrten von Othmarschen bis Dammtor fügten sich kantenlos in meinen Alltag.

Das Universitätsgelände am Rothenbaum selbst war aber eine Enttäuschung. Die schmucklosen Gebäude gaben dem Campus keinen Halt. Nirgends bot eine Mauer Sicherheit, nirgends schuf ein Zaun Vertrauen, nirgends fing die Universität an und nirgends hörte sie auf. In den ersten Tagen spazierte ich im Univiertel umher und war mir nie sicher, ob ich den Campus bereits verlassen hatte, weil ich immer dann, wenn nichts mehr auf Studenten und Professoren hinwies, doch noch auf ein vereinzeltes Hochschulgebäude stieß.

Über die Bordsteine und Gehwegplatten wollte ich nicht mosern. Sie zeigten die gleiche Güte wie in den Elbvororten. Still erfreut war ich von dem Kopfsteinpflaster vor der Staatsbibliothek. Während der ersten Vorlesungen im Wiwi-Bunker, so nannten die

Studenten das Hauptgebäude der Wirtschaftswissenschaften, musste ich an die Buntschatten in der Schleeschule denken und an den Heimer, der bei der Bundeswehr mit Schere und Maßband seine Tage zählte. Der ach so langsame Axel hatte sie überholt. Ich gab mich der Hoffnung hin, dass ich die Jahre der Verstummung vergessen dürfte, wie die Haha mir empfohlen hatte, dass die Zukunft Vollständigkeit für mich bereithielte.

Wie lange war es her, dass ich hier zuletzt gespielt hatte? Mein Blick schweifte über das holzeingedeichte Karree, über das Betoneiland und über die Wogen aus Sand. Wie oft hatte ich hier mit meiner Kinderschaufel bis auf den feuchten Grund gegraben?

Australien – Australien – Australien.

Für einen Augenblick nahm ich dieses dreigute Gelände wieder in Besitz: die Kiefern an der Mauer, die winzige Fußballwiese, das hingekauerte Klettergerüst, der backsteinummauerte Hagebuttenstreifen, die Stufen des Treppleins, wo ich bei der Vorbeckiade beinah ins Straucheln geraten wäre, die allgegenwärtigen weißen Mauern der Atriumbungalows.

Ich rutschte von der Sitzbank hinunter, wo ich lässig auf der Lehne gehockt hatte, und kniete mich auf den Holzrahmen der Sandkiste. Noch einmal in die Fluten aus Zuckersand eintauchen, noch einmal bis auf den Grund graben, noch einmal Schaufel und Eimer hervorholen, um bis zum Abendbrot hier zu spielen: Heimweh durchflutete mich.

Ich schaute mir die Borke der Kiefern genauer an. Die Stämme waren nicht verharzt: nicht zerschnitzt. An der Fußballwiese fiel mir eine Veränderung auf. Sattes Grün bot sich meinen Augen dar. Früher sah der Rasen anders aus, ab:gewetzter. Wenn keine Kinder mehr darauf spielen, überwächst das Gras die erdbraunen Strafräume. Der Spielplatz im Vorbeckweg war jetzt immer leer, da der Fledermausnachwuchs auf den Swutsch ging.

Ich trat an das Klettergerüst und klopfte auf das Holz. Ich erinnerte mich wieder an den Tag, als ich von der Heiterkeit durchgeschüttelt worden war. Stumm sagte ich den Witz auf.

Als ich zur Straße hinaustrat, erspähte ich Peter, als er gerade von der Schleeschule heimkehrte. Freudig winkte ich ihm zu. Peter begrüßte mich und öffnete dann seine Schultasche mit den Worten:

»Ich habe etwas für dich.«

Ein Geschenk bekommen: das wäre Linderung für meine heimwehkranke Seele. Neugierig schaute ich ihm zu, wie er in seinen Sachen kramte. Da hielt er schon in den Händen, was für mich bestimmt war.

»Sei nicht enttäuscht«, sagte Peter.

In seinen Worten lag Klang aus alten, vertrauteren Tagen.

»Warum sollte ich über das Abiturheftlein enttäuscht sein?«, wollte ich wissen.

»Du hast zwar das drittbeste Abitur, sie haben dich aber vergessen. Weder gibt es ein Foto von dir noch haben sie deinen Namen erwähnt. Die anderen Vorzieher haben sie nicht vergessen.«

Es war schön, dass Peter mir die Botschaft schonend beibrachte. War das aber überhaupt nötig? Ich horchte in mich hinein. War ich wirklich enttäuscht über das Vergessenwerden, über das Nichtgenanntsein?

Ich blätterte in dem Abiturheftlein. Für jeden der über 80 Buntschatten war viel Platz reserviert. Oben schmückte ein Foto die Seite, darunter prangte ein Wahlspruch. Name und Anschrift rundeten das Ganze ab.

Als ich bei Peters Seite angelangt war, hörte ich seinen Kommentar:

»Wundere dich nicht über die seltsamen Bilder. Von jedem haben sie mehrere Aufnahmen gemacht und jeweils das schlechteste Foto ausgewählt, um keinen zu bevorzugen.«

Ah, das war also der Grund für Peters merkwürdige Pose. Ich blätterte und schaute mir die anderen Buntschatten an: Frank himmelte herum, Jogi zeigte Verve, Sabine lehnte lachend in einer Ecke und Michael streckte die Zunge heraus. Bis auf Axel hatte der ganze Abiturjahrgang in dem Heftlein Aufnahme gefunden. Ich meinte zu Peter:

»Wenigstens du hast mich nicht vergessen.«

Er nickte kurz. Ich nutzte die günstige Gelegenheit und fragte:

»Wie sieht eigentlich Sabine aus?« Peter stutzte. Ich fragte nach:

»Sieht sie schlecht aus?«

Peter schüttelte den Kopf. Ich fasste Mut und fragte weiter:

»Sieht Katrin besser aus als Sabine?«

Ohne einen Moment nachzudenken, sagte Peter:

»Sabine sieht besser aus, deutlich besser.«

Wie seltsam. Peter sagte etwas ganz anderes als Jogi.

34

Der Strandhafer wogte auf der Düne. Vom Wassersaum schaute ich hoch zur Holztreppe, die beim Café »Oase zur Sonne« hinab zum Strand führte. Der Heimer war wie immer in Kampen bei seinen Freunden, was die Haha, die sich lieber am Westerländer Strand sonnte, leicht betrübte.

Sinnlos glücklich ließ ich Sand durch meine Finger rieseln. Das erste Semester BWL hatte ich überstanden. Viele weitere würden nicht folgen. Still und heimlich fing ich an zu lichteln. Wolkenweiß war eine schöne Farbe. Kringel und Gries umkreiselten mich. Es kostete mich mittlerweile Geduld, ein Muster heraufzubeschwören, das Belohnung in sich selbst fand.

Unschlüssig ließ ich meinen Blick über den Strand schweifen. Ein Buntschattenmädchen räkelte sich gelangweilt im Sand. Ab und zu blickte ich hinüber. Ihre blonden Haare flossen über die Schultern auf den Rücken, wo eine Brise Strähne für Strähne zerzauste. Abwesend wischelte ich einen Halbmond in den Sand. Finger und Handteller sogen die körnige Wärme ein, ertaubten und begannen, in der Pendelei zu schweben.

Schaute mich das Buntschattenmädchen etwa an? Um meine leichte Aufregung zu vertreiben, gab ich mir einen Klaps und betrachtete die sonntägliche Brandung. Die Wellen machten wirklich etwas her, was ich aber gar nicht so recht zu würdigen wusste. Das Buntschattenmädchen schaute bestimmt nur zufällig in meine Richtung. Ich spähte hinüber. Sie blickte, wie ich erwartet hatte, aufs Meer hinaus.

Musste man beim Strandsand 37 verschiedene Arten des Glitzerns unterscheiden? Oder waren es 111? Ich blickte erneut hinüber und zuckte zusammen. Vier oder fünf Meter lag das Buntschattenmädchen jetzt dichter bei mir. War das ein Zufall?

Schläfrig lag sie da. Ihr Kopf ruhte in den verschränkten Armen. Das dunstige Gesicht entzog sich meiner Wahrnehmung. Ich konnte nicht erkennen, ob das Buntschattenmädchen schlummerte oder mich anschaute. Ich blickte nach Westen, wo sich die Nordsee mit Flutes Kraft an den Strand warf.

Auf einmal verspürte ich Lust, in dieses schäumende Getose einzutauchen. Das letzte Mal hatte ich am frühen Nachmittag gebadet. Das Wasser stand jetzt hoch am Strand. Woge für Woge rollte von Westen heran.

Der erste Schwall Nordseewasser schoss über meine Zehen. Die 19° fühlten sich kühler an als erwartet. Bis zu den Oberschenkeln stand ich im strudelnden Wasser. Eine Gänsehaut prickelte über meinen Rücken. Ich passte die nächste stirnhohe Welle ab und hechtete in den vergänglichen Leib. Machtvoll drückten mich die Wirbel zu Boden. Ich griff mit beiden Händen in den körnigen Nordseesand, stieß mich ab, tauchte auf und schwamm mit kraftvollen Stößen über die Brandungszone hinaus, dann ließ ich mich treiben. Sanft hob mich eine Welle in die Höhe und rollte unter mir hindurch.

Ich schaute zum Strand – ein wenig neugierig war ich ja doch –

und erschrak heftig. Das Buntschattenmädchen befand sich nicht mehr dort, wo ich es zuletzt gesehen hatte. Hilflos paddelte ich auf der Stelle, während das blonde Buntschattenmädchen auf mich zuschwamm. Obwohl der Wind in meinen Ohren sauste, waren ihre ersten Worte gut zu hören:

»Sind die Wellen nicht wunderbar?«

Das Buntschattenmädchen lockte mich in ein Gespräch hinein. Woge auf Woge rollte zum Strand. Carolins Stimme klang süddeutsch, bayerisch. Zwischen zwei Wellen entdeckte ich, dass sie anfing zu bibbern. Dabei war sie erst zehn Minuten im Wasser. Wie schafften Buntschatten es nur, so schnell zu frieren?

Freundlich teilte ich Carolin meine Beobachtung mit:

»Dir ist kalt.«

»Das Wasser ist so schön. Ich möchte noch bleiben.«

Ich glaubte Carolin jedes Wort, obwohl ich mir nicht sicher war, ob sie die Wahrheit sagte. Zehn Minuten später hatten sich ihre Lippen bereits ins Bläuliche verfärbt. In einem jähen Schub begriff ich, dass Carolin, aus welchem Grund auch immer, beschlossen hatte, so lange im Wasser zu bleiben wie ich. Eine letzte Welle gönnte ich mir noch, bevor ich durch die Brandung zum Strand hochstapfte. Carolin folgte mir zitternd auf dem Fuße.

Fröstelnd klopfte sie ihre bläuliche Haut ab. Während ich mich im kühlen Sylter Wind abtrocknete, beobachtete sie mich.

»Du frierst gar nicht«, sagte sie sehr unbayerisch, fast hochdeutsch.

Ja, da hatte sie Recht. Auf heißem Sand konnte ich barfuß laufen und in kaltem Wasser ewig baden.

Das schöne Wetter hielt sich über Sylt. Gut gelaunt radelte ich am nächsten Tag zum Strand. An der »Oase zur Sonne« kettete ich mein Fahrrad an. Bei Windstille und praller Sonne war es wegen der stehenden Luft an den Fahrradständern immer unerträglich heiß. An diesem Montag musste es richtig windig sein. Selbst in dieser windgeschützten Mulde verschaffte mir ein kräftiger Hauch Abkühlung. Nicht eine Schweißperle kullerte über meine Stirn.

Oben auf der Düne empfing mich dann wie erwartet eine stramme Brise. Mein Blick schweifte über den buntkörbigen Strand. Ein wenig gespannt suchte ich Carolins Sandburg. Ich brauchte ein wenig, bis ich sie gefunden hatte. Von den Eltern und den beiden Töchtern, 17 und 12 Jahre, war noch nichts zu sehen.

Mein Blick schweifte zum Horizont. Bei Niedrigwasser war der Strand deutlich breiter als bei Flut. Obwohl der Wind aus Westen wehte, schien die Nordsee heute flach in den Wellen zu stehen. Oder täuschte das von hier oben? Bei Ebbe zeigte die Nordsee ungern, was an Brandung in ihr steckte.

Vergnügt hüpfte ich die Stufen hinunter. Wie jedenTag rutschten meine Finger über das ausgeblichene Holz des Handlaufes. Wie jeden Tag erfreute ich mich am nichtigen Treppengrau. Am Fuße der Düne schlenderte ich ein Dutzend Sandburgen nach Norden. Wie immer war der Heimer bei seinen Freunden in Kampen. Die Haha schätzte sich glücklich, wenigstens ihren jüngsten Sohn am Westerländer Strand begrüßen zu dürfen. Erst seit dem Wochenende war die Haha auf der Insel. Die Arbeit in der Rätselredaktion war wieder schuftig. Nach einer kleinen Plauderei begab ich mich auf Wanderschaft. Es war an der Zeit, dem Meer Guten Tag zu sagen. Ich teilte der Haha mit, wo Carolin mich finden könne. Mit dezenter Neugier quittierte die Haha die frohe Nachricht von meiner Strandbekanntschaft.

Unten am Strand spielte ein blondes Buntschattenmädchen Federball. Ihre Bewegungen gefielen mir, ich schaute ein wenig länger hin. Am Rettungsschwimmerwagen stand auf der schwarzen Tafel mit Kreide geschrieben: 20°. Das war schön für die Buntschatten. Jetzt war es nicht mehr ganz so kalt. Unten am Wasser nahm sich die Brandung doch mächtiger aus, als von der Düne herab betrachtet. Eine auslaufende Welle überschwemmte meine Füße. Es kribbelte in mir. Ein kleines Begrüßungsbad wäre jetzt genau das Richtige.

Ich ging zurück zum Strandkorb. Das hoch gewachsene Buntschattenmädchen hob gerade den Federball auf, als mein Weg mich an ihm vorbeiführte. In der Ingolstädter Sandburg zeigten sich immer noch keine bewegten Farben.

Erst lange nach dem ersten Bad – die Sonne hatte meine Haare bereits angetrocknet – bekam ich Besuch. Carolin seufzte. Daheim hatte es Knatsch gegeben. Gestern Abend war überraschend die ältere Schwester mit ihrem Freund in Tinnum aufgetaucht. Ich merkte auf. Es gab also drei Schwestern. Das sonnige Gemüt der 22-jährigen Tochter, die gehofft hatte, im Familiendomizil günstig Quartier zu finden, verärgerte die Eltern. Vor ein paar Monaten hatte nämlich die liebe Frau Tochter noch bessere Pläne gehabt, als mit Vater und Mutter an der langweiligen Nordsee Urlaub zu machen. Jetzt war die Insel ausgebucht und in dem Tinnumer Reihenhaus fehlte es an Platz für sechs Buntschatten. Mit Müh und Not hatte sich am Vormittag ein Zeltplatz in den Dünen finden lassen. Ich merkte erneut auf. Das war also der Grund für das späte Erscheinen am Strand.

Carolin schlug vor, ein wenig nach Süden zu wandern, um den Knatsch hinter sich zu lassen. An dem großen Holzschild, wo der FKK-Strand endete, zog ich meine Badehose an und Carolin ihren Bikini. Je weiter der elterliche Strandkorb hinter ihr lag, desto gelöster erzählte sie von sich und ihrer Welt. Kösching, ihr Heimatort, liege nordöstlich von Ingolstadt. Bis zur Donau wäre es noch ein kleines Stückchen.

Ihr Vater arbeite als Testpilot und sei stolz auf seine Tochter, die völlig überraschend zur Klassensprecherin gewählt worden sei. Carolins Bräune stamme aus Italien. Sie habe den Juli dort bei einer Freundin verbracht.

Allmählich hörte ich mich in ihren bayerischen Zungenschlag hinein. Es klang näpfchenniedlich, wie sie erzählte. Ein paar ihrer Wörter schlichen sich in meinen Wortschatz ein. Ich lag neben ihr und studierte ihr dunstiges Gesicht. Wie mochte Carolin wohl aussehen? Auf ihrer sandbesprenkelten Wange glitzerten Flocken. Warum konnte ich ein Gesicht nicht wahrnehmen, wie ich das Meer wahrnahm? Ein Wunsch aperte aus: einmal in ein Gesicht eintauchen, einmal bis zum Grund hinabgleiten, einmal Verborgenes aufspüren.

Am Abend gab es für den Heimer etwas ganz Wichtiges, was er mit mir besprechen musste:

»Wie sieht sie aus?«

Die Haha hatte die frohe Nachricht nicht für sich behalten können. Die Frage des Heimers überraschte mich. Hätte ich damit rechnen müssen, dass der Heimer Neugier zeigte? Anstatt über eine gute Erwiderung nachzudenken, vertat ich meine kostbare Zeit mit dieser Grübelei. Zu meinem Glück störte den Heimer mein Schweigen nicht im Geringsten. Er deutete es als Zeichen des Verliebtseins, was natürlich seine Neugier nur noch vergrößerte. Der Heimer ließ nicht locker:

»Sieht sie gut aus?«

Ich fühlte mich wie auf Glatteis. Ich musste an das letzte Gespräch mit Sabine denken und ärgerte mich darüber, dass ich nicht wusste, wie Carolin aussah. Auf einmal leuchtete in mir eine zweigute Antwort auf. Ich musste nicht einmal die Unwahrheit sagen:

»Komm doch morgen mit an den Strand und schau sie dir an.«

Zu meiner Überraschung radelte ich am Dienstagvormittag nicht allein zum Oasenstrand. Der Heimer begleitete mich. Eifrig stapfte er am Fuß der Düne zum Strandkorb der Haha. Gemächlich folgte ich ihm.

Der Anblick ihrer beiden Söhne verzückte die Haha. Die Hofhausfamilie war vollzählig am Westerländer Strand versammelt. Die Haha mochte es erst nicht glauben. Da sie nicht wusste, warum der Heimer hier war, deutete sie sein Erscheinen dahin, dass er sie mit einem Besuch beehrte. Sie fühlte sich geschmeichelt. Der Heimer raunte mir zu:

»Wo ist sie?«

Ich deutete zum unteren Strand, wo sich Carolin mit ihrer kleinen Schwester beim Boccia vergnügte. Jetzt war ich neugierig, was der Heimer sagen würde. Obwohl mir Sabines Vorhaltungen noch zu denken gaben, wünschte ich mir insgeheim, dass Carolin kein unscheinbares Etwas sei. Der Heimer machte es spannend. Aus Erfahrung wusste ich, dass der Heimer bei Gesichtern gut war. Ließ er mich jetzt bewusst zappeln?

Geduldig wartete ich auf sein Urteil. Langsam wurde ich unruhig. Sah Carolin so hässlich aus, dass er es mir nicht sagen mochte? Von der Seite versuchte ich, auf dem diesigen Gesicht des Heimers einen Hinweis zu entdecken. Als er mich nach einer Ewigkeit anschaute, begriff ich. Dem Heimer hatte es die Sprache verschlagen, was äußerst selten vorkam. Anerkennend nickte er mir zu. Carolin sah also nicht nur gut aus. Sie sah richtig gut aus.

Das gscheit (so der Heimer) ausschauende Köschinger Buntschattenmädchen schlug einen Ausflug vor. Ich stimmte zu, zog meine Badehose an und klemmte mir ein Handtuch unter den Arm, da sich der Wind über Nacht gelegt hatte. Der Textilstrand im Süden gehörte zu den unbewachten Strandabschnitten, was für mich bedeutete, dass ich dort nur an Tagen ohne gehisste Warnbälle baden mochte. Bei zwei Warnbällen war das Baden auch unter Aufsicht verboten. Während eines 14-tägigen Sommerurlaubes kam das aber nur selten vor. Heute flatterte am Strandwärterhäuschen kein roter Warnball.

Ich schlenderte am Wassersaum entlang und erfreute mich an der Kühle und an dem Glanz des feuchten Sandes, der aussah wie glatt gewischelt. Noch war das Meer aufgewühlt, doch die Wogen verloren zusehends ihre Wucht. Als ich Carolin auf ihre Familie ansprach, machte sie einen bedrückten Eindruck. In Tinnum grummelte es weiter. Auf dem Bauch liegend, strich ich den muldigen Sand glatt. Carolin erzählte fröhlich über ihre beruflichen Pläne.

Sie habe vor, beim Flugzeugbau zu landen. Sie machte eine Pause, bevor sie fragte:

»Wollen wir uns einmal in Westerland verabreden?«

»Ja, gerne. Und wann?«

»Morgen Abend, am Mittwoch, habe ich keine Zeit. Wie wäre es mit heute Abend?«

»Ja, gerne. Und wann?«

»Gegen halb acht?«

»Ja, gerne. Und wo?«

»In der Friedrichstraße? Ich würde mit dem Fahrrad kommen.«

»Einverstanden: um 19 Uhr 30 an der Ecke Friedrichstraße-Elisabethstraße.«

Ummondet wischelte ich neben Carolin weiter über den Sand.

»Möchtest du gar nicht wissen, warum ich morgen Abend keine Zeit für dich habe?«

Jetzt, wo sie es erwähnte, schien es mir durchaus sinnvoll, nachzufragen, warum sie morgen Abend keine Zeit für mich hatte.

»Ja, gerne. Und warum?«

»Ich treffe mich mit einem Modefotografen, der letztes Jahr Bilder von mir gemacht hat. Die Verabredung morgen Abend steht schon lange fest. Es wäre unhöflich, sie abzusagen.«

Carolins Stimme war dabei aufzutauen. Ihre Worte klangen nicht mehr so vereist wie am Montag. Ich meinte aus ihrer Bemerkung herauszuhören, dass ihr die rechte Lust fehlte, war mir aber nicht sicher und fragte deshalb nach:

»Warum klingen deine Worte so traurig?«

»Ich würde mich viel lieber mit jemand anderem treffen.«

Ah, es gab also nicht nur einen Fotografen, sondern noch jemanden. War das auch ein Modefotograf? Ich wollte das genauer wissen und fragte:

»Mit wem wärst du denn morgen Abend gerne zusammen?«

Carolin ließ sich viel Zeit mit der Antwort, die zu meiner Überraschung kürzer ausfiel als erwartet:

»Mit dir.«

Ach so, eigentlich hatte ich als Nächstes fragen wollen, worin sich der zweite Fotograf von dem ersten unterschiede. Ich pustete meine zurechtgelegten Worte beiseite und vertiefte mich in den Halbmond vor meiner Nase. Der Sand glänzte fast so, als sei er von einer ausufernden Welle glatt gestrichen worden. Ich verstand mein Handwerk, da gab es keinen Zweifel.

Nach dem ersten Bad am unbewachten Strandabschnitt spazierte ich erleichtert zu meinem Handtuch. Es war alles gut gegangen. Ich war nicht ertrunken. Während der nächsten Viertelstunde spürte ich, wie angenehm es ist, die Haare in der Sonne trocknen zu lassen.

Carolin erzählte von einer Bahnfahrt in Italien. Ich fragte nach:

»Was ist dir von Italien noch in Erinnerung geblieben?«

»Man verbrennt sich dort leicht die Finger.«

»Wie meinst du das?«

»In Italien verbrennt man sich beim Händewaschen ganz leicht die Finger. Auf den Wasserhähnen steht überall caldo. Das bedeutet leider heiß und nicht kalt.«

»In Italien hätte ich mir auch die Hände verbrannt.«

Ich erzählte von meiner Hamburger ZOB-Enttäuschung. Carolin hörte vergnügt zu. Das Gespräch sprudelte weiter, bis es auf einmal versandete, ohne dass ich daran schuld gewesen wäre. Carolin schwieg vor sich hin. War sie beleidigt? Einen Grund gab es dafür nicht. Manchmal ist es so, dass Buntschatten, die schweigen, ihr Vergnügen darin finden, zu schweigen. Leider lässt sich an ihrem Schweigen nie erkennen, auf welche Art sie gerade schweigen. Nach vielen Augenblicken der Stille konnte ich meine Neugier nicht mehr verbergen und fragte:

»Bist du beleidigt?«

»Nein.«

»Langweilst du dich?«

»Nein.«

»Bist du müde?«

»Nein.«

Jetzt war ich am Ende mit meinem Latein. Ich schaute mir Carolin genauer an und versuchte es mit einer ausgefallenen Mischung:

»Bist du beleidigt, gelangweilt und müde zugleich?«

»O nein.«

Das war seltsam. In meinen Augen sah Carolin so aus, als wäre sie es.

»Am Sonntag hast du am Strand aber genauso schläfrig ausgesehen«, sagte ich.

Carolin wurde munter.

»Glaubst du das wirklich?«

Ich summte ein kleines Ja.

Carolin fragte:

»Wann bin ich dir denn das erste Mal am Sonntag aufgefallen?«

»Unten am Wasser, einige Zeit bevor ich zum Baden gegangen bin«, antwortete ich.

»So spät erst? Ich habe dich viel früher entdeckt. Gleich am Mittag. Während der nächsten Stunden habe ich dich immer im Auge behalten.«

»Warum?«

»Du bist die ganze Zeit allein gewesen. Das hat mich neugierig gemacht«, sagte sie und legte ihren Kopf wieder in die Armbeuge.

In Carolins Verhalten gab es Widersprüche. Ich fragte:

»Und davon bist du so schläfrig geworden?«

»Von meiner Neugierde bin ich nicht müde geworden«, sagte sie lachend. »Du bist so einsam gewesen. Niemand hat sich um dich gekümmert. Das habe ich gemocht. Deshalb bin ich zum Strand hinuntergegangen.«

»Und dann bist du müde geworden?«

Carolin lachte schelmisch.

»Ich habe nur so getan.«

Jetzt verlor ich völlig die Übersicht. Buntschatten verhielten sich oft auf eine Weise, dass es mich rätseln ließ. Zum Glück zeigte sich Carolin geduldig. Ich durfte also darauf hoffen, dass sie mir alles erklärte. Insofern machte das Gespräch auch wieder Spaß, obwohl ich so wenig verstand wie beim Lesen lateinischer Lyrik. Ich fragte nach:

»Warum hast du nur so getan?«

Carolin sagte kein Wort. Es gibt gute Fragen und es gibt weniger gute Fragen. Diese Frage schien zu der zweiten Sorte zu gehören. Dafür gab es nämlich ein untrügliches Anzeichen: Das Gespräch versandete völlig.

Carolin schwieg, blickte auf die Brandung und sah aus, als wäre sie beleidigt, gelangweilt und müde zugleich.

Für eine Weile hörte ich den Einflüsterungen des Meeres zu. Das Rauschen der Wogen klang verlockend: Komm doch her, spiel mit uns. Warum sagte Carolin nichts? Ich schloss die Augen und gab mich den Klängen der Nordsee hin.

Nach einer Unzahl von Wellen hielt Carolin eine Antwort für mich bereit:

»Ich war gerade dabei, mich in dich zu verlieben.«

Das Rauschen verebbte. Ein paar Herzschläge später hörte ich Carolin wispern:

»Ich liebe dich.«

Ich lauschte auf das Geflüster der Wogen: Möchtest du noch immer mit uns spielen? Muss man beim Strandsand 37 verschiedene Arten des Glitzerns unterscheiden? Oder sind es 111? Warum dachte ich nur darüber nach? Ich wollte jetzt weder baden noch den Sand bewundern.

Ich ordnete meine Gedanken. Was bedeutete es, wenn ein Buntschattenmädchen zu mir sagte, es liebe mich? Das war etwas anderes als ein guter Morgen, der mir gewünscht wurde. Was geschähe, wenn ich das Gleiche zu Carolin sagte? Ohne weiter nachzudenken, fächerte ich einen Satz Silben auf:

»Ich liebe dich.«

Was würde als Nächstes geschehen? Wie verzaubert lag Carolin neben mir. Nach einer Weile sagte sie tastend:

»Ich liebe dich.«

Sie wiederholte ihre Worte.

Ein Vöglein aus frühsten Kindheitstagen wagte sich in mir hervor. Von weit weg sagte es zu Carolin:

»Ich liebe dich.«

Das Buntschattenmädchen sagte immer noch tastend:

»Ich liebe dich.«

Das zerrupfte Vöglein aus frühsten Kindheitstagen spreizte sein Gefieder und sagte:

»Ich liebe dich.«

Aus einem dreiguten Nachmittag wurde ein vierguter Nachmittag. Carolin sah immer noch aus, als wäre sie beleidigt, gelangweilt und müde zugleich. Vielleicht tat sie ja nur so. Immer noch tastend, immer noch unsicher sagte Carolin:

»Ich liebe dich.«

Früher sagten die Fledermäuse, ich hätte einen Vogel, wenn sich der kleine Papagei in mir zeigte. Du sollst nicht immer alles nachplappern! Diese Ermahnung hallte in meinen Ohren wider. Es tat mir weh, wenn die Fledermäuse mich ausschimpften, denn ich empfand es als ungerecht. Ich konnte ja nichts dafür, dass der kleine Papagei in mir so gerne den Schnabel aufsperrte und Worte wiederholte, die man nicht wiederholen durfte. Da die Fledermäuse sich aber garstig zeigten, blieb mir nichts anderes übrig, als meinen gefiederten Freund zu verscheuchen. Wann immer er Verbotenes tat, rupfte ich ihm zur Strafe Federn aus und fauchte ihn an. Bald war er so zerzaust und verschreckt, dass er sich trollte. Das geschah zu jener Zeit, als ich wieder sprechen lernte.

Ich hatte so lange warten müssen. Jetzt, an diesem Nachmittag im August, wagte er sich wieder hervor, ohne dass ich dafür bestraft wurde. Flatterhaft schön waren diese vierguten Stunden am unbewachten Strandabschnitt. Die Zeit verging im Fluge. Sooft der kleine Papagei in mir wollte, durfte er Buntschattenworte nachplappern. In meinem Glück wurde ich fast wehmütig, weil dieses Gefühl in mir so lange verreist gewesen war.

Auf dem Rückweg zu den Sandburgen im Norden meinte Carolin:

»Noch nie habe ich einem Jungen in so kurzer Zeit so oft gesagt, dass ich ihn liebe.«

35

Carolin winkte mir schon von weitem zu, als ich auf der Elisabethstraße heranradelte. Da waren ihre blonden Haare, die schlanke Gestalt und das dunstige Gesicht. Ich erkannte in ihrem Mundwinkel ein kleines Kräuseln und ahnte, woher die Trübung rührte.

»Wie geht es dem Knatsch?«, fragte ich ganz im Sinne meiner Höflichkeit.

»Der ist immer noch bei uns zu Gast«, sagte Carolin.

»Könntest du ihn nicht vor die Tür setzen?«

»Wenn das so leicht wäre, wie es sich sagt, hätte ich das schon gestern getan. Wenn alle zusammen am Tisch sitzen, ist es in Tinnum wirklich unangenehm. Beim Abendessen habe ich die ganze Zeit schlichten müssen, sonst wäre aus dem Knatsch richtig dicke Luft geworden.«

Mein Fahrrad war jetzt sicher angekettet. Carolin wählte den Weg zur Kurpromenade.

»Hast du lange auf mich warten müssen?«, fragte ich.

»Nein«, sie schüttelte vergnügt den Kopf, »du bist auf die Minute pünktlich. Das rechne ich dir hoch an. Ich mag es nicht, wenn man sich mit jemandem verabredet und ihn dann warten lässt. Deshalb bin ich auch gleich nach dem Küchendienst losgefahren. In Tinnum kümmere ich mich zur Zeit ganz allein um die Teller und Löffel. Die anderen sind zu beschäftigt, weil sie sich zanken müssen.«

Buntschatten flanierten in großer Zahl auf der Friedrichstraße. Ein milder Wind fächelte durch meine Haare. Die vertrauten Gebäude an der Promenade empfingen mich wie immer mit sonnenbekleckšten Fenstern. Still und heimlich wünschte ich ihnen einen Guten Abend. Durfte ich eigentlich zu einem Fenster sagen: Ich liebe dich?

Die Abendsonne verfärbte sich langsam. Das grelle Gelb des Mittags dunkelte nach. Ein leichtes Rot gewann in der Sonnenscheibe an Kraft. Carolin stützte sich auf das weiße Holzgeländer an der Strandmauer. Ihr Blick suchte auf dem Meer Zuflucht.

Auf einmal sagte sie:

»Sieh nur, wie das Meer glitzert.«

»Wie ein Schwarm Schmetterlinge«, sagte ich nach einer Weile.

Carolin sah mich aus dem Augenwinkel heraus an und bemerkte dann verschmitzt:

»In meinem Bauch glitzert es wie auf dem Meer.«

Was meinte sie damit? Ich linste kurz auf ihren Bauch, um dort eine Antwort zu finden. Es brachte nichts ein. Ich wusste ja, wie sie heute Abend gekleidet war. Die beige Leinenhose war weit geschnitten, die sandfarbenen Schuhe hatten halb hohe Absätze und zu dem weißen Hemd trug Carolin eine hellblaue Windjacke.

Mein großer Wunsch war seit langen Zeiten, einmal als weltgewandt bezeichnet zu werden. Bisher hatte sich dieser Wunsch nicht erfüllt. Bei Buntschatten galt ich seit geraumer Zeit als klug, worüber ich mich zwar wunderte, was ich aber mittlerweile schätzen gelernt hatte. Da ich diesen guten Ruf nicht ramponieren wollte, durfte ich bei unverständlichen Ausdrücken nicht zu oft nachfragen. Das hinterließe einen dümmlichen Eindruck, wie ich herausgefunden hatte.

Warum meinte Carolin, es würde in ihrem Bauch glitzern wie auf dem Meer? Ich seufzte innerlich. Warum konnte ich schwierige

Aufgaben der Stochastik mit links lösen, scheiterte aber kläglich an simplen Fragen des Alltags?

Ich versuchte, mir Carolins Worte bildlich vorzustellen. Da tauchte schon die nächste Frage auf: Was hatte die Nordsee hinter Carolins Bauchnabel zu suchen? Theoretisch hatte ich es bereits in Betracht gezogen, dass Buntschatten eigene Gefühle und Gedanken besäßen. Für die Praxis brachte dieses Gedankenspiel mir bislang keinerlei Vorteil. Für mich lebten weiterhin alle Buntschatten auf dem Mond und ihr Tun und Trachten war von außerirdischem Schrot und Korn.

Carolin lotste mich zu einem Eisstand, wo farbenfrohe Wimpel flatterten, die mich an das Volksparkstadion und an einen dreiguten Nachmittag erinnerten. Zwei WM-Waffeln Vanilleeis waren schnell gekauft. Vor der Musikmuschel passierte es. Für ein paar Schritte ging ich versteinert neben Carolin her. Völlig überrascht wusste ich nicht, wie mir geschah. Carolin hatte den Arm um meine Hüfte geschlungen und ließ mich nicht mehr los. Sie neckte mich:

»Sei nicht so schüchtern, du darfst ruhig den Arm um mich legen.«

Ich mochte es nicht, wenn ich als schüchtern bezeichnet wurde. Das war meines Wissens genau das Gegenteil von weltgewandt. Ungelenk legte ich meinen Arm um Carolins Schulter und versuchte gleichzeitig, das steinige Gefühl aus meinem Leib zu verdrängen. Es war nicht so, dass Carolin mir wehtat. Ihre Hand hielt mich sanft, aber bestimmt gefangen. Diese Nähe war neu und bedrohlich. Zum ersten Mal wagte es jemand, mich zu berühren. Zum ersten Mal durchwehte mich ein Hauch von ummenschlicher Anwesenheit.

Am Wellenbad hatte ich mich aus meiner Versteinerung so weit befreit, dass ich wieder im Mund den Vanillegeschmack wahrnahm. Ich war noch am Leben. Carolin knusperte an den letzten Resten ihrer Waffel und meinte:

»Es ist seltsam, dass wir zusammengefunden haben. Ich habe noch nie jemanden wie dich kennen gelernt. Eigentlich gehörst du gar nicht zu der Sorte Jungen, die ich mag. Aber jetzt, wo ich mit dir zusammen bin, verliebe ich mich immer mehr in dich.«

Ich betrachtete Carolins Antlitz von der Seite und erkannte – in der Tat – deutlicher als zuvor: Sie sah beleidigt, gelangweilt und müde zugleich aus.

Auf dem Rückweg vom Ende der Promenade machte Carolin an der Musikmuschel einen freien Strandkorb ausfindig. Frohlockend nahm sie Platz. Erleichtert fühlte ich, wie in meine Hüfte das Leben zurückkehrte. Die Entspannung währte nur kurz. Im Strandkorb kuschelte sich Carolin an mich. Fast mein ganzer Körper fiel der Versteinerung zum Opfer. Carolin flötete:

»Das nenne ich Glück. Die Promenade ist überfüllt und wir haben einen Strandkorb für uns allein.«

Wo sie Recht hatte, hatte sie Recht. In einen Strandkorb reicht der Platz wahrlich nicht für drei. Die Abendsonne entglitt allmählich dem Himmel. Einen Augenblick später begann sie, ohne Zischen und Brausen im Meer zu versinken.

»Schau nur, wie schön das ist«, sagte Carolin.

Wo sie Recht hatte, hatte sie Recht. Sonnenuntergänge auf Sylt sind immer einen Blick wert. Ich bemühte mich, die Kruste an meinem Leib aufzubrechen. Es kam mir seltsam vor, dass mich Carolins Nähe so erstarren ließ. Es war ein ähnliches Gefühl, als hätte ich mir den Fuß verstaucht, nur tat es weh. Die letzten Strahlen erleuchteten den Himmel.

»Die Sonne sagt den Wolken Gute Nacht.«

Carolin lauschte eine Weile meinen Worten hinterher, meinte dann:

»Schau mich einmal an.«

Nichts ahnend, wandte ich mich um. Carolins Lippen berührten für einen Herzschlag meine Lippen, dann huschten ihre Augen wieder übers Meer. Verwundert blickte ich auf ihren Mund. Carolin schmiegte sich an mich und schwieg.

Ich hatte den ganzen Abend nicht einmal daran gedacht, sie zu küssen, und sie tat es einfach. Das Verhalten der Marsmenschen war für einen Erdenbewohner nicht immer leicht zu verstehen.

Allmählich deckte die Nacht den Strand und die Stadt mit Dunkelheit zu. Carolin nahm mich bei der Hand und lenkte meine Schritte zur Dünenstraße. Das seltsam lebendige Wesen neben mir hatte Lust auf einen kleinen Spaziergang durch das abendlich verträumte Westerland. Carolin erzählte nicht nur von ihrem ersten Freund, in den sie sich mit 15 verliebt hatte, auch von anderen Buntschattenjungen erzählte sie. Sie reihte Anekdoten aneinander, gab Histörchen preis, lüftete kleine Geheimnisse und große. Sie erzählte auch von Italien und den Italienern, die ihr den Hof gemacht hatten.

Auf einmal sagte sie:

»Ich fühle mich an deiner Seite so jung und unerfahren. Du hast bestimmt schon viele Freundinnen gehabt.«

Jetzt machte ich große Augen, was jedoch in der Westerländer Dunkelheit nicht weiter auffiel. Ich hatte mich nicht verhört. Carolin meinte, was sie sagte. Seit so langer Zeit wünschte ich mir sehnlichst, auf die Frage, ob ich schon eine Freundin hätte, mit Ja antworten zu dürfen, und nun machte mir Carolin dieses Geschenk. Sie fragte mich nicht, ob ich schon einmal eine Freundin gehabt hätte. Nein, ganz im Gegenteil, das war für sie erwiesen. Sie bewunderte mich sogar dafür, dass ich bereits bei so vielen Mädchen Erfolg gehabt hätte. Ich genoss Carolins Lob und litt gleichzeitig unter einem schlechten Gewissen, weil mir dieses Lob nicht zustand.

Ich spürte wieder, dass mir die Worte fehlten. Buntschatten hatten keine Gefühle. Deshalb war es unnütz, den Buntschatten von meinen Gefühlen zu erzählen. Warum sollte ich einer Eibenhecke erzählen, was ich empfand? Machte ich mich lächerlich, wenn ich einer blonden Eibenhecke von meinen Unsicherheiten erzählte? War ich am Ende selbst eine Eibenhecke? Ein bunter Schatten? Und hin und wieder eine Fledermaus?

Für eine Weile entglitten mir meine Gedanken. Stumm und leer wanderte ich neben Carolin her.

In der Bismarckstraße schaute sie sich die Vitrine des Kinos an. Während sie die Programmvorschau begutachtete, umfasste sie meine Hand fester und fing an, sanft mit dem Arm zu schlenkern. Vorsichtig nahm ich ihre Bewegung auf. Neben dem Kino erstrahlte das Schaufenster des Möbelgeschäftes in prallem Licht. Noch vor Mitternacht würde es sich verdunkeln, das wusste ich aus Erfahrung. Carolin verweilte vor dem Schaufenster. Die einladend umgeschlagene Bettdecke bot den Augen ein makellos glatt gestrichenes Laken dar. Bewundernd wischelte mein Blick über die ent:faltete Pracht.

Auf der nahen Friedrichstraße spazierten ab und an Buntschatten vorüber. Ausgiebig betrachtete Carolin die Auslagen und hielt – es war mir aus dem Bewusstsein geglitten – immer noch meine Hand umschlossen. Sanft schlenkerten die beiden Arme hin und her. Allmählich fand ich Gefallen an dieser gleichförmigen Bewegung. Während ich mich in Geduld übte, versuchte ich auf der Scheibe Carolins Spiegelbild zu fassen. Im Glas ruhte mein Blick auf ihr, sie bemerkte es nicht. Auf einmal deutete Carolin auf das Schaufenster und sagte:

»Da möchte ich gerne mit dir sein.«

Über Sylt bauschten sich nachtdunkle Wolken. Ein Quäntchen Wind schob die Ballen geruhsam Richtung Festland. Der Fahrtwind umgarnte meine Stirn. Carolins Scheinwerfer wies den Weg nach Tinnum. Meine Gedanken umstreiften immer noch die Bismarckstraße. Es war nicht immer leicht, den Worten der Buntschatten einen Sinn abzugewinnen. Was hatte Carolin gemeint? Seit zehn Minuten kreiselte diese Frage in mir.

Da Carolin auf der Heimfahrt die Stille wahrte, erfasste ich nach und nach das Geschehen. Carolin stand vor dem Bettengeschäft und wollte gerne mit mir dort sein. So hatte sie es gesagt. Was kann man in einem Möbelgeschäft alles machen? Mein Geist ratterte diverse Möglichkeiten herunter. Sinnvolles und Unsinniges reihte ich aneinander. Das meiste hielt einer kurzen Überprüfung nicht stand. Nach einer Weile ahnte ich, was ich aus ihren Worten heraushören sollte, sicher war ich mir aber nicht.

Auf dem Straßenschild entzifferte ich die Buchstaben: Wester-Tresker. Die Fahrt war zu Ende. Carolin stieg vom Rad und schaute mich an. Ein schmaler Rasen umkränzte das Tinnumer Reihenhaus. Helligkeit putzte die Fenster heraus. Mit einem Blick auf die Uhr meinte Carolin:

»Sieh an, wieder einmal bin ich rechtzeitig daheim. Ein paar Minuten bleiben uns noch.«

Ihr Gesicht verschwamm im Nebelgrau der Nacht. Zwielicht war Sand in meinen Augen. Carolin plauderte eine Weile, gab dann ein kleines Geheimnis preis:

»Weißt du, ich habe letzte Nacht von dir geträumt.«

»Und was hast du geträumt?«

»Etwas sehr Schönes. Ich möchte es dir aber nicht sagen.«

Carolin füllte die Stille mit einem Gesicht, von dem ich mit meinen versandeten Augen nicht ablesen konnte, was darin umherhuschte. Carolin schob ihr Fahrrad auf das Grundstück und sagte zum Abschied:

»Bis morgen am Strand.«

»Gute Nacht.«

»Schlaf gut, Axel.«

Als Carolin im Knatschhaus verschwunden war, radelte ich bis zum Ende der kleinen Straße, wo ich verdutzt innehielt. Ich wollte zuerst nicht glauben, was ich dort sah. Auf dem Straßenschild lächelte verschmitzt der Name: Westertresker. Für mich war das eine große Überraschung. Hatte ich mich verkuckt? Ungläubig radelte ich zum Anfang der Straße zurück und überzeugte mich mit eigenen Augen. Dort stand auf dem Straßenschild: Wester-Tresker. Ich konnte mein Glück kaum fassen. Gab es das wirklich? Carolin wohnte in einer Straße, die sich am Anfang anders schrieb als am Ende! Beschwingt radelte ich heimwärts.

Das Quäntchen Wind war die Nacht über nicht untätig gewesen. Am Morgen verhüllte eine graue Wolkendecke den Hirnmel. Eine neue Kühle wob sich in die Luft: Bindfäden. Bei diesem Wetter bekäme ich Carolin nicht zu Gesicht.

Den ganzen Vormittag über regnete es. Heute war Mittwoch und am Freitag führe ich bereits nach Hamburg zurück. Immer wieder strich mein Blick am Vorhang hinaus ins Regeneinerlei.

Gegen Mittag faserte die Kühle aus, wurde dünner und dünner. Nach dem Essen blickte ich aus dem Fenster. Eine fadenscheinige Hoffnung zeigte sich: Vielleicht hörte es gleich auf. Zwischen den Nachbarhäusern lockte ein Streifen Düne zum Ausflug.

Nach dem Aufwasch wischte ich die letzten Tropfen von der Edelstahlspüle, bis Glanz meine Augen erfreute. Muss sich jede Hoffnung erfüllen? Ein Blick hinaus gab die Antwort. Zwar wurden die Schnüre dürftig und die Tropfen so mickrig, dass sie nur noch beim Aufspritzen auf der Scheibe zu sehen waren. Aber es regnete, als sollte Sylt zugedeckt werden. Wehmütig wohnte der kleine Papagei in mir dem Schauspiel bei. Wie oft hatte ich es genossen, wenn Regentropfen über Fenster schnürten? Regentage sind zweigute Tage, weil sich die Spuren pfotenfein auf dem Glas abzeichnen. Trost fand ich heute nicht darin. Der Landregen verbannte mich für den Rest des Nachmittags an den Schreibtisch, wo ich widerwillig in den BWL-Lehrbüchern blätterte.

Nach dem Abendbrot klarte endlich der Himmel auf. Versöhnlich spiegelten sich die ersten Sonnenstrahlen des Tages in den Pfützen. Guter Dinge spazierte ich durch das Südwäldchen. Von den Kiefern und Erlen tropfte es. Beim Gehen sanken meine Schuhe sohlentief in den aufgeweichten Sand ein und der Geruch regenfeuchter Erde umfing mich. Als ich am Sportplatz aus dem Wäldchen hinaustrat, riss der Wind gerade die Wolkendecke auf. Wie jeden Abend steuerte ich auf die höchste Westerländer Dünentreppe zu. Oben auf der Himmelsleiter wehte es kräftiger. Der Wind wühlte sich durch die Knopfleiste und plusterte meine moordunkle Jacke auf. Der Abend war frischer als erwartet. Ich versteckte meine Hände tief in den Hosentaschen. Kühl drückten sie auf meine Oberschenkel.

Unten auf der Promenade bemühte sich der Wind nicht mehr ganz so aufdringlich um mich. Auf meiner Wanderung machte ich die übliche Schleife: Musikmuschel, Wellenbad, Kongresszentrum, Friedrichstraße. Die Fußgängerzone quoll über vor Fledermäusen. Sie schienen einen Spaziergang am Abend genauso zu schätzen wie ich.

Wie immer machte ich auch einen Abstecher zum Bahnhof, was nicht daran lag, dass ich mich zurück nach Hamburg sehnte. Heimlich, ja verstohlen, lenkte ich meine Schritte zu diesem Ort. An der Fremdenverkehrszentrale warf ich einen Blick auf den Sylter Straßenplan, wie ich es jeden Abend tat. Neben dem Bahnhof waren die drei Buchstaben eingezeichnet, die mich immer wieder hierher lockten: ZOB. Zaghaft kostend, gönnte ich mir einen Happen dieser alten Enttäuschung. Es war, als wollte ich die Hoffnung nicht aufgeben, dass aus meinem Irrtum noch Wirklichkeit würde.

Mein Blick schweifte auf der Karte nach Tinnum. Welche der beiden Schreibweisen würde dort zu lesen sein? Als ich die Straße gefunden hatte, musste ich zweimal hinschauen, um meinen Augen zu trauen: Wester Tresker. Das war jetzt die dritte Schreibweise für Carolins Straße!

Benommen vom Finderstolz, schlenderte ich an der Spielbank vorbei.

Wester-Tresker – Westertresker – Wester Tresker.

Bei der Bücherhalle bog ich in die Strandstraße ein. Beim neuen Kino stutzte ich: Carolin spazierte auf mich zu. Sie trug eine gelbe Regenjacke. Und der Mann neben ihr? Das musste der Fotograf sein. Carolin ging vorbei, ohne mich zu bemerken. Ich versuchte ihrem dunstigen Gesicht eine Deutung beizugeben. Sah sie gelangweilt aus? Oder täuschte ich mich? Wie sah der Fotograf aus? Das war auf die Schnelle nicht zu erkennen gewesen.

Auf dem Heimweg ging es in meinem Kopf drunter und drüber. Als ich am Spielplatz aus dem Südwäldchen trat, hielt ich inne und machte dann auf dem Absatz kehrt. Für eine Heimkehr in die Theodor-Heuss-Straße war es noch zu früh. Während der nächsten zwei Stunden umrundete ich viele Male den Ententeich. Die windflachen Kiefern boten Schutz und Dunkel.

Zum ersten Mal fiel mir auf, dass es ein Gefühl in mir nicht gab, das es eigentlich geben musste. Ich war nicht eifersüchtig auf den Fotografen. In mir fand sich außer einigen Krümeln ZOB-Enttäuschung nichts.

Ein Herz aus Marmelstein schlug in einer tauben Brust.

Der frische Wind war über Nacht nicht untätig. Am Donnerstag zeigte sich der Himmel fast wolkenlos. Unten am Wasser wurde wieder Federball gespielt. Ich behielt meine Tennishose an, zog sogar den hellblauen Pulli über. Ein kühler Hauch wehte über den Strand. Carolin winkte mir zu, ich solle kommen. Ihr Anblick verwunderte mich. Ich fragte:

»Ist dir gar nicht kalt?«

»Doch.«

»Warum ziehst du dir dann nichts über?«

»Ich fühle mich schlecht. Da tut die kalte Luft gut.«

An der Wasserkante setzte sie sich in den Sand.

»Was hast du denn?«

»Migräne.«

Das hatte nichts mit Meerrettich zu tun, wie ich früher immer gedacht hatte. Ich schickte Barthels Most einen stillen Dank nach Hamburg. Carolin sagte:

»Es muss über Nacht gekommen sein. Mein Kopf tut fürchterlich weh. Ich habe noch gehofft, dass die frische Luft am Strand für Besserung sorgt. Sonst wäre ich zu Hause geblieben.«

Nach einer Weile fügte sie hinzu:

»Außerdem wollte ich dich unbedingt wiedersehen.«

»Warum hast du Migräne?«

»Vielleicht habe ich mir nach dem gestrigen Regentag zu sehr gewünscht, dich wiederzusehen.«

In ihrer Stimme klangen Schmerz und Enttäuschung mit. Carolin war meinetwegen krank. Das tat mir Leid. Durfte ich jetzt meinen Arm um sie legen? Buntschatten machten das immer, um Trost zu spenden. Ich wusste keine Antwort, tat es dann aber einfach. Mein Arm versteifte, lastete in den Gelenken, wurde sandig, aber er versteinerte nicht. Das Migränemädchen saß da und stocherte mit ihren Blicken in den Wellen.

Ich nahm mir Zeit, Carolin anzuschauen. Ihre Bewegungen wirkten zerbrochen. Sie schwieg. Ihre gebräunten Schenkel drückten in den Sand. Über dem Schoß warf ihr Bauch schmale Falten. Hatte Carolin eine schöne Brust? Für Buntschatten war diese Frage wichtig. Über ihrer Stirn zitterten blonde Strähnen im Wind. Hatte Carolin jetzt Schmerzen im Kopf? Schmerzen, wie ich sie hätte?

In ihrem Nacken schimmerten Härchen, was mir gefiel. Woher wusste ich, dass Carolin nicht einfach nur so tat? Sie sah schläfrig aus und war es nicht. Sie sah gelangweilt aus und war es nicht. Sie sah beleidigt aus und war es nicht. Hatte sie jetzt Schmerzen? Warum fühlte ich davon nichts? Immer noch lag mein Arm sandig auf ihrer Schulter. Machte ich mich jetzt lächerlich, weil ich versuchte, einen bunten Schatten zu trösten? Würde ich auch Steine, Handtücher und Eibenhecken trösten wollen? Ich wischte meine Zweifel fort und überließ dem kleinen Papageien das Wort. Mit Tränen in der Stimme antwortete der bunte Schatten, wie er immer geantwortet hatte.

Am Mittag gönnte mir Carolins Vater ein paar Worte. Seine Tochter habe während des Reifungsbruches häufig Migräne gehabt. Eigentlich wäre die Zeit vorbei. Das letzte Mal sei schon über ein halbes Jahr her. Carolin müsse bei Migräne immer in einem abgedunkelten Zimmer liegen.

Mit diesen Worten im Gepäck machte ich mich auf meine tägliche Strandwanderung. Ich hatte Carolin nicht wehtun wollen. Während die Wellen plätscherten, wisperte der kleine Papagei in mir zeitenferne Worte:

Höhlenkind – Höhlenkind – Höhlenkind.

Der bunte Schatten war mir so nahe, wie er es sich immer gewünscht hatte. Carolin besaß nun Ab:wesenheit. In ihrem Kopf herrschte ein Durcheinander, wie man es nur im Dämmerlicht ertragen möchte. Nur war ich daran schuld.

Mit meiner Schuld im Gepäck wanderte ich weiter als sonst. Erst an der Musikmuschel machte ich kehrt. Auf dem Rückweg bedrückte mich die Vorstellung, dass Carolin meinetwegen an Kopfschmerzen litt.

Die Flut wuchtete die Wellen höher an den Strand. Die Sonne tat ihr Bestes, um dem Strand die Landregenkühle auszutreiben. So recht gelang es ihr nicht. Blonde Strähnen flatterten im Wind. Ein bläuliches Bändchen hielt den Zopf zusammen und zeigte im Nacken spielerisch seine Schleife. Ab und an klarte das dunstige Gesicht auf. Dem Federballschläger war anzusehen, dass seine besten Tage noch vor ihm lagen. Das Buntschattenmädchen fragte:

»Wo ist denn deine Freundin?«

»Die fühlt sich nicht wohl. Sie ist nach Hause gegangen.«

Unsicher saß ich da und wischelte im Sand. Warum sprach mich das Buntschattenmädchen an? Die Stimme klang nicht nach Kösching und Donau. Das Buntschattenmädchen spendete Trost:

»Oh, dann bist du ja ganz allein.«

Die ranke Gestalt setzte sich mit einer eleganten Bewegung zu mir.

»Dann werde ich dir Gesellschaft leisten. Ich bin auch allein.«

19 Jahre war sie bereits alt, kam aus Kassel und sie nannte mir

ihren Namen, der klang wie Christiane oder Kerstin und ein wenig wie Geräusch. Eigentlich wollte ich nicht mit dem fremden Buntschattenmädchen zusammen sein, viel lieber wollte ich bei Carolin sein. Ich wusste aber nicht, wie das zu ändern wäre.

Die Sonne ließ den Strand ihre Macht spüren. Die Frische vom Vormittag war nun Vergangenheit. Kerstins Gesicht blieb aber in Dunst gehüllt. Meine sandtaube Hand glitt über den Halbmond, spendete Sicherheit. Das Buntschattenmädchen nahm diese Bewegung auf, zaghaft putzte eine feingliedrige Hand das angewinkelte Knie.

Kerstin scherzte, schmunzelte, erzählte burschikos und sie tat noch etwas: Sie wischelte im Sand. In den folgenden Stunden durfte ich noch zeigen, wie sehr ich die Wellen mochte und wie gut es mir gelang, einen Federball zu treffen. All das fand bei Kerstin Lob und Bewunderung.

Gegen Abend verabschiedete sie sich. Ihre Stimme klang, als wäre sie beleidigt, gelangweilt und müde zugleich, was mich völlig verwirrte.

Zum Glück war ich wieder allein am Strand. Machtvoll flocht die Sonne ihre Strahlen in den Stoff des Abends. Der Goldbrokat über der Nordsee ließ mich noch einmal aus meiner Kleidung schlüpfen, obwohl ich meine Sachen bereits gepackt hatte. Die Brandung flutete den abschüssigen Strand und lockte mit aufgebauschten Tüchern und weißen Spitzen. Einmal noch in die Wellen eintauchen, einmal noch bis zum Grund hinabtauchen, einmal noch den körnigen Nordseesand mit Händen greifen. Eine Welle prasselte über meine Haut, fuhr in meine Knochen und durchrauschte meine Sinne.

Flüchtig streifte ich nach dem Bade die Kleidung über und schlenderte den Strand hoch. Am Dünenfuß gebot ich meinen Schritten für einen Augenblick Einhalt. Es gab Wichtigeres zu tun. Ich musste einen Gruß erwidern und sagte:

»Guten Abend.«

Unsicherheit und Überraschung färbten meine Stimme. Ich schaute auf die schaukelnde, gelbe Strandtasche neben mir. Ein wolkenweißer Bademantel wölbte sich zwischen den zusammengepressten Henkeln hervor. Wie alt war die Buntschattenfrau, die mich gegrüßt hatte? Ende 20 oder Mitte 20? Oder war sie bereits Anfang 30? Auf dem Gesicht lag Dunst, wie er immer auf den Gesichtern der Buntschatten lag, wenn ich sie zum ersten Mal deuten musste. Gemächlich ging sie neben mir die Holztreppe des Oasenstrandes hoch. Ihre Gestalt schien nicht aus Kassel oder Kösching zu kommen, sie wirkte fraulicher.

»Haben dich deine beiden Freundinnen allein gelassen?«, fragte sie.

Ich musste an Carolin und Kerstin denken und gab ihr dann in aller Ausführlichkeit Recht:

»Ja.«

»Ich habe dich schon seit ein paar Tagen im Auge. Wir sehen uns dann morgen.«

Ihre Worte klangen, als wäre sie beleidigt, gelangweilt und müde zugleich. Sie ließ mich am Fahrradstand stehen und ging aufreizend langsam zu ihrem Auto. Ich blickte ihr doppelt verwirrt nach, während ich meinen Bademantel im Gitterkorb verstaute.

Der Fahrtwind griff in meine Haare, die noch einen Rest Nordsee in sich trugen. Als ich abends im Bett lag, fühlte ich klarer, wie dumm ich mich verhalten hatte. Kaum ließ mich Carolin aus den Augen, schon sorgte ich für ein Durcheinander, obwohl ich das gar nicht gewollt hatte. Ich war am Freitag am Oasenstrand mit drei Buntschatten verabredet und alle drei waren beleidigt, gelangweilt und müde zugleich.

Am Westerländer Bahnhof gestattete ich mir noch einen letzten Blick auf die Syltkarte, wo klitzeklein, in Tinnum versteckt, Wester Tresker zu lesen war. In der Erinnerung radelte ich die Straße ab und erfreute mich an den beiden Straßenschildern.

Im Zug fand ich einen Platz am Fenster und dachte an Carolin und die beiden Buntschatten, mit denen ich eigentlich heute am Strand verabredet war. In mir tummelten sich widerstreitende Gefühle.

Ich wollte so gerne als weltgewandt gelten und wusste, dass ich davon weit entfernt war. Mein Entschwinden nach Hamburg kam gerade zur rechten Zeit.

Glück gehabt.

Die Verabredung mit Carolin am Dienstag war unvergänglich schön gewesen.

Pech gehabt.

In stiller Dankbarkeit murmelte ich:

Wester-Tresker – Westertresker – Wester Tresker.

Trost fand ich in den reimhaften Worten. Immer wieder glitzerte Carolins blondes Haar auf. Ich war überrascht und glücklich, dass sie immer noch Anwesenheit besaß in meiner Welt.

Und wenn Kösching ein Vorort von Hamburg wäre?

Ab:wesend versuchte ich, meine Gefühle zu ordnen. Doch das Rattern und Rumpeln zerschüttelte jeden Ansatz von Ordnung. Ich litt unter der Unfähigkeit, mich aus meinem inneren Wirrwarr zu befreien.

Wester Tresker – Carolin – Oase zur Sonne.

Der kleine Papagei in mir murmelte sehnsüchtig die Worte nach. Tief riss der Klang alte Wunden auf. Es war schön zugleich und schmerzlich. Leer geschlagen und traurig kehrte ich heim ins Hofhaus.

36

Der kraftlose Sommer lag in den letzten Zügen, in den Wipfeln der Straßenbäume raschelte das Laub. Ich musste mich bewegen, fortkommen. Zuhause hielt ich es nicht aus. Eine neue Gewohnheit trieb in mir ihr Unwesen. Nach Mitternacht, wenn es Zeit war, ins

Bett zu gehen, zwang mich mein inneres Durcheinander auf Wanderschaft.

Zum Hofhaus hinaus, den Vorbeckweg hinunter, zur Elbe hinab: dort zerbrachen kranke Wellen an einem verschmutzten Strand. Die Baron-Voght-Straße war eine lange Straße, die von Klein-Flottbek bis weit nach Groß-Flottbek hineinreichte. Sie nahm bei Teufelsbrück an der Elbe ihren Anfang, führte am Jenischpark vorbei nach Norden, unterquerte die S-Bahn-Strecke, schwenkte nach Osten, berührte den Windmühlenweg und fand erst am Kalckreuthweg ihr Ende.

Als ich zu Hause erschöpft in den Federn lag, durchblätterte ich im Licht meiner Leselampe noch einmal das Abiturheftlein. Sie hatten mich einfach vergessen. Seit den Sommertagen auf Sylt sammelten sich Zweifel in mir an. Ich studierte bereits im zweiten Semester BWL, obwohl ich es gar nicht wollte. Was sollte ich machen, wenn ich mich von der Uni verabschiedete?

Die Euphorie vom August war verflogen. Auf der Heimfahrt über den Hindenburgdamm hatte ich berauscht daran geglaubt, mar zu sein. Früher hatte ich nicht gemerkt, wie anders ich war, jetzt merkte ich es. Mit jedem Monat spürte ich stärker, wie unvollständig ich war. Es nützte nichts, wenn ich Auswendiggelerntes zum Besten gab ohne ein Gefühl dafür, was die Worte eigentlich bedeuten sollten. Es fehlte so vieles, was eigentlich in mir sein sollte, dass ich ganz graue Gedanken bekam.

Ich konnte machen, was ich wollte, ich fühlte mich wie ertrunken.

Röhrenlicht krebste durch die Gänge des Wiwi-Bunkers. Im klinisch ausgestrahlten Vorlesungsraum nahm ich Platz. Es war wie jeden Morgen – mit einer Ausnahme. Als alle Plätze besetzt waren, flatterte noch ein Schwarm Fledermäuse herein und ließ sich auf dem Boden nieder.

Um Viertel vor neun erschien Herr Spieker. Er zeigte sich vom kühlen Herbst unbeeindruckt. In Söckchen und Sandalen stand er da. War das verwaschene Leibchen eine Nummer zu klein oder eingelaufen? Die weiße Baumwollhose spendete seinem Körper noch am meisten Wärme. Hatte sich der Dozent in seinem Büro umgezogen?

Ein Kollege sei erkrankt, für diese Woche würden dessen Studenten bei ihm hören, meinte Herr Spieker. Nächste Woche böte die Uni vielleicht eine Ersatzvorlesung in VWL II an.

Herr Spieker liebte es, seine Vorträge mit rasch hingestrichelten Diagrammen anschaulicher zu gestalten. Auch an diesem Morgen strichelte er schwungvoll auf der Projektorfolie herum. Er konnte zwar wegen der Enge nicht wie gewohnt herumtigern, fand jedoch in schwungvollen Gebärden einen Ausgleich.

Stille überspannte die Tische. Herr Spieker legte eine Pause ein, um die nichts sagende Strichelei wirken zu lassen. Ein Flüstern kroch hinter mir durch die Reihe. Herr Spieker hob seinen Stift und kündigte die Quintessenz seiner Ausführungen an.

Da geschah es.

Es gibt viele Arten von Rülpsern. Mancher ist nicht mehr als ein schnödes Japsen. Anderen mangelt es an Klang. Dieser hier war ein Prachtstück: kehlig, perlend und makellos rund im Abgang.

Es gibt viele Arten von Beifall. Mancher ist nicht mehr als ein mitleidiges Dankeschön. Anderen fehlt es an der Aufrichtigkeit. Dieser hier kam von Herzen.

Es gibt viele Arten von Gesichtern. Manche sind blass. Andere gebräunt. Dieses hier war wie geschaffen, um zu erröten.

Suchend zuckte Herr Spieker herum. Eingezwängt am Projektor, musste er den Beifall von dreihundert Händen über sich ergehen lassen.

Als wieder Ruhe einkehrte, sprach Herr Spieker einen wohl überlegten Satz:

»Nichts Menschliches ist mir fern.«

Lange hallten die Worte in mir nach.

Ich wusste, wie es war, ausgelacht zu werden, und hatte dennoch mitgeklatscht. Den ganzen Vormittag beschäftigte mich mein Verhalten. Ich mochte mich nicht leiden, wenn ich einen Buntschatten fledermausig auslachte.

Auf der Heimfahrt spürte ich diffus, dass ich dabei war, etwas zu lernen.

Unruhe trieb mich die Baron-Voght-Straße hinab. Der Spätherbst hüllte sich in Kälte. Zur Mitternachtsstunde bohrte kaum ein Auto seine Scheinwerfer in die Dunkelheit. Am Ende meiner Schulzeit hatten die anderen Abiturienten vergessen, mich zum Fototermin einzuladen, und am Tag meiner Einschulung war der Haha nicht aufgefallen, dass in der Kamera der Film fehlte. Drängte sich da nicht der Eindruck auf, dass ich ein wenig unterbelichtet sei?

Durfte ich mich eigentlich über die anderen Abiturienten ärgern? Von jedem war das schlechteste Bild veröffentlicht worden, damit keiner bevorzugt würde. Mit einer Ausnahme. Für mich hatten sie die beste Darstellung gewählt, die sich denken ließ: Sie hatten mich vergessen. Treffender ließ sich nicht beschreiben, wie ich mich die meiste Zeit über auf der Schleeschule gefühlt hatte. Ab:wesenheit kennzeichnete mein Leben. Intuitiv hatten das die Macher des Abiturheftleins erkannt.

Zu meiner Linken türmten sich entlaubte Bäume auf. Lichtlos ruhte das Herrenhaus im Jenischpark. Woche für Woche reihten sich die Vorlesungen aneinander. Rülpser gab es keine mehr. Die Zeit verging schneller, als mir lieb war. Wenn ich nicht aufpasste, käme ich von dem Studium nie mehr los.

Ein Luftzug wehte den Geruch der Elbe die Baron-Voght-Straße hinauf. Der große Strom war krank vor Abwässern und wälzte sich im Bett einem Ende entgegen, das Nordsee hieß. Ausgestorben lag Teufelsbrück da. Keine Bewegung auf dem Anleger verunsicherte die Nacht. Die Hände in die Taschen gedrückt, stapfte ich über den nachtgrauen Elbsand.

Grell beleuchtete Industriebetriebe brannten drüben in Finkenwerder Löcher in die Dunkelheit. Träge plätscherten Wellen über den Sand, schwemmten Treibgut an, rauschten Worte in mein Ohr: Einfalt und Einsamkeit.

Jetzt einfach losschwimmen bis nach Australien und dort eine Eibenhecke pflanzen.

Ein tiefes Gefühl schluckte mich. Axel wäre weltgewandt? Das bekäme ich niemals zu hören. Selbst wenn ich nach Australien schwömme. Diese Hoffnung bliebe immer ein Traum.

Die Elbe war krank in sich. Eine Stunde gab ich mich dem Klang der Wellen hin. Die Traurigkeit saß tief in mir. Es war nicht nur irgendein Gefühl, das in mein Bewusstsein drängte. Dafür besaß es zu viel Macht. Die drohende Ahnung, dass ich in der nächsten Zeit noch viele Hoffnungen würde begraben müssen, trieb mich fort zum Hofhaus.

Früh senkte sich die Nacht über das nachmittägliche Grau. Der Heimer war bereits gestern ausgeflogen und die Haha seit Stunden fort. Mir war das recht. An diesem Silvester war Alleinsein eine gute Wahl. Das Ende des Jahres ließ mich ausgehöhlt in die Zukunft blicken.

Sabine, Katrin, Carolin: seit zwei Jahren bemühte ich mich, eine Freundin zu finden. Erfolgreich verlief die Suche nicht. Mehrmals durchmaß ich das Hofhaus vom Keller bis zum Garten, um aus seiner Anwesenheit Sicherheit zu schöpfen. Aus dem Tannenbaum im Wohnzimmer pickte ich mir einen Kringel und schlenderte knabbernd in die Küche, wo noch immer das Mauerblümchen blühte.

Sich im Kreise drehen, taumelig werden: wie hatte ich das früher gemocht. Das Mauerblümchen schien vergessen zu haben, wer ich war. Aus vielen nostalgischen Versuchen wusste ich, dass sich der Reiz vergangener Jahre nicht mehr wachrufen ließ. Wie sehr ich es mir auch wünschte, die rauschhafte Begeisterung, dieses Gefangensein in der Bewegung, flackerte nicht mehr auf.

Vom Dresdner Stollen in der Küche schnitt ich mir eine Scheibe ab und lauschte auf das Grummeln der Nacht. Unter meinen Schritten zerstob die Stille des Hofhauses. Die Geländerheizung pumpte Wärme in den Flur. Ich lehnte mich hinüber und schaute in den Treppenabgrund. Angenehm pulste die Hitze in meine Oberschenkel, während ich Kuchen kauend auf die Kellertreppe starrte.

Von mir, wie ich früher gewesen war, fehlte mittlerweile so vieles in meinem Leben, dass mir unheimlich wurde. Fortwährend tauschte ich Gewissheit ein gegen Verunsicherung, ohne dass sich ein Gewinn abzeichnete. Wie viel würde ich noch aufgeben müssen, um klarer sehen zu können? Wollte ich das eigentlich überhaupt?

Ein schnurriges Klingeln drang an mein Ohr. Ich trottete zum grasgrünen Schuhschrank neben der Küchentür, wo das Telefon läutete. Wer mochte das sein? Es klingelte ein viertes Mal, ein fünftes Mal. Ein Blick auf das Zifferblatt in der Küche bestärkte mich in meinem Gefühl: 20 Uhr 30. Für einen Anrufer, der mir ein frohes, neues Jahr wünschen wollte, war die Zeit noch nicht reif. Die Haha und der Heimer hatten erst für Mitternacht ihr Klingeln angekündigt. Es läutete ein siebtes Mal, ein achtes Mal. Fühlte ich mich nun von dem Anruf gestört oder nicht?

Da ich mich nicht entscheiden konnte, hob ich den Hörer ab und meldete mich. Es dauerte eine Weile, bis ich Antwort bekam. Die Stimme klang vertraut. Ich brauchte nicht lange, um sie einzuordnen. Die Anruferin fragte:

»Was machst du gerade?«

»Ich telefoniere mit dir.«

Ein leises Lachen war am anderen Ende der Leitung zu hören. Nach einer kleinen Pause hörte ich die Stimme sagen:

»Bist du alleine?«

»Ja.«

»Und du bist überrascht, dass ich dich anrufe, nicht wahr?«

»Da hast du Recht.«

»Ich bin auch alleine. Alle sind fort. Mir ist nicht zum Feiern zu Mute.«

Es blieb ruhig in der Muschel. Vom Vorbeckweg her knallten, gedämpft durch die Entfernung, Böller, dann krachelte auf dem Spielplatz eine Matte los. Früher hatte es in der Straße mehr Lärm gegeben. Den Fledermausnachwuchs lockte es jetzt auf andere Feste. Ein Räuspern kroch in mein Ohr. Dann fragte die Stimme:

»Wollen wir uns zu einem Spaziergang im Jenischpark treffen? Sagen wir um zehn am Haupteingang?«

Zu meiner eigenen Verwunderung sagte ich weder Nein noch zögerte ich mit der Antwort.

»Ja, gerne.«

»Danke. Es ist schön, dass du Zeit hast. Bis dann.«

Ich lauschte in den Hörer. Kein Knacken war zu hören. Ich lauschte weiter, fragte in die Stille:

»Bist du noch da?«

Ein Lachen, kräftiger als das erste, gab Antwort.

»Ich warte gerade, dass du den Hörer auflegst.«

Ein paar Sätze gaben sich noch Punkt und Fragezeichen, bevor sich das Gespräch in sein Ende fügte. Danach spazierte ich ins Wohnzimmer. Ein paar Gedanken schubsten sich, drängelten um Aufmerksamkeit. Sabine gehörte nicht zu den Buntschatten, die Silvester allein verbrachten. Ich war mir sicher, dass Sabine noch einmal anriefe. Es würde zu ihr passen.

Der Tannenbaum thronte in seinem Schmuck. Den Weihnachtskugeln sah man die vielen Festtage an, denen sie Glanz gespendet hatten. Seit Jahren war es meine Aufgabe, den Baum zu schmücken. Gewissenhaft kümmerte ich mich darum. Von dieser Aufgabe war der Reiz noch nicht abgeblättert. Die Strahler am Flachdach des Hofhauses schütteten Helligkeit über dem Rosenbeet aus. Was würde ich anziehen müssen? An diesem Freitag war es trocken draußen. Würde es noch regnen? Bis Viertel vor zehn hätte ich noch Zeit, dann müsste ich das Rad aus dem Schuppen holen. Was mochte Sabine wollen?

In Gedanken glitt ich die zu fahrende Strecke ab. Vorbeckweg,

Notkestraße, Osdorfer Landstraße, Seestraße, Röbbeck, Windmühlenweg, Baron-Voght-Straße, Hochrad: das hörte sich verlockend an. Wer könnte da Nein sagen? Eine Exkursion in den Jenischpark wäre ein würdiger Jahresausklang.

Als ich so dastand, überkam mich plötzlich das Bedürfnis, hochzuspringen. Ich nahm ein paar Schritte Anlauf und streckte mich dann in die Höhe. Locker betatschte ich die Wohnzimmerdecke. Ich hatte enorm an Größe gewonnen. Wie hoch könnte ich in Dachswährung springen?

10 Mark 20?

10 Mark 30?

Meine trübe Stimmung vom Jahresende heiterte sich ein wenig auf. Es gab auch Veränderungen, die Hoffnung machten.

Gegen neun klingelte das Telefon erneut. Würde ich Recht behalten? Für einen Anrufer, der mir ein frohes, neues Jahr wünschen wollte, war es immer noch deutlich zu früh. Ich hob ab und Sabine klang immer noch traurig. Sie meinte, dass ein Gespräch nichts brächte. Sie würde Dinge sagen, die sie nicht sagen wolle. Es sei besser, wenn sie den Abend mit sich allein verbrächte. Sie wolle sich betrinken.

»Wollen wir uns Donnerstagvormittag am Othmarschener Bahnhof treffen?«

»Ja, gerne.«

Am Ende des Gespräches wünschte sie mir – deutlich zu früh – ein frohes, neues Jahr. Es waren die letzten Worte, die ich im alten Jahr zu hören bekam.

37

Am Wochenende quartierte sich eine kräftige Erkältung in meiner Nase ein. Eigentlich mochte ich Fieber ganz gern, da es mir einen Hauch von Anwesenheit vermittelte. Selbst höhere Temperaturen sorgten bei mir für Wohlgefallen. 40° machten mir gar nichts aus. Eine heiße Stirn, glühende Haut und reißende Glieder empfand ich als angenehm. Doch diesmal durfte ich nicht krank sein. Marerweise erledigte ich meine Rätselaufträge schnell und ordentlich. Doch seit Montag staute sich auf meinem Schreibtisch die Arbeit, denn nichts störte mich beim Rätselmachen so sehr wie eine Nase, aus der es unaufhörlich tropfte.

Am Mittwochmorgen wachte ich auf und schaute auf den Wecker, der sein hummeliges Brummen noch ein paar Minuten hinauszögerte. Schnuppernd-schnupfend hielt ich die Nase in die Morgenluft und beschloss, guter Laune zu sein. Zwar war das Fieber zurückgegangen – ich fühlte mich bereits wieder makellos ab:wesend und trauerte den 38,1° vom Dienstag nach – aber meine Nase leckte zum Glück nicht mehr wie ein Wasserhahn.

Ich würde endlich die liegen gebliebenen Aufträge vom Tisch schaffen können. Nach der VWL-Vorlesung bei Spieker (er trug seine Sommerkleidung nicht nur im Herbst, sondern auch im Winter) setzte ich mich an den Schreibtisch und sichtete den Stapel Rätsel, bei denen es eilig wurde. Es würde ein langer Nachmittag, der erst in der Nacht sein Ende fände.

Seit über vier Jahren werkelte ich für die Haha und spürte allmählich, wie mich diese Sprachkur veränderte. Mein sprödes Deutsch wurde geschmeidig, nahm Besitz von einer Welt, wo Sprache bisher nur zu Gast sein durfte. All die Übungen der Haha, meine Fertigkeiten im Deutschen zu verbessern, hatten mich überfordert, obwohl die Anforderungen so niedrig gewesen waren. Erst das Entwerfen von Kreuzworträtseln kam meiner Art, Sprache zu verstehen, entgegen.

Kästchenweise, Buchstabe für Buchstabe, ließen sich im Rätselraster die Wörter verschränken. Einen höheren Sinn musste ich ihnen nicht beigeben. Allein vollständig und fehlerfrei mussten die Rätsel sein.

Windig war es am vorlesungsfreien Donnerstag. Wegen der milden Luft gönnte ich mir einen Abstecher zur Bökentwiete. Die anderthalb Kilometer von der Trabrennbahn bis zur Waitzstraße fallen sanft ab und waren wie immer ein Genuss. Pünktlich auf die Minute radelte ich unter der Othmarschener Bahnbrücke hindurch. Sorgfältig schaute ich mich um. Von Sabine war nichts zu sehen.

Nach zehn Minuten trudelte meine Giesestraßenfreundin ein. Ein ockerfarbener Umhang umwehte die Gestalt. Ihre Stimme klang so vertraut wie immer. Höflich sagte Sabine:

»Es tut mir Leid. Ich bin ein wenig spät. Hast du lange warten müssen?«

»Ach, nein.«

»Du Armer, deine Stimme klingt wie in Mull gelegt. Geht es dir schon wieder besser?«

»Ja, sonst wäre ich nicht hier. Bis auf meine Stimme bin ich wohlauf.«

Während der Fahrt zum Jenischpark hüllte sich Sabine in Schweigen. Ich ließ mir die wortlose Spanne Zeit gefallen. Am Haupteingang zum Jenischpark fragte Sabine:

»Was macht dein Studium?«

»Das plätschert vor sich hin.«

Nachdem sie ihr Rad angekettet hatte, sagte sie:

»Es wundert mich, dass du BWL studierst. Eigentlich passt das nicht zu dir. Du willst das Studium nicht wirklich beenden?«

»Nein.«

Auf dem Weg zum Herrenhaus erzählte ich ihr, dass ich nach dem zweiten Semester zu Jura wechseln wollte. Sabine wog Für und Wider meiner Entscheidung ab und bemerkte anschließend:

»Das ist halbherzig.«

»Halbe Sachen passen zu mir.«

Nur wenige Buntschatten waren an diesem Vormittag im winterlich kahlen Park unterwegs. Anscheinend wollte Sabine etwas erzählen, fand aber nicht die rechten Worte. Um es ihr leicht zu machen, schaute ich auf ihren luftigen Umhang und fragte:

»Ist dir warm genug?«

Sie nickte.

»Auf meinen Hirtenrock lasse ich nichts kommen. Ich habe ihn aus Italien mitgebracht.«

»Und wie geht es dem Medizinstudium?«

»Dem geht es nicht gut. Ich habe den Vorbereitungskurs nach vier Wochen sausen lassen. Und einen Studienplatz in Deutschland habe ich auch nicht bekommen.«

Es hörte sich so an, als sei der Wunsch, Ärztin zu werden, auf den Friedhof umgezogen. War das der Grund für Sabines Anruf Silvester gewesen? Teufelsbrück sah in der Helligkeit unwirtlicher aus als bei Nacht. Ich schaute auf den Sandstrand, wo ich nachts so oft dem Klatschen der Wellen zuhörte. Für mich schien alles beredet zu sein, bis Sabine sagte:

»Das ist aber noch nicht alles, was ich dir erzählen möchte.«

Sabine fing an zu erzählen und sah dabei aus, als wäre sie unter Trümmern begraben: Liebeskummer hatte sie aus Italien mitgebracht. Am Ende des langen Gespräches fragte sie mich:

»Und wie ist es dir ergangen?«

Ich dachte an den August zurück, an jenen casanovahaften Donnerstag am Strand und daran, dass ich auf der Heimreise nichts gespürt hatte, was man als Liebeskummer bezeichnen könnte. Sabine fragte nach:

»Was hast du im Urlaub erlebt?«

Ich dachte an Sylt zurück und meinte dann:

»Eine Windhose hat den Strand verwüstet.«

Ich traute mich nicht, mehr zu erzählen. Sabine fuhr nach Italien, verliebte sich und hatte Abrakadabra Liebeskummer. Carolin fuhr nach Sylt, verliebte sich und hatte Abrakadabra Liebeskummer. Wie machten Buntschatten das nur?

Möwen kreisten im träufelnden Regen. Die serbische Fichte im Hofhausgarten drohte entwurzelt zu werden, weil die gefährlich geweiteten Halteseile durchhingen. Da die Fichte noch etliche Meter wüchse, war ihr Schicksal so oder so besiegelt, denn es gab viel Sturm über Hamburg. Insgeheim hoffte ich, dass sie noch einige Winter überstünde.

Es war jetzt zwei Tage her, dass Sabine von ihrem Liebeskummer erzählt hatte. Auf dem Elbuferweg von Teufelsbrück nach Blankenese hatte sie etwas erlangt, was für Buntschatten in meiner Welt nicht vorgesehen war: Anwesenheit. Stumm saß ich am Schreibtisch und bestaunte, wie hurtig die Tropfen über die Fensterscheibe rannen.

Neu war dieses Gefühl für mich nicht. Andere Buntschatten hatten schon früher mit der Fähigkeit, mir nichts, dir nichts in meine umfriedete Welt einzudringen, aufgewartet. Nachdem sich Frank vom Schrecken auf Spitzbergen erholt hatte, hörte ich aus seiner Stimme eine Nähe heraus, die mich befremdete und anzog zugleich.

Eine Bö krümmte die standhafte Fichte schauerlich. Was mich an Sabine verstörte, hatte ich so noch nie erlebt. Das Buntschattenmädchen war immer noch anwesend in meiner Welt. Nicht am Donnerstag, am Sonnabend!

Aus den Augen, aus dem Sinn: diese Gewissheit bestimmte mein Leben. Ein Riss durchzog mich. Sabine hatte nicht nur einfach Anwesenheit erlangt. Abgeschwächt war sie immer noch anwesend. Zwei Tage, nachdem ich sie gesehen hatte! Wiewohl Sabine allmählich verschattete, vertiefte sich meine Unruhe von Stunde zu Stunde, von Bö zu Bö.

An Wochenenden war der Heimer meistens aushäusig. Seit letztem Frühjahr hatte er eine Freundin, mit der er viel Zeit verbrachte. An diesem Januarwochenende war das anders. Während er in alten Sachen stöberte, fragte er mich:

»Und du willst wirklich mit BWL Schluss machen?«

»Ja.«

»Und Jura wäre die richtige Wahl?«, fragte er.

»Von allen Kursen in BWL haben mir die Rechtskurse am besten gefallen. Wenn ich weiterstudiere, dann Jura.«

»Und was ist mit der Kunst? Mit der Schriftstellerei?«

»Vielleicht höre ich nächstes Jahr ganz mit der Universität auf.«

»Das erzählst du M. besser nicht. Sie ist mächtig stolz auf dich und hofft eigentlich, dass du später promovierst.«

Ich betrachtete den Heimer nach seinen letzten Worten. Beim Stöbern wurde er gerade fündig. Sein alter Schulatlas hatte es ihm angetan. Erfreut beobachtete ich, wie der Heimer etwas tat, wofür ich Verständnis hatte. Gab es überhaupt ein spannenderes Buch als einen Atlas? Bisher hatte ich keines in die Finger bekommen.

Der Heimer schmökerte, während ich begierig von der Seite hineinlinste: Afrika mit seinen sandigen Kostbarkeiten, das moorbraune Hochlandherz Asiens und die vergletscherten Weiten der Antarktis. Auf einmal klappte der Heimer den Atlas hoch, um mir die Sicht zu nehmen. Er fragte:

»Kennst du dich mit Hauptstädten aus?«

»Ja.«

»Wie heißt die Hauptstadt vom Oman?«, fragte der Heimer.

»Maskat.«

Da ich mit der Antwort nicht gezögert hatte, ließ er sich für die nächste Frage Zeit. Er schien jetzt nach einem Land zu suchen, dessen Hauptstadt ihm nicht geläufig war. Als er eines gefunden hatte, fragte er:

»Und von Nepal?«

»Kathmandu.«

Die prompte Antwort verblüffte den Heimer. Er vertiefte sich in den Atlas und blätterte die Kontinente durch. Er suchte jetzt nach einer wirklich schweren Frage. Er ließ sich viel Zeit, bis er gespannt vor Erwartung fragte:

»Tonga?«

»Nukualofa.«

Der Heimer sagte erst einmal nichts. Nach einer Weile fragte er:

»Du kennst alle Hauptstädte?«

»Ja.«

Der Heimer schwieg jetzt so, wie er zuletzt im Strandkorb auf Sylt geschwiegen hatte, als ich ihm Carolin gezeigt hatte: voller Anerkennung. Seltsam glücklich saß ich da.

An der Haltestelle Gänsemarkt stieg ich aus, um Knöpfe zu kaufen. Mein taubenblauer Wintermantel hatte am Wochenende einen Verlust erlitten. Im EEZ hatte ich am Vortage kein Glück gehabt. Wenn ein Knopf am Mantel fehlt, will ich nicht gezwungen sein, den ganzen Besatz der Knopfleiste auszuwechseln. In dem von der Haha empfohlenen Geschäft am Jungfernstieg hatte ich Glück. Mit meiner nichtigen Beute schlenderte ich zur Binnenalster. Wie so oft in den letzten Wochen dachte ich an Sabine. Sie hatte ihre Anwesenheit in meiner Welt wieder verloren, wie es sich für einen Buntschatten gehörte.

Das Eisen des Ufergeländers prägte sich kalt durch meine Ärmel. Wie hatte es Sabine nur geschafft, Anwesenheit zu erlangen, die über einen Augenblick hinausreichte? War ihr Liebeskummer der Grund dafür gewesen? Was geschähe bei einem Wiedersehen? Würde sie auf mich so wirken wie früher? Fragen umschwirrten mich, ließen mich erst auf der Heimfahrt allein.

Im Hofhaus war es bei meiner Ankunft ruhig, was nur noch selten vorkam. Die Haha war fleißig wie eh und je und die Rätselredaktion gedieh üppig. Dem Keller war die Arbeit seit Jahren entwachsen und nun wucherte sie quer durch das Wohnzimmer. Bis in den Nachmittag hinein war in der Rätselredaktion von den Angestellten immer jemand zu erreichen.

Auf meinem Schreibtisch lag ein Zettel, wo sich zwei Worte Gesellschaft leisteten: Sabine anrufen. Wollte sie sich mit mir verabreden? In der hakeligen Handschrift des Heimers fand ich keine Antwort. War es wichtig?

Ein Ausflug in die Sportschule nach Klein-Flottbek lockte mich mehr als ein Gespräch ungewisser Art. Letztlich wäre es nur eine weitere Enttäuschung, wenn Sabine in die Gewöhnlichkeit zurückglitte. Ich packte meine Sachen und schulterte die nachtfarbene Sporttasche.

Als ich abends ins Hofhaus zurückkehrte, lag auf dem Schreibtisch ein zweiter Zettel: Sabine hat erneut angerufen. Restlos unwichtig war es also nicht.

Im Vergleich zum Elbspaziergang war Sabine wieder die Marheit in Person. So sahen alle Buntschatten aus. Selbst der rote Schimmer in ihrem Haar tröstete mich nicht über diese Enttäuschung hinweg. Sie erzählte viel. Am Morgen sei sie auf dem Weg in das OP-Haus, wo sie jetzt im März ein Praktikum absolvierte, beim Schwarzfahren erwischt worden. Zu ihrer eigenen Verwunderung habe sich der Kontrolleur von ihren Ausflüchten erweichen lassen. Sabine fragte, wie es ihrer Gewohnheit entsprach, unvermittelt nach etwas ganz anderem:

»Warum flackert sie?«

Sabine blickte zur Kerze. Die Welt der Buntschatten ist voller Rätsel. Einige lassen sich leicht lösen, andere verlangen mehr Zeit. Das war eine der Fragen auf die ich, ohne zu grübeln, eine Antwort wusste:

»Sie steht zu nah an der Heizung. Die erwärmte Luft strömt nach oben.«

Sabine überprüfte eigenhändig, ob ich Recht hatte. Sie stellte die Kerze auf den Schreibtisch, wo sich das Flämmchen sogleich beruhigte. Wo war nur Sabines Anwesenheit geblieben? Wie verwunschen saß sie vor mir. Meine Blicke tasteten ihr diesiges Gesicht ab. Es war nichts zu machen. Ich schob alle Vorsicht beiseite und fragte:

»Woher weißt du eigentlich, dass es dich gibt?«

Obwohl es aussichtslos war, knüpfte ich an meine Frage doch die Hoffnung, dass Sabine irgendeine beseegute, alles erhellende Antwort parat hätte. Wenn nicht sie, wer sonst? Vielleicht hatte ich in meinem bisherigen Leben einfach nur versäumt, die Buntschatten geradeheraus nach ihren Eigenarten zu befragen. Vielleicht kannte sich Sabine mit dem Flackern der Buntschatten so gut aus wie ich mit den Eigentümlichkeiten einer Heizung.

Während meine Giesestraßenfreundin ihre Stirn in Falten legte, wogte in mir schaurig schöne Neugier. Könnte ich nicht einfach einmal an diesem Wintertag Glück haben? Wie würde sich diese sehnlichst gewünschte Antwort anfühlen? Hielte sie einen Schauder der Erkenntnis für mich bereit? Oder ein Prickeln? Ein Achselzucken kündigte die Antwort an.

»Das weiß man einfach,« meinte Sabine.

Ihren Worten war nicht die geringste Aura eigen. Meine leichte Verstimmung tat Sabines guter Laune keinen Abbruch. Sie ließ die Angelegenheit auf sich beruhen und lud mich beim Abschied zu ihrer Geburtstagsfeier Ende April ein.

Um nach Australien zu schwimmen, war es noch nicht an der Zeit. Eine Eibenhecke könnte ich jedoch schon einmal pflanzen. Die Haha gab nach langem Zureden meinem Wunsche nach und wenig später waren die fünf Eiben für die Hofhausreihe gekauft und ich bei der Arbeit.

Geschwind kratzte ich die Fugen der fünften Platte frei. Angenehm drückte der Schaber gegen die Finger, als ich die Platte mit einem Ruck aus dem Gehweg brach. Wie oft war ich achtlos über sie hinweggestapft? Die fünf grauen Decksteine lehnten jetzt an der weißen Mauer des Nachbarhauses, und darunter stach der gelbe Sand gegen die herausgekratzten Erdstreifen ab. So sieht es also unter den Gehwegplatten der Hofhausreihe aus.

Ich wischte meine feuchten Haare aus der Stirn und gewahrte

zum ersten Mal die Schönheit der Hofhausreihe. Sie lag da, begraben unter Vierecken. Der Nieselregen strich traurige Farben auf den Sand und die Steine. Gut einen halben Meter Erdreich musste ich für jedes Loch ausheben und in den Bauwich karren.

Wiewohl es regnete, bestand die Haha darauf, dass ich die Löcher ausgiebig wässerte. Die Eiben wüchsen dann besser an. Der silbrige Strahl schoss in den braunen Schlamm. Gießkanne auf Gießkanne goss ich über dem eingestreuten Torfmull aus. Während das Wasser zu versickern anfing, schaufelte ich Muttererde in die glucksende, zäher werdende Masse. In dem breiigen Grund ließen sich die Eiben gut einpflanzen.

Die durchnässte Kleidung klebte auf meiner Haut. Bevor ich zum Duschen im Hofhaus verschwand, schritt ich noch einmal das Werk meiner Hände ab. Die fünf Eiben machten sich ausgesprochen gut vor der weißen Mauer.

Sie hatten Schachschachtscharm.

Sabine feierte im Giesestraßenkeller Geburtstag. Alle ihre Gäste hatten Platz genommen. Wärme umströmte meine Knöchel, durchdrang meine Socken. Die Heizung leistete ganze Arbeit. Neben der 20-jährigen Sabine, die sich weltgewandt um ihre Geburtstagsgäste kümmerte, fühlte ich mich wie aus der Zeit gefallen.

Blasse Bilder huschten vorüber: der Windmühlenweg, der Kreuzbau und der Schulhof – die Schleeschule, der Goldfischteich, die Pausenhalle – der Wiwi-Bunker, das Audimax, der Hexagonteich.

Es gibt zwei Arten von Kindern. Für die einen sind die Anforderungen in der Schule zu hoch: sie bleiben sitzen. Die anderen meistern alle Aufgaben: sie werden versetzt. Ich gehörte zu keiner der beiden Arten. Auf seltsame Weise hatte ich es geschafft, bereits vor der ersten Klasse sitzen zu bleiben, ohne dass es ein Lehrer gemerkt hatte. Mir wurde vor Augen geführt, was ich nicht wahrhaben wollte: Sabine und die anderen Jugendlichen spazierten mit

Siebenmeilenstiefeln in das Leben hinaus. Niemals würde ich ihnen folgen können.

Alle Herausforderungen meines Lebens hatte ich gemeistert, nur an einer Aufgabe war ich gescheitert: Gefühle kann man nicht auswendig lernen.

Die Tischgespräche verwogten bald zu einem Rauschen. An solchen Gesprächen hatte ich mich noch nie beteiligen können. Seltsam unglücklich saß ich da.

Wie heißt die Hauptstadt von Geselligkeit?

Maskat.

Und wie heißt die Hauptstadt von Freundschaft?

Kathmandu.

Es gab so viele Fragezeichen in meinem Leben und so wenig Antworten. Ich gönnte mir einen Gabelhappen Schwarzwälder Kirschtorte. Ich ließ den Bissen über die Zunge gleiten. Sahnige Süße umschmeichelte meinen Gaumen. Vorsichtig, damit keiner der Buntschatten es merkte, sog ich die kremige Masse von einer Backentasche in die andere. Es war wundervoll. Ich schluckte den Brei herunter und auf meiner Zunge verblieb noch ein Rest Süße. Mit der Gabel machte ich mich über die Tortenmurmel her. Sie ruhte in einem wolkenweißen Sahneklacks. Die Kirsche war so rot und so rund wie die Lollis bei der Beseefrau ohne Besees. Nur die silberne Gabel passte nicht ins Bild. Gab es lollistielgrüne Bestecke?

Spät in der Nacht machten sich die Geburtstagsgäste auf den Heimweg. Allein watete ich die trübe beleuchtete Beselerstraße entlang. Die fünf Eiben vor dem Hofhaus grüßten mich stumm.

Australien – Dampfwalze – Sandkiste.

Bis weit nach Mitternacht lag ich wischelnd wach und starrte tausend Löcher in die Luft.

Wie heißt die Hauptstadt von Verliebtsein?

V

Wiewohl meine Geschichte nicht abschließend erzählt ist, endet sie hier.

Hamburg – Berlin – Hamburg
1984
2001

Inhalt

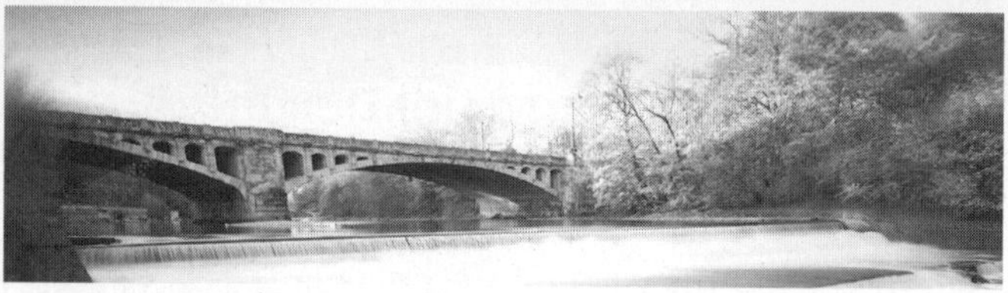